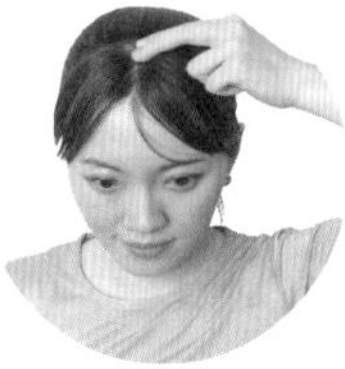
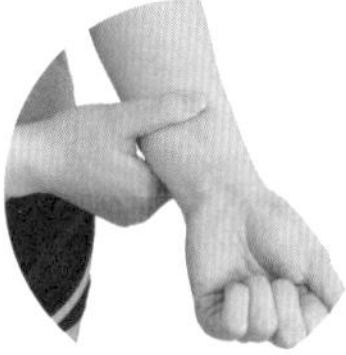
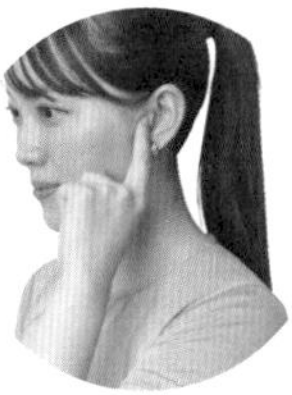

しんどいをその場で乗り切る

症状別 ツボ図鑑

ココメディカルクリニック
泉さくら

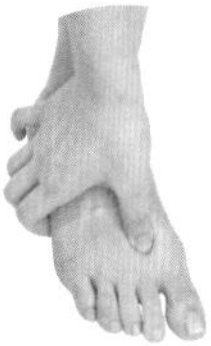
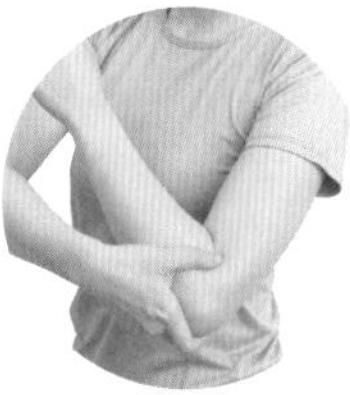
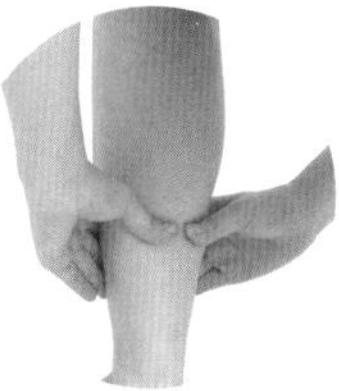

はじめに

ツボ押しで未病の状態を癒しましょう

不調に耐え切れず病院に行ったものの、原因がわからないからどうしようもないと言われたり、薬を服用してもいっこうに症状がおさまらない……。そんな経験をしたことはありませんか？　西洋医学では原因をつきとめてそれを取り除いて治すことが基本的な考え方のため、原因不明の症状に関しては対処をすることが難しいのです。

いっぽうの東洋医学には、「病気でもないが健康でもない状態」の未病という考え方があります。たとえ原因不明の不調であっても本人が不調を感じているなら未病のサインと考え、将来起こり得る病を防ぐよう癒しの術を提供しようというのが東洋医学の考え方なのです。

そのため、東洋医学の効果はじっくりと表れるというイメージを持つ方も多いと思いますが、実は、「今、この不調をどうにかしたい！」というレスキュー的な一面もあるのです。その術のひとつがツボへのアプローチで、本書では、今の不調を解決する症状別のツボを紹介しています。

これらのツボは、もちろん慢性的な不調にも力を発揮し、習慣化することで体を未病から健康な状態に導くことが可能となります。自然の力や体に害のない生薬で緩急どちらにも力を発揮する東洋医学は、近年では多くの西洋医学の医師にも取り入れられています。

また、本書では、体のなかからアプローチするための薬膳やお茶、漢方もご紹介しています。不調を改善し、体のバランスを整えるために、本書をフル活用して健康な毎日を過ごしてください。

ココメディカルクリニック院長　**泉さくら**

バランスを整える 気・血・水の考え方

不調が発生する原因は、体のバランスの崩れで、その柱となるのが、「気《き》」「血《けつ》」「水《すい》」です。

気とは体内のエネルギー、血は栄養、水はうるおいのことです。体のなかで気・血・水がバランスよく生み出され、それらが滞りなく全身を巡ることで健康が保てます。つまり、気・血・水のいずれかが足りなくなるなど、バランスが崩れて体調不良が発生するということです。

「病は気から」という諺は中国の「百病生于气」という諺が語源となっており、あらゆる病気は「気(エネルギー)」の滞りや、不足、過剰など、気のバランスの崩れによって引き起こされると考えられています。つまり、不調の

気血水の関係

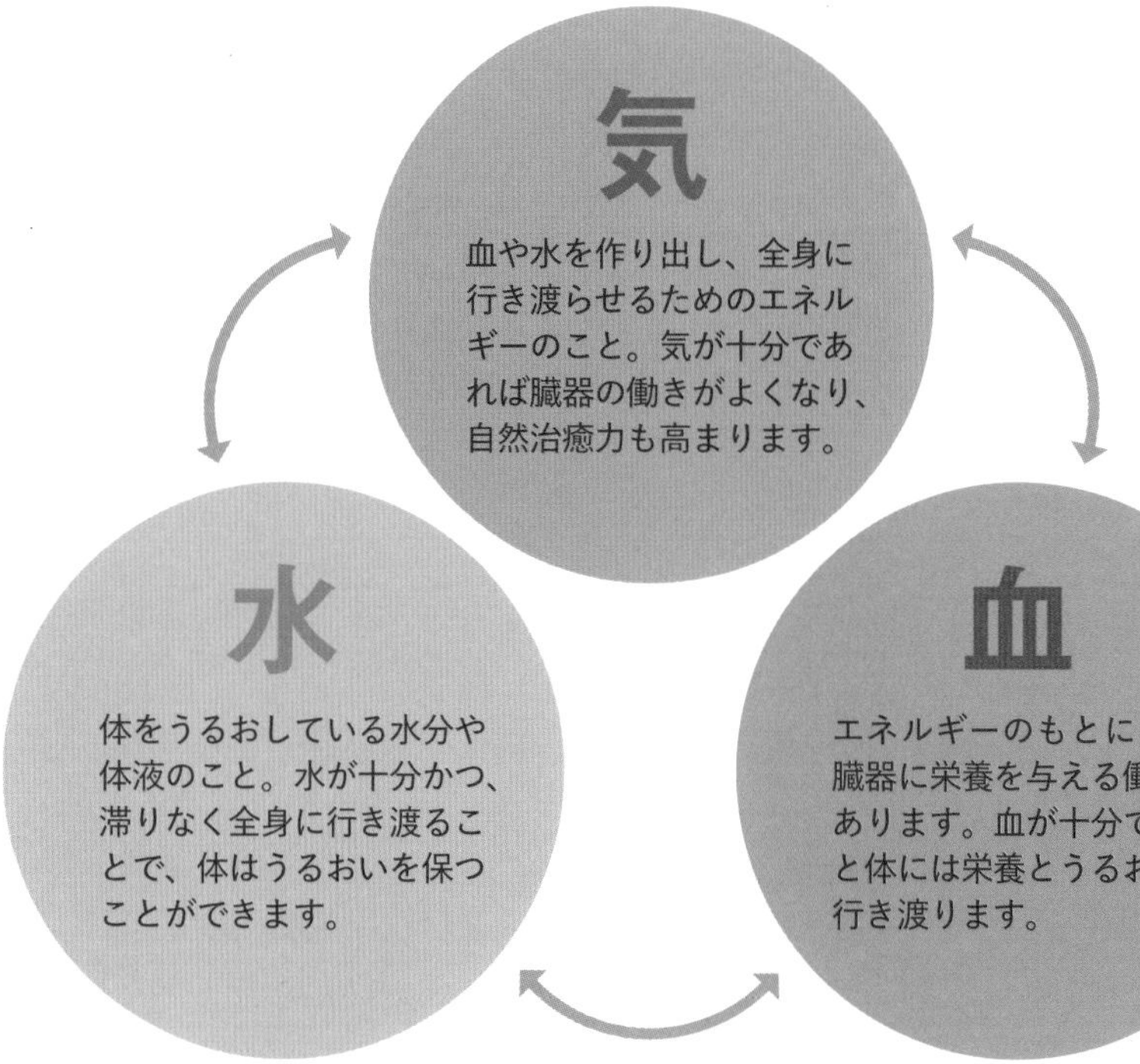

ない体を作り、病を癒すためには気が不足も過剰もなく、滞りなく全身を流れる状態に整えることが大切ということです。

ただし、気・血・水、すべてのバランスがとれていなくては健康にはなれません。そのバランスを整える手段のひとつがツボへの刺激です。ツボは気・血・水のバランスを整えるスイッチのような存在です。

体の声に耳をすまそう
健康を司る五臓六腑

五臓六腑とは、東洋医学において体の根幹をなすもので、五臓は、肝、心、脾、肺、腎、六腑は、胆、小腸、胃、大腸、膀胱、三焦から成ります。五臓は気・血・水を作り巡らせる働きをもつ生命活動の柱となる臓器です。それを支えるのが六腑です。五臓の働きはＰ１１０以降で改めて解説します。

各臓腑は互いに助け合うことで正常に働くことができるため、五臓六腑のすべてを整えないと不調は出続けます。そして、ツボ押しは五臓六腑をバランスよく整えるうえで有効な手段のひとつと考えられています。

五臓からのＳＯＳで、不調はまず六腑に表れます。こうした不調の段階でツボ押しをすることが、大病を防ぐためには必須となるのです。

五臓六腑の関係

五臓と六腑にはとくに関わりが深い組み合わせがあります。たとえば、腎が不調であれば、膀胱にも不調が発生する。その逆も然りと、互いが助け合い、バランスよく機能することで健康な状態を維持できると考えられています。

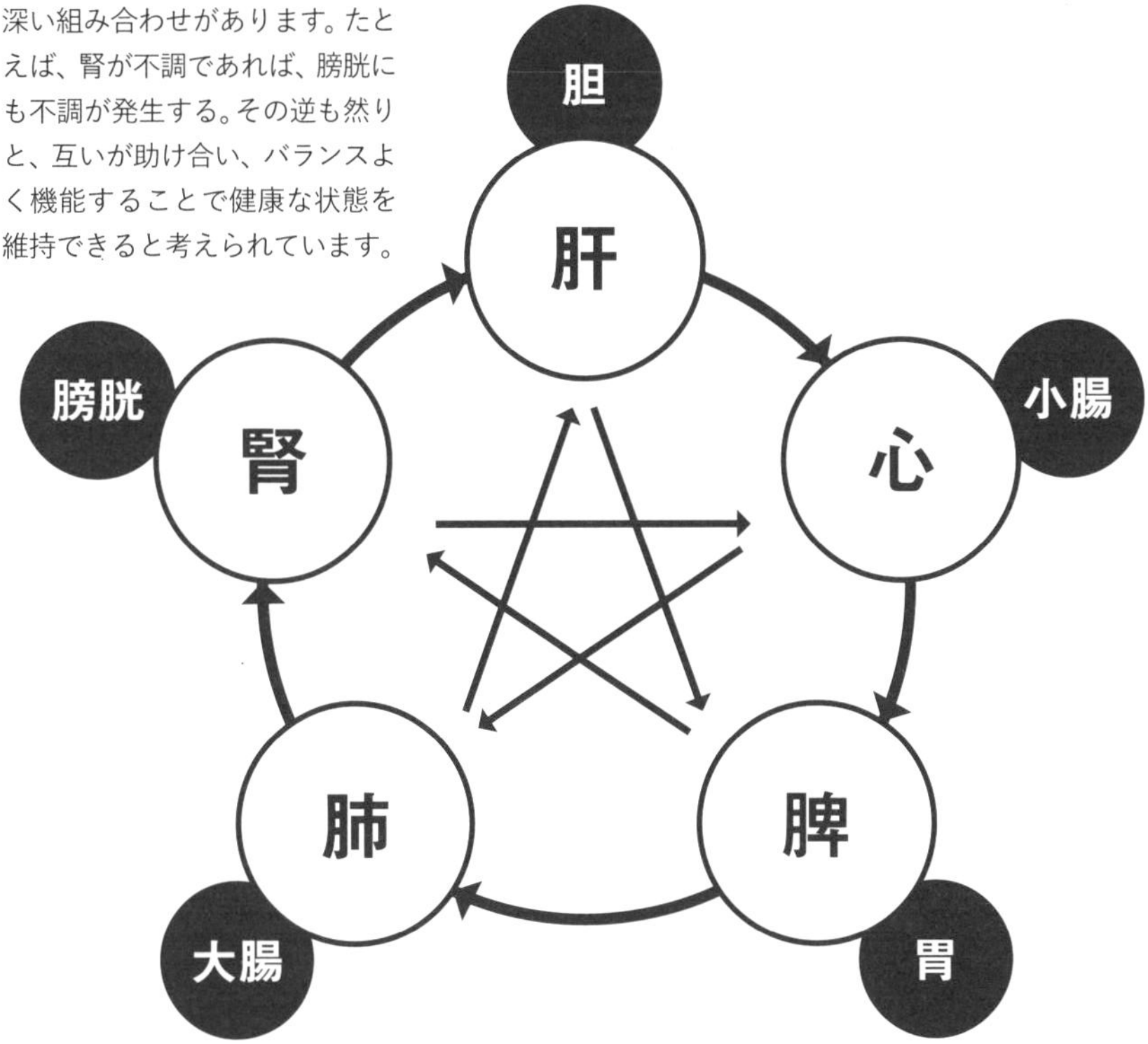

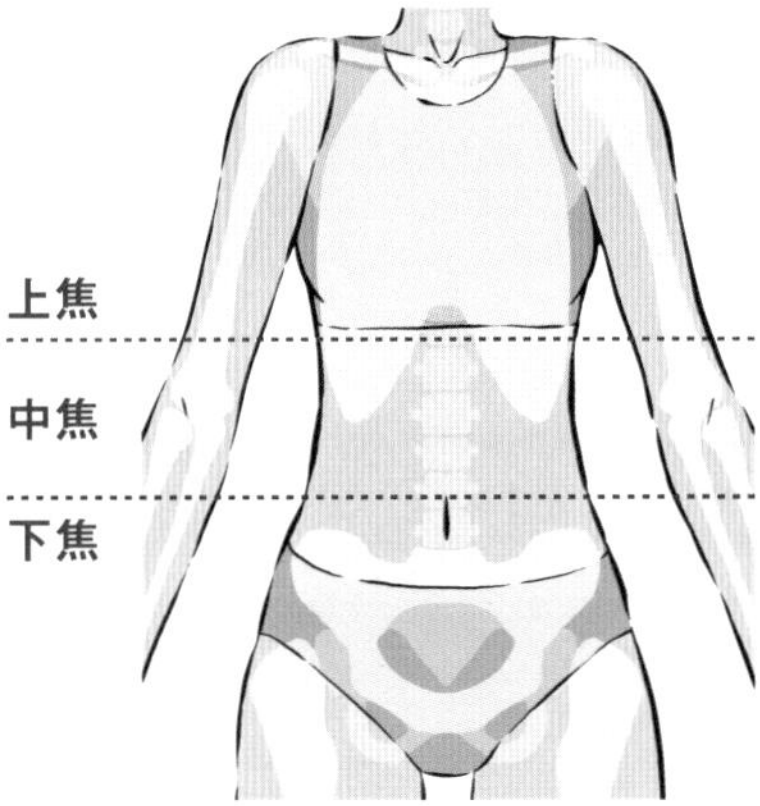

三焦

六腑のひとつである三焦は、横隔膜から喉に至るまでの胸部を「上焦」、横隔膜からへそまでの腹部を「中焦」、へそから陰部までの「下焦」の3つに分けられます。

CONTENTS

PART 2

メンタル・全身＋女性のための 症状別ツボ図鑑

PART 4

体質別 ケア図鑑

※本書で紹介したツボは、症状を緩和するものであって、疾病を治療するものではありません。
重篤な症状の場合や持病をお持ちの方は、医師に相談の上、行ってください。

動画は
コチラ

ツボの刺激法はさまざまです。体調、痛みの度合、
施術のしやすさに合わせて変えましょう。

もむ

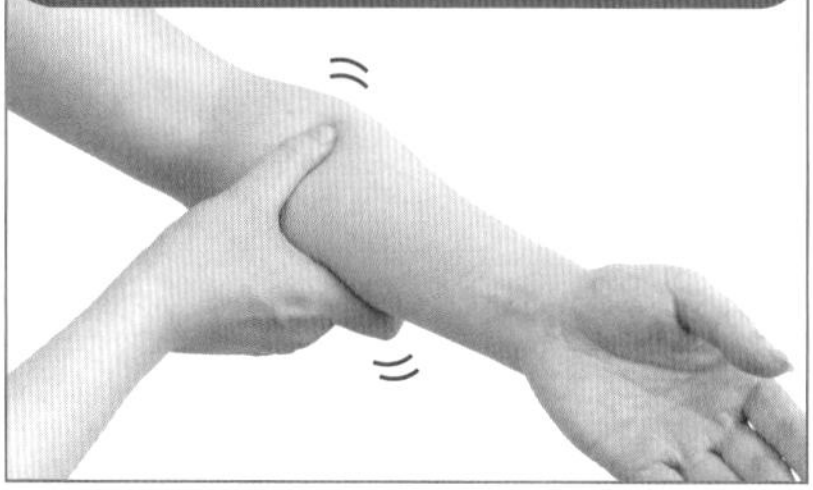

ツボに親指を添え、ほかの4指で包み込むようにやさしく握ったり押したりします。

たたく

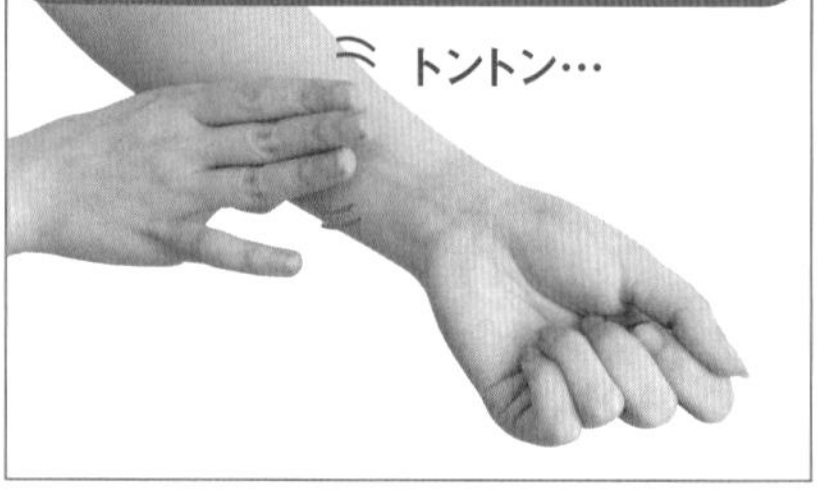

指先でやさしくトントンとたたくように刺激します。

振るわす

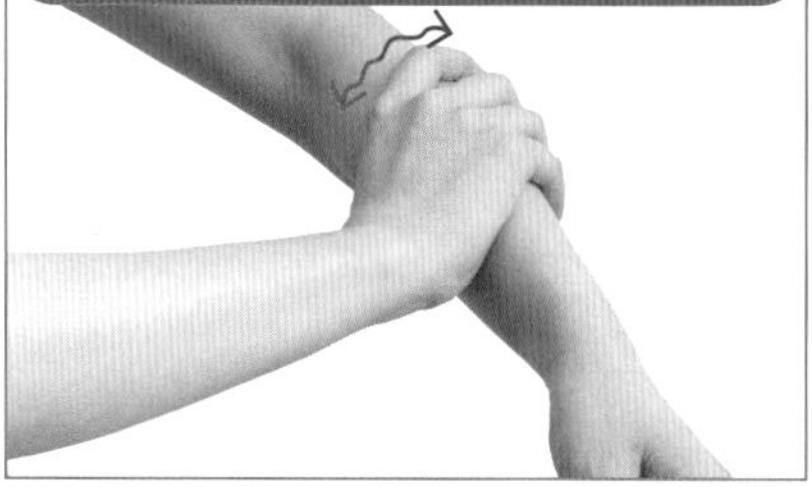

手のひらでツボ周辺を覆い、手のひらを密着させたままブルブルと手を揺らします。

動かす

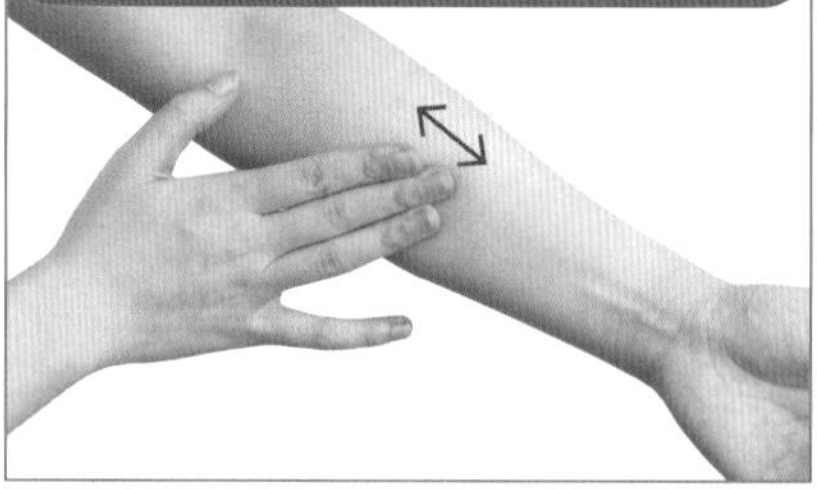

指先をツボに添え、押し当てた状態のまま上下に軽く動かします。

本書では、同じツボが異なる症状の特効ツボとして登場したり、症状のある部位から離れた部分のツボが紹介されていることがあります。それはツボ同士は経絡《けいらく》と呼ばれる見えない線でつながっていると考えられているからです。そのため、ひとつのツボがさまざまな症状に効果を発揮したり、遠い位置であっても症状が緩和できることが多々あるのです。

押すときは呼吸に合わせて押しましょう。基本は息を吐きながら2秒で圧をかけていき、イタ気持ちいいところで2秒キープ。その後、息を吸いながら2秒で圧をゆるめていきます。

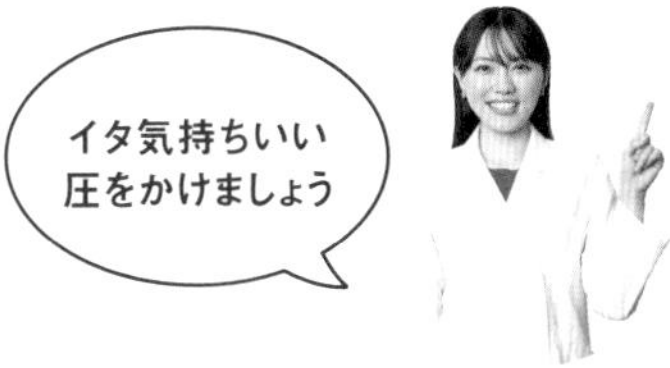

ツボの押し方

押す

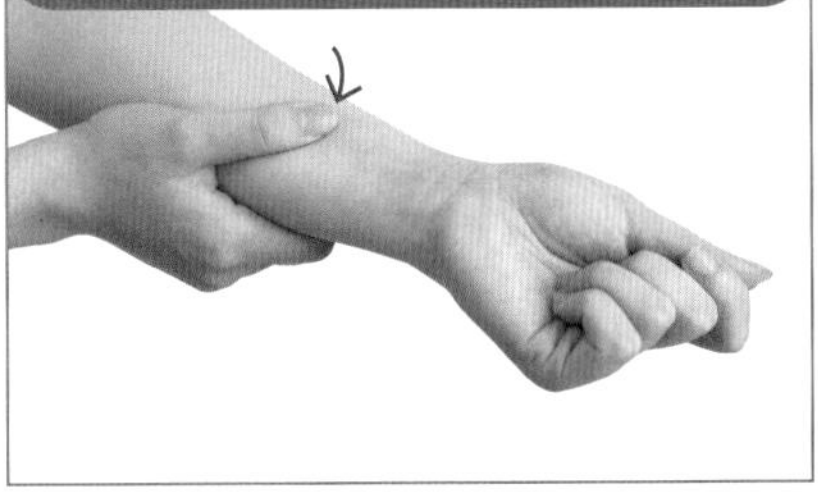

親指をツボに添え、ゆっくり圧をかけていきます。ほかの指を使ってもかまいません。

なでる

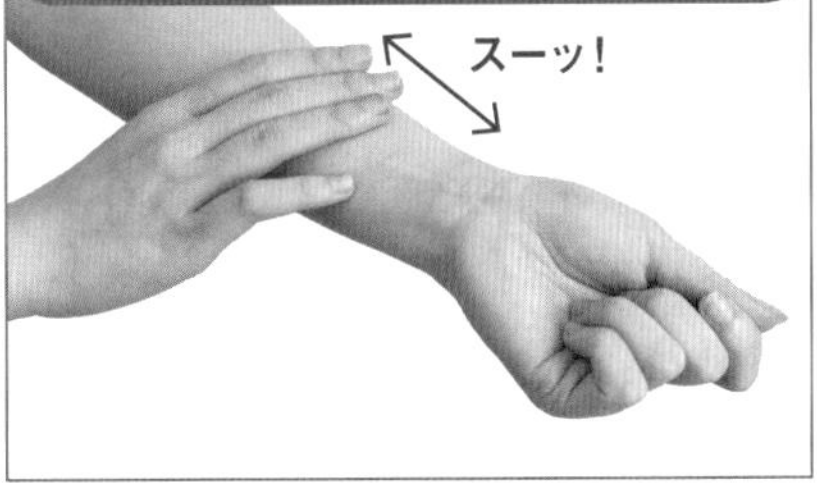

指先をツボに添え、やさしくなでるようにして上下にスライドさせます。

こねる

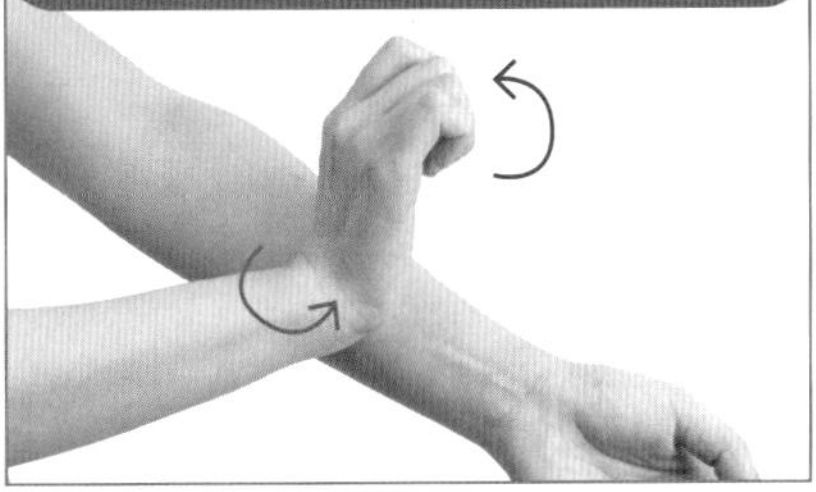

手首の骨の部分をツボに添え、ツボを中心にゆっくりまわします。

転がす

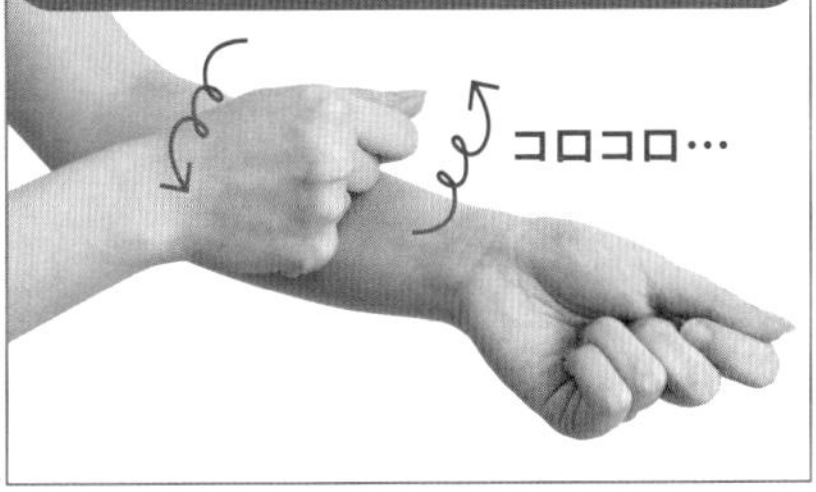

こぶしの指をツボに添え、小さな円を描くように転がします。

注意事項

左右にツボがある場合は、両方とも押します。同時に押しても片方ずつ押してもOKです。急性期やツボの部分に腫れや傷がある場合は押さないようにしましょう。

また、こめかみ、目のまわり、顔や首などの敏感な部位は強い刺激を加えることは厳禁です。指で押す場合には爪を立てずに、指の腹で押しましょう。

本書の使い方

本書では、写真とイラスト、動画でツボの位置を解説しています。
また、ツボ押し以外にも効果的な方法も紹介しています。
症状の解説や対策と合わせて参考にし、毎日を快適に過ごしてください。

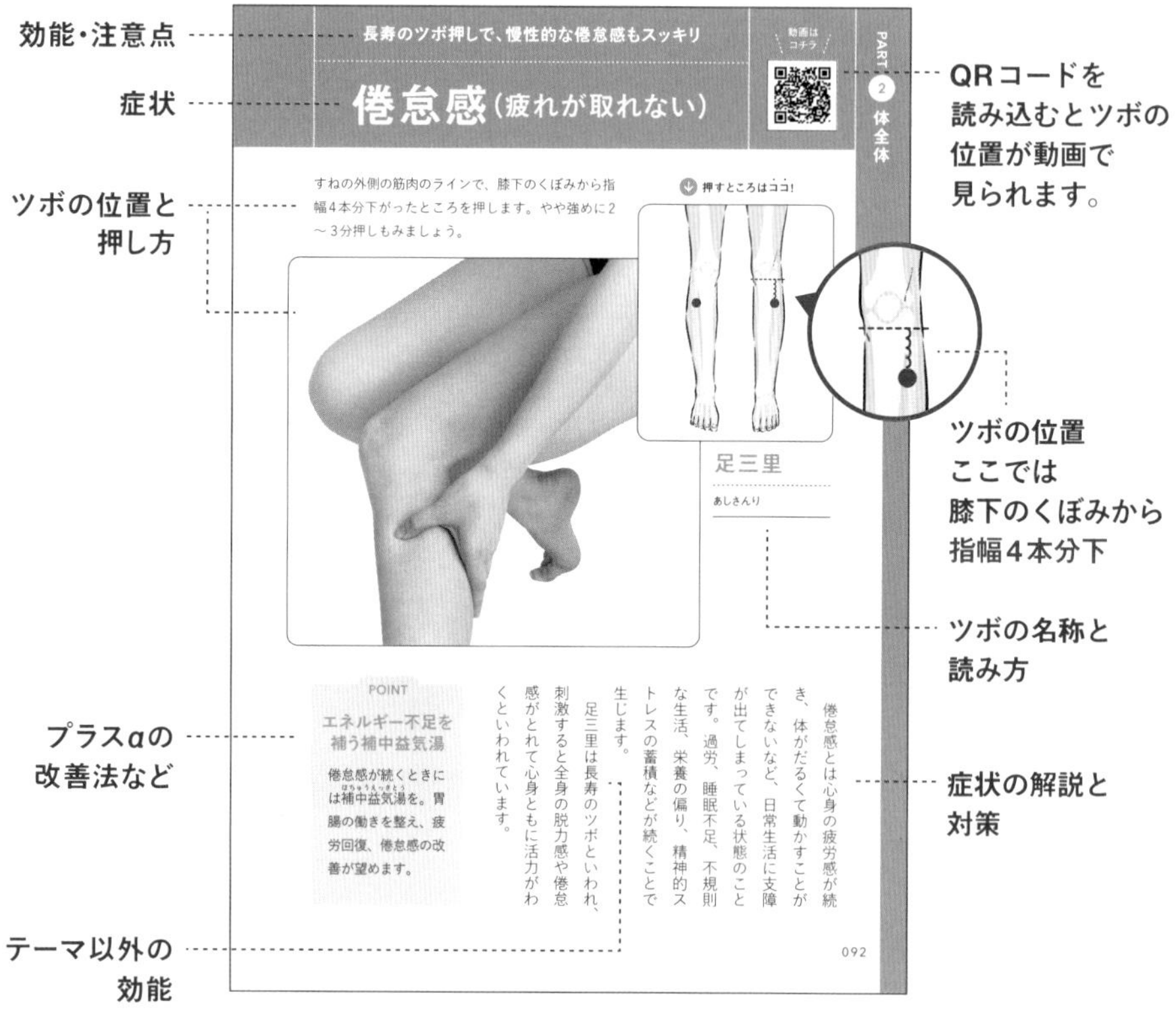

ツボの位置と探し方

身長や体重が違うように、ツボの位置も、体格や骨格の形や大きさによって多少異なります。そのため、ツボを探すときは右のように、自分の指幅が目安となります。その周辺でイタ気持ちよかったり、コリコリとした硬さを感じるところがツボの位置となります。

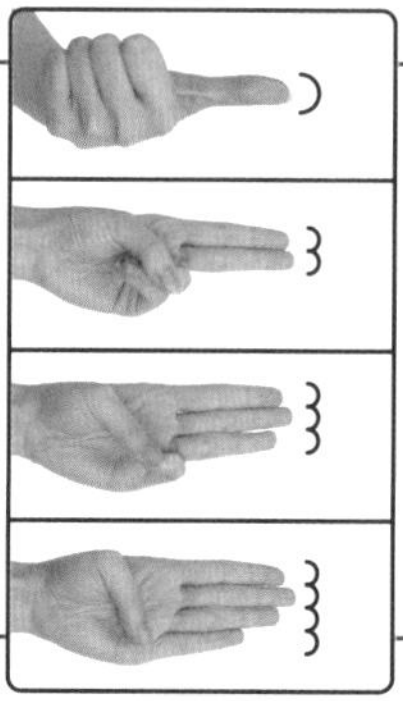

本書では、指幅1本分は親指の幅。2本〜4本分はそれぞれの指幅の本数分を目安にしています。

PART 1

頭から足の先まで
症状別
ツボ図鑑

突然の頭痛やめまいに襲われたり、
肩や首のこりに耐え切れなくなったり。
そんな「今どうにかしたい！」という
緊急のツラさを緩和できるツボを紹介します。
p10〜11の押し方を参考に行ってください。

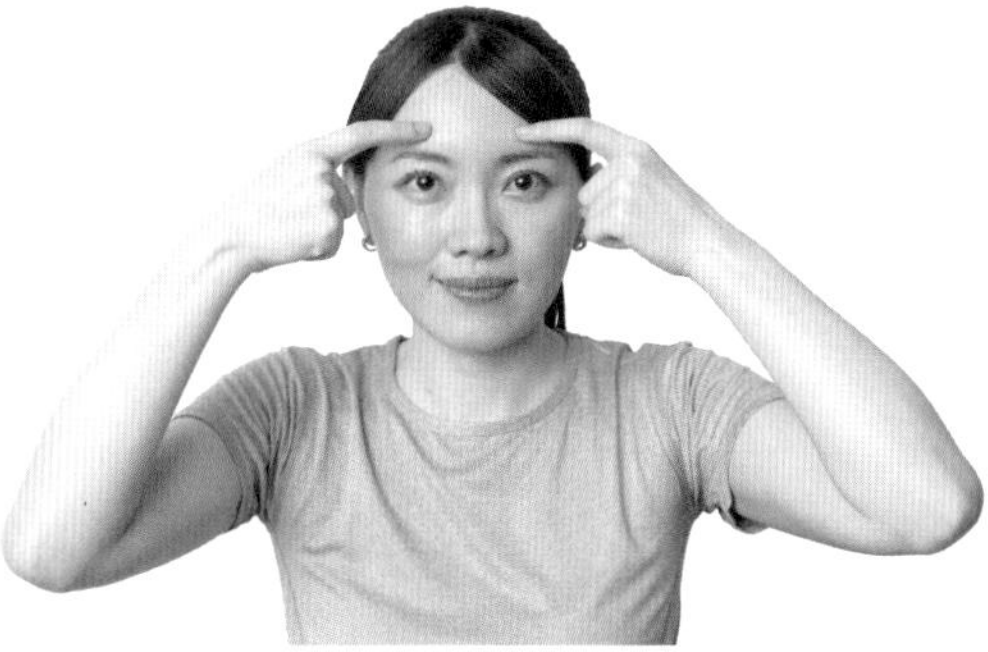

緊張型の頭痛は鎮痛剤よりツボ押しが効く!

頭痛（緊張型）

動画はコチラ

目と眉の端の中間点から指幅2本分頭側にあるくぼみ（こめかみ）を人差し指と中指で押します。強く押しすぎたり長く押し続けないようにしましょう。

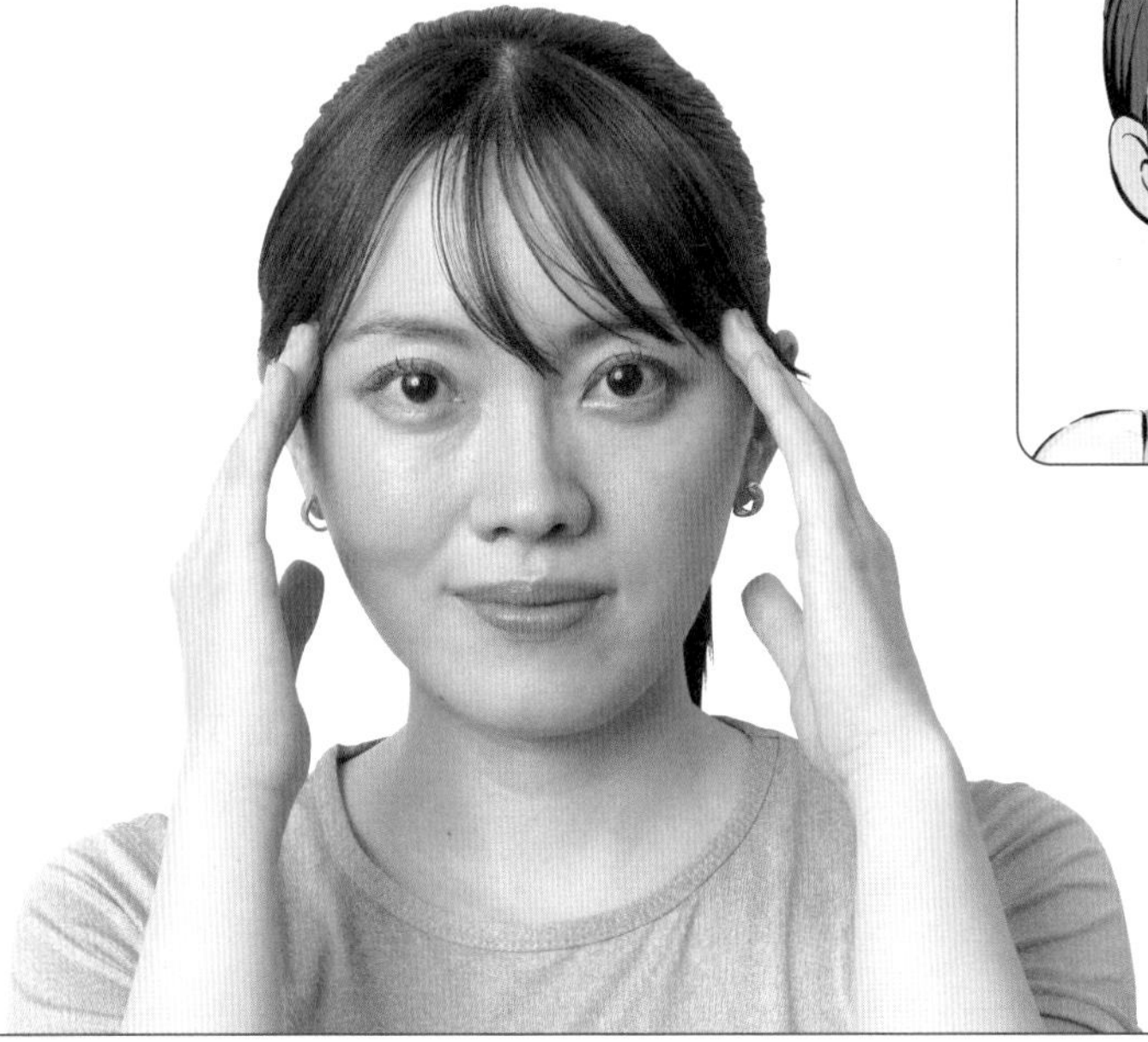

押すところはココ!

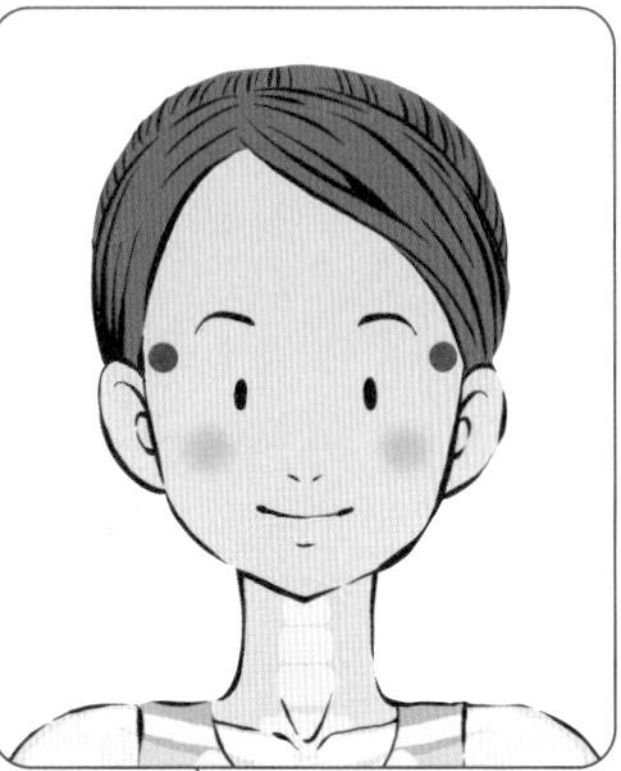

太陽

たいよう

緊張型の頭痛は、後頭部から首すじにかけて圧迫感がある、重苦しい感じがするというのが典型的な症状です。また、ロキソニンなどの鎮痛剤を飲んで症状を緩和しにくいことも緊張型の頭痛の特徴です。

最大の原因は、首や肩まわりの筋肉のこりや疲れ目、鼻づまり、精神的ストレスです。これらの原因を取り去らない限り、再発の可能性が高くなります。

太陽は血流を促し、筋肉の緊張をとって症状を改善してくれるツボです。

慢性化させないためには、定期的な首や肩まわりのストレッチを行うことも必要です。

動画はコチラ

首の付け根と肩先の骨の出っ張りの中間点にあるツボです。叩いたり、ブラシなどで軽くタッピングするのも効果的です。

慢性化予防

押すところはココ!

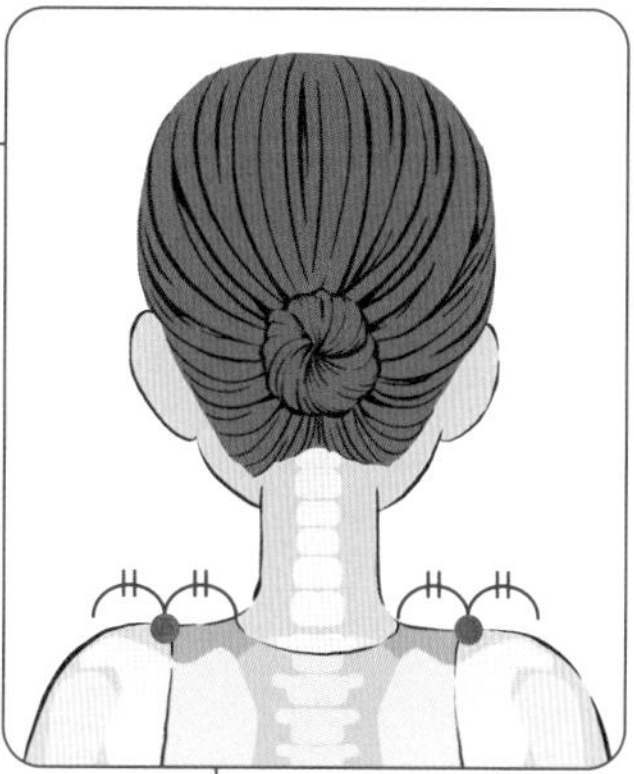

肩井

けんせい

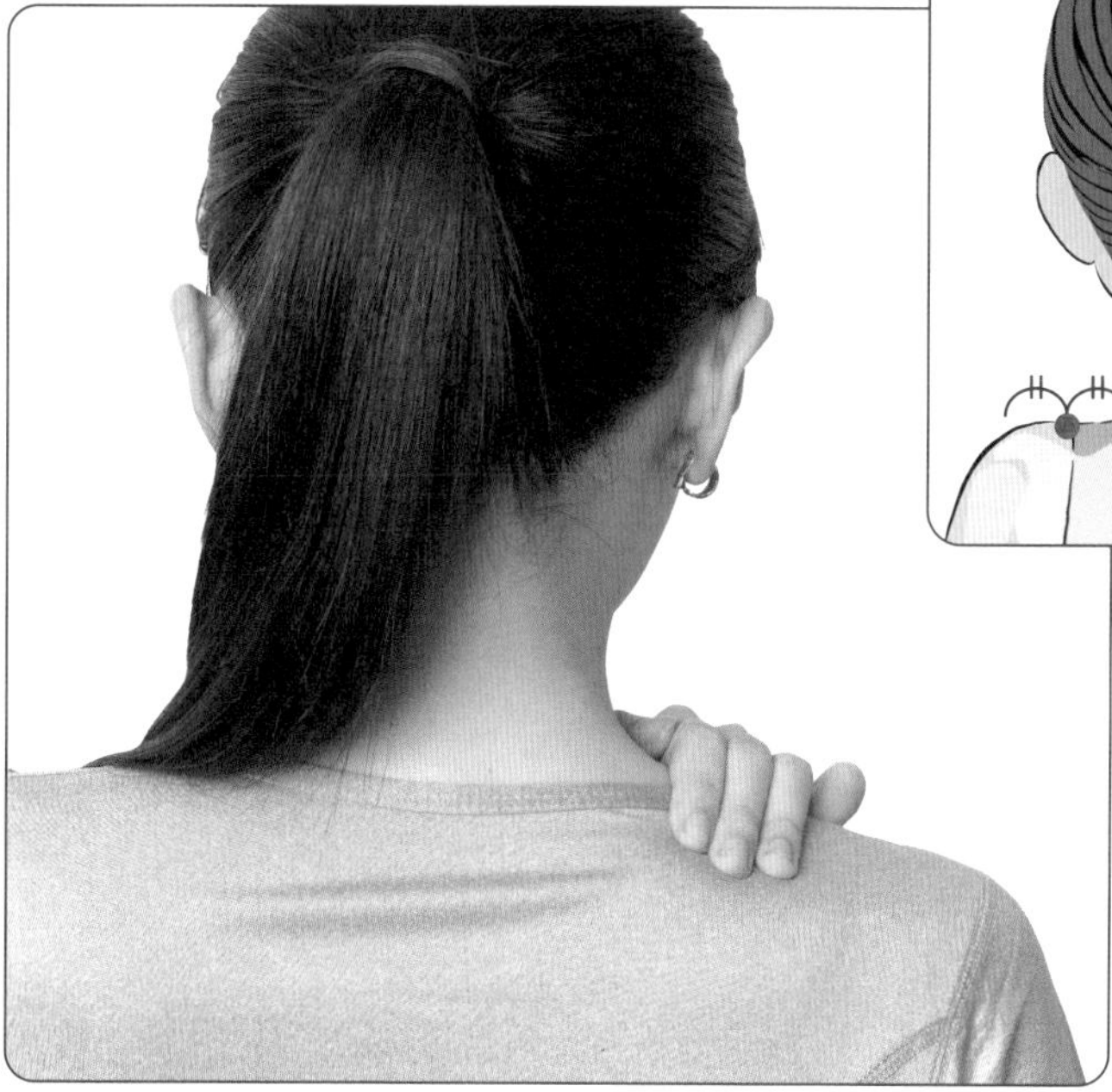

改善

首・肩ストレッチ

頭痛の改善には、首や肩まわりの緊張をほぐすストレッチが効果的です。背すじを伸ばして両肩を思い切り持ち上げます。上げ切ったところで5秒キープしたら一気に脱力します。これを1日3回程度、1回につき5回程度行いましょう。

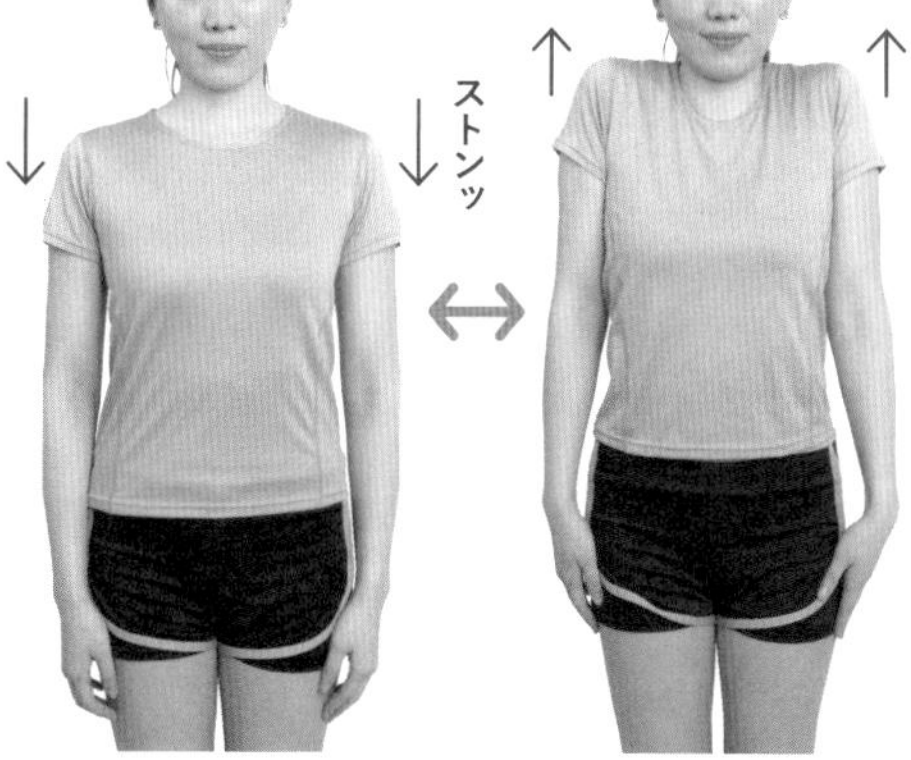

ツボ押し＋冷やすことで症状改善

片頭痛

動画はコチラ

肘を曲げたときにできる横じわから指幅3本分手首寄りを息を吐きながら2秒かけて親指で押し、2秒キープ、息を吸いながら2秒かけて圧を抜きます。

押すところはココ!

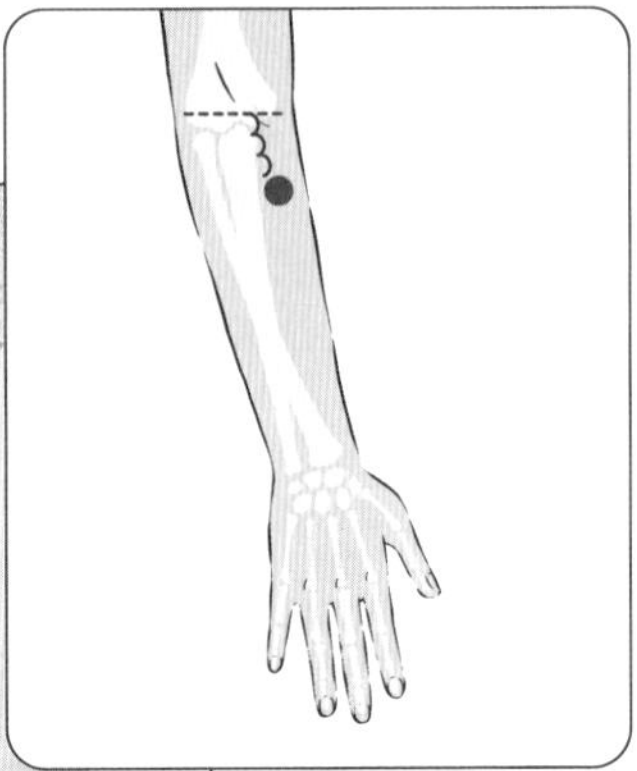

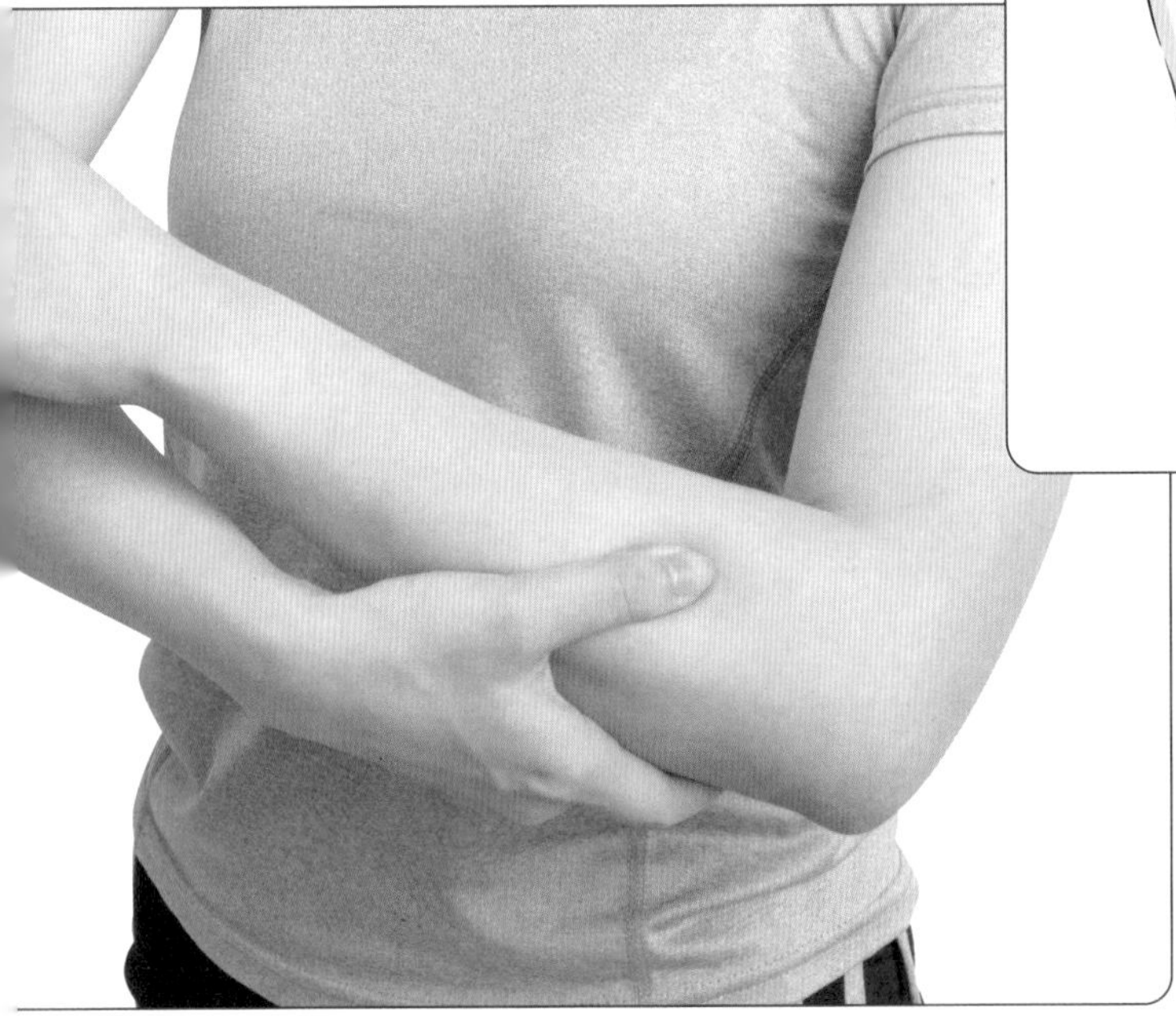

手三里

てさんり

脈打つようにズキズキとした痛みが起きるのが片頭痛の症状の特徴です。

片頭痛には心身のストレスや過労、肩こり、女性ホルモンの変化などが関与していて、20代から40代と、比較的若い女性に多い疾患といわれています。しかし、痛みを引き起こすメカニズムは完全には解明されていません。

手三里と合谷は頭頂部、側頭部や前頭部など、頭部の局所的な痛みの緩和に有効なツボです。ストレス、肩こり緩和の特効ツボでもあるので、ストレス、肩こりが原因の片頭痛の改善にとくに高い効果を発揮します。

慢性化予防

動画は
コチラ

手の甲側で親指と人差し指の骨が合流する部分から人差し指寄りを息を吐きながら2秒かけて親指で押し、2秒キープ、息を吸いながら2秒で圧を抜きます。

押すところはココ!

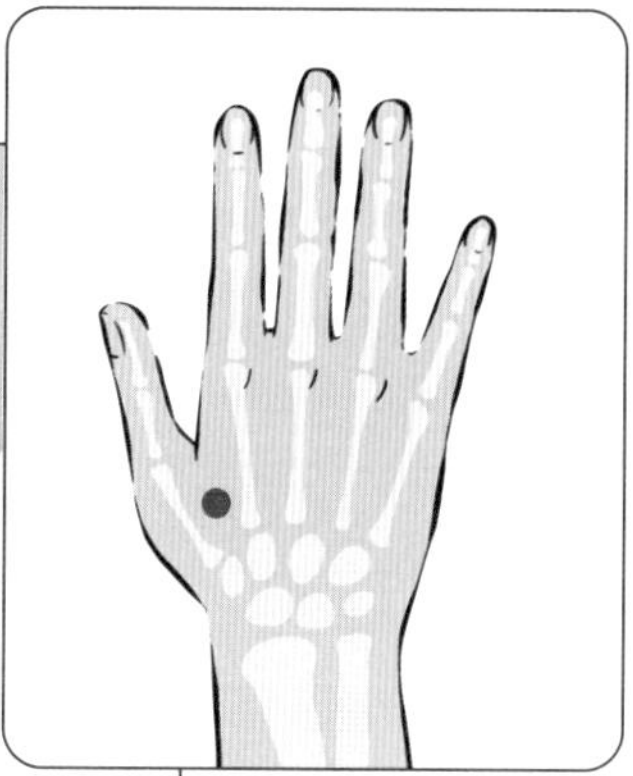

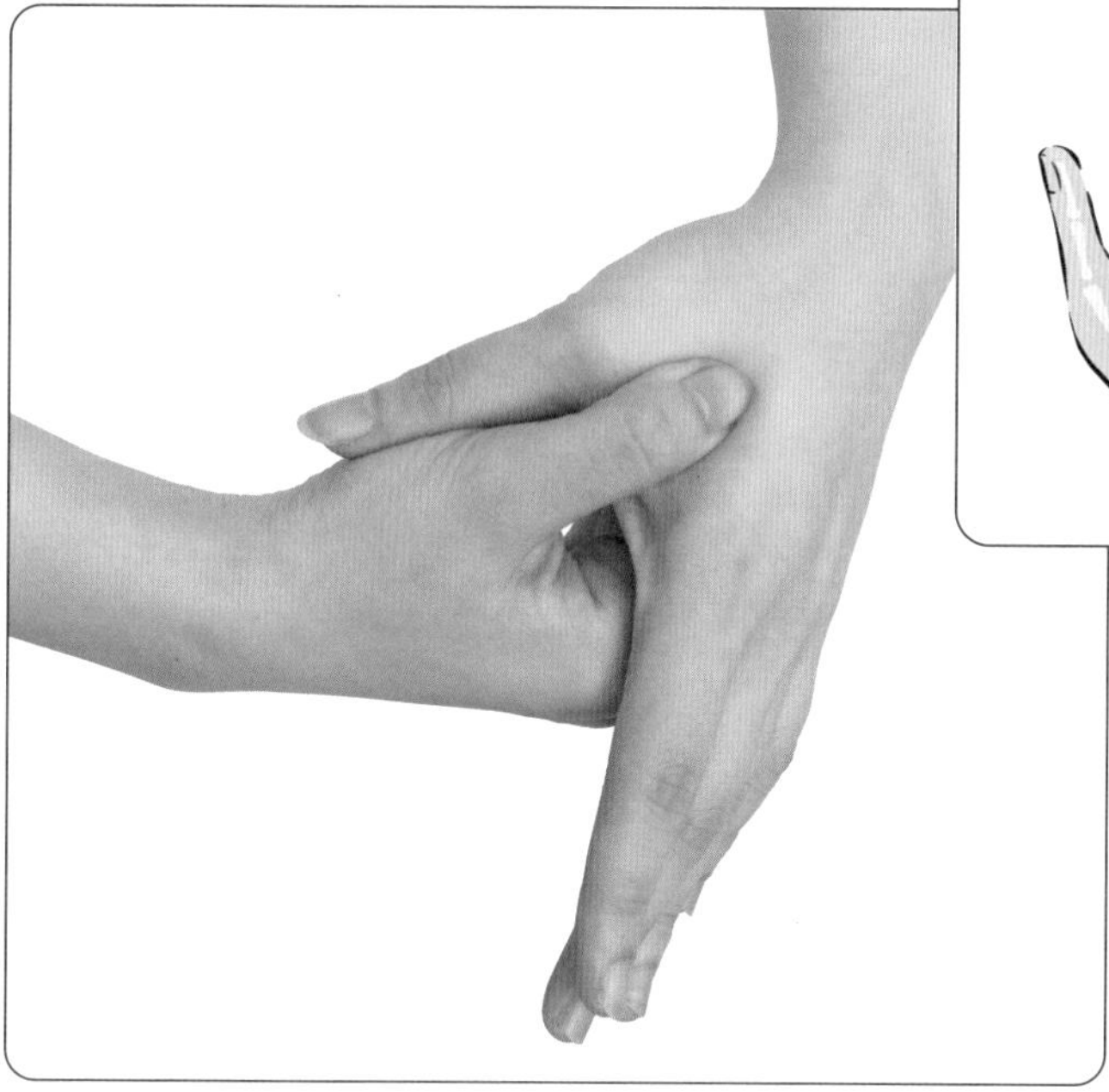

合谷

ごうこく

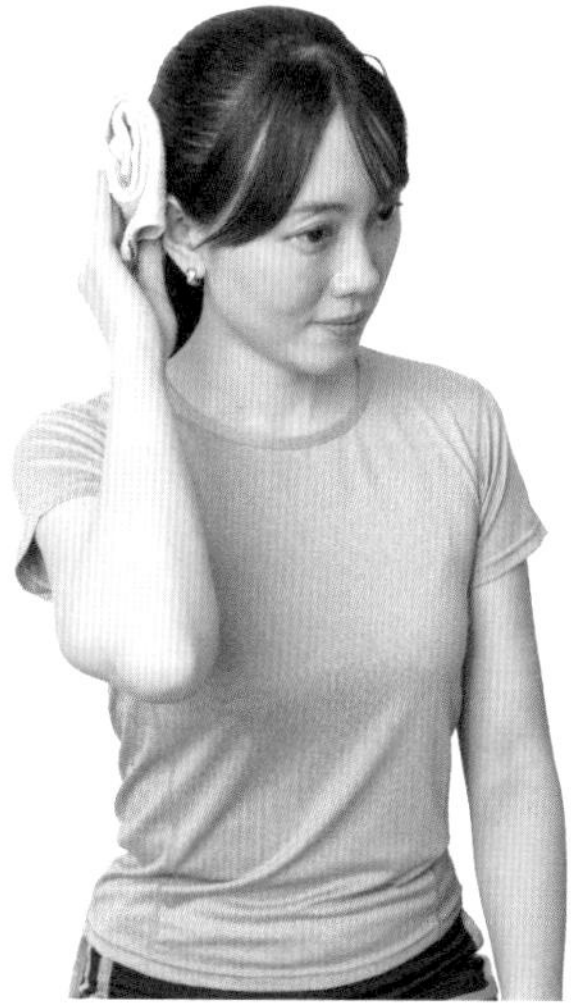

改善

痛みがあるときは温めNG

片頭痛の場合は、温めると血管が拡張して症状が悪化してしまいます。

症状がつらいときは、保冷剤や氷をタオルで包んで痛む部分を冷やし、横になるなど、できるだけ安静にしていましょう。

入浴やマッサージも血管を拡張させてしまうので避けてください。

ツボ押し＋姿勢改善で目がスッキリ

動画は
コチラ

疲れ目

眉頭の少しくぼんだ部分に親指を添え、息を吐きながら2秒かけて親指で押し、2秒キープ、息を吸いながら2秒で圧を抜きます。

押すところはココ!

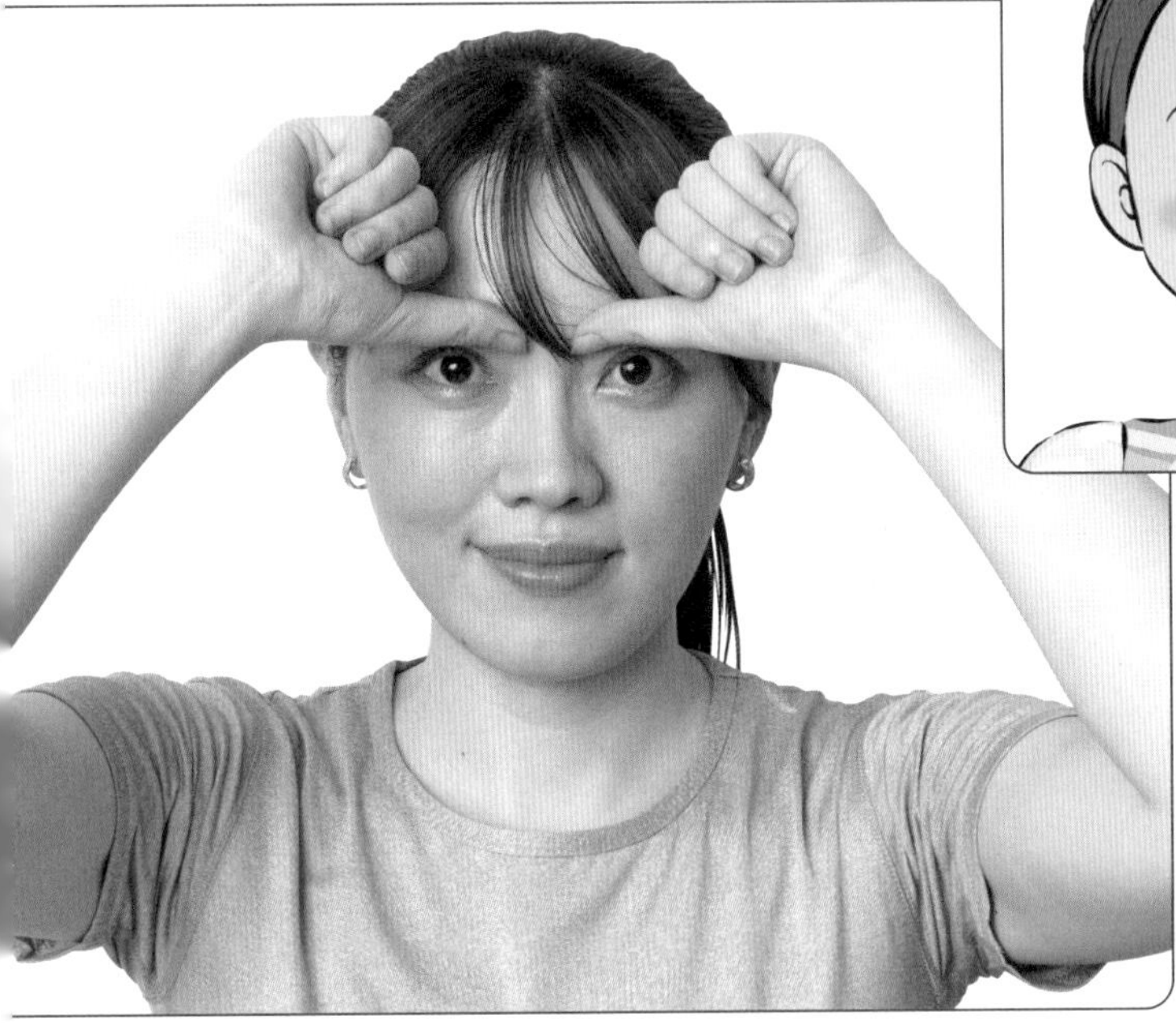

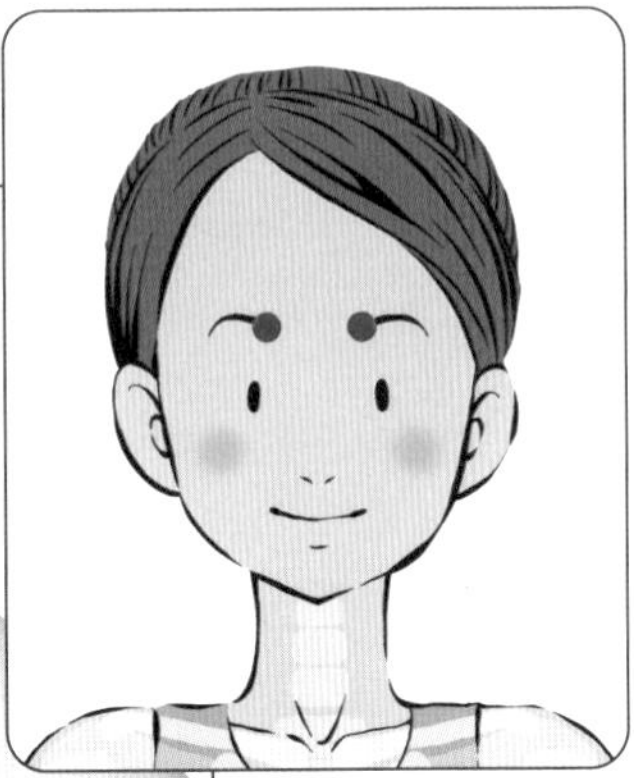

攢竹

さんちく

目に疲れがたまると充血し、頭痛、目の奥やまわりが痛くなるなどの症状が発生します。また、目がかすみ、ピントが合いにくくなったりします。

視力の低下、老化のほか、猫背も疲れ目の大きな原因に。背中が丸くなると呼吸が浅くなって目に酸素がいきにくくなり、目が酸欠になるためです。

定期的に目を休ませ、休憩時に攢竹を押す習慣づけを。

POINT

ツボ押し前に目を温めましょう

ホットタオル(40～45℃)で10分くらい目を温めてからツボ押しをすると効果が高まります。

マッサージで目のまわりの血流を促す

目を酷使した後には、目のまわりのツボを手のひらや指で気持ちがいいと感じる程度の強さで押していきましょう。息を吐きながら1か所あたり3～5秒程度圧をかけ、息を吸いながらゆっくり圧を抜いていきます。これを、下の1～6の順で行います。

行う前にオイルやクリームを指先や目のまわりに塗って滑りをよくしておきましょう。

動画は
コチラ

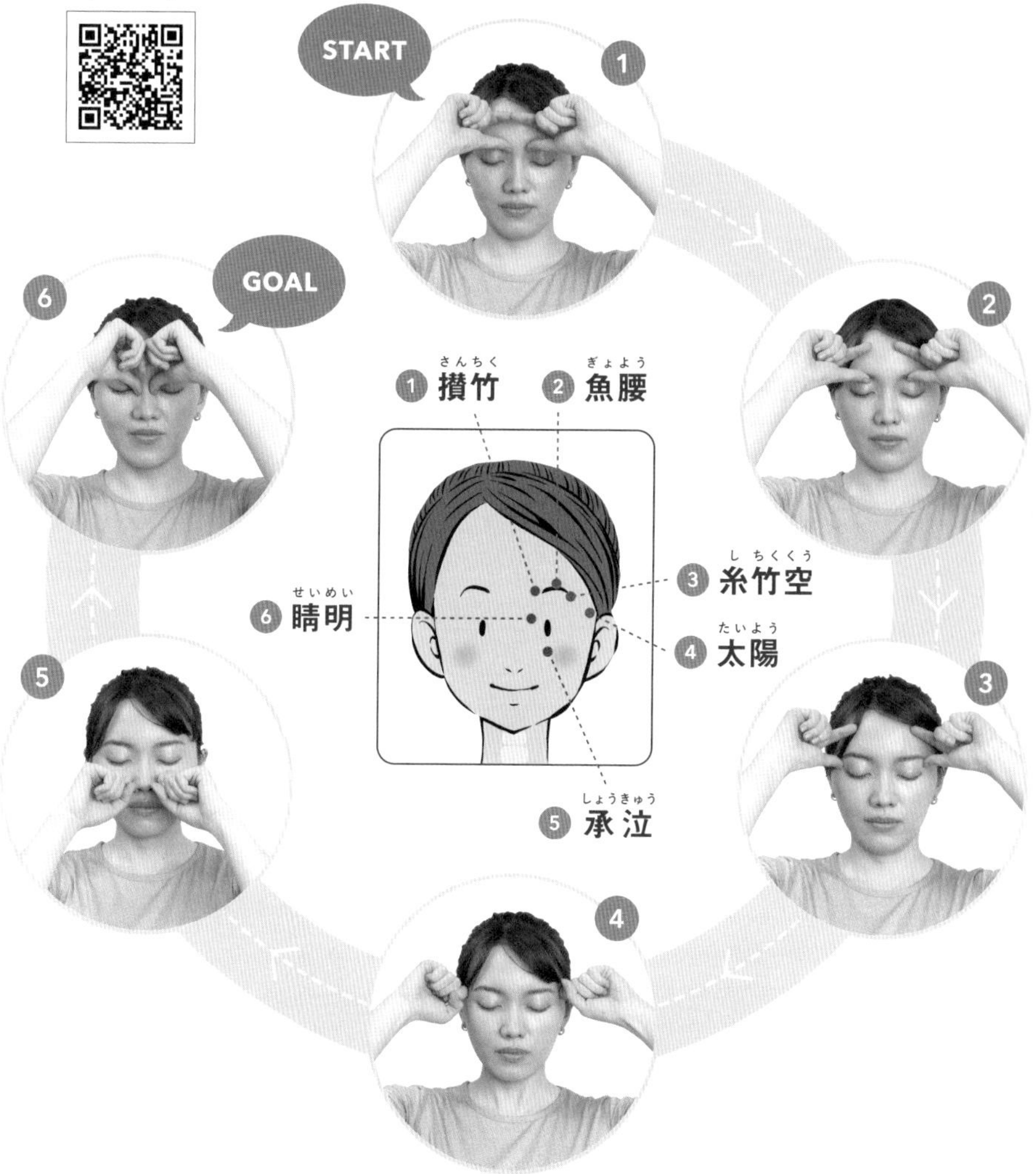

ピントを合わせる毛様体のこりをとる

老眼

動画はコチラ

手のひら側の小指の付け根にある横じわの中間点を親指と人差し指で挟むようにしてゆっくり圧をかけていきます。

押すところはココ!

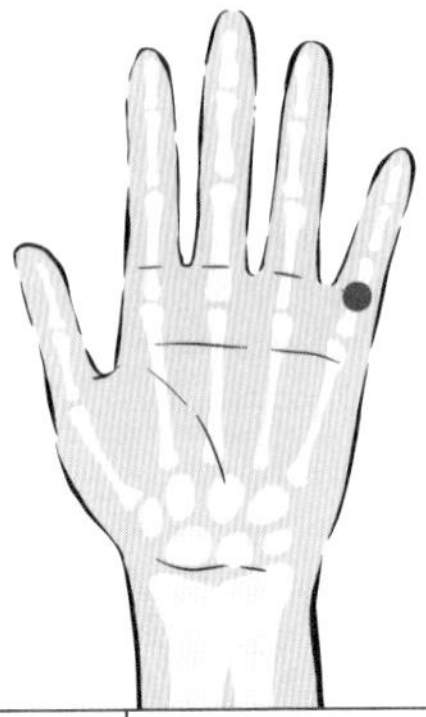

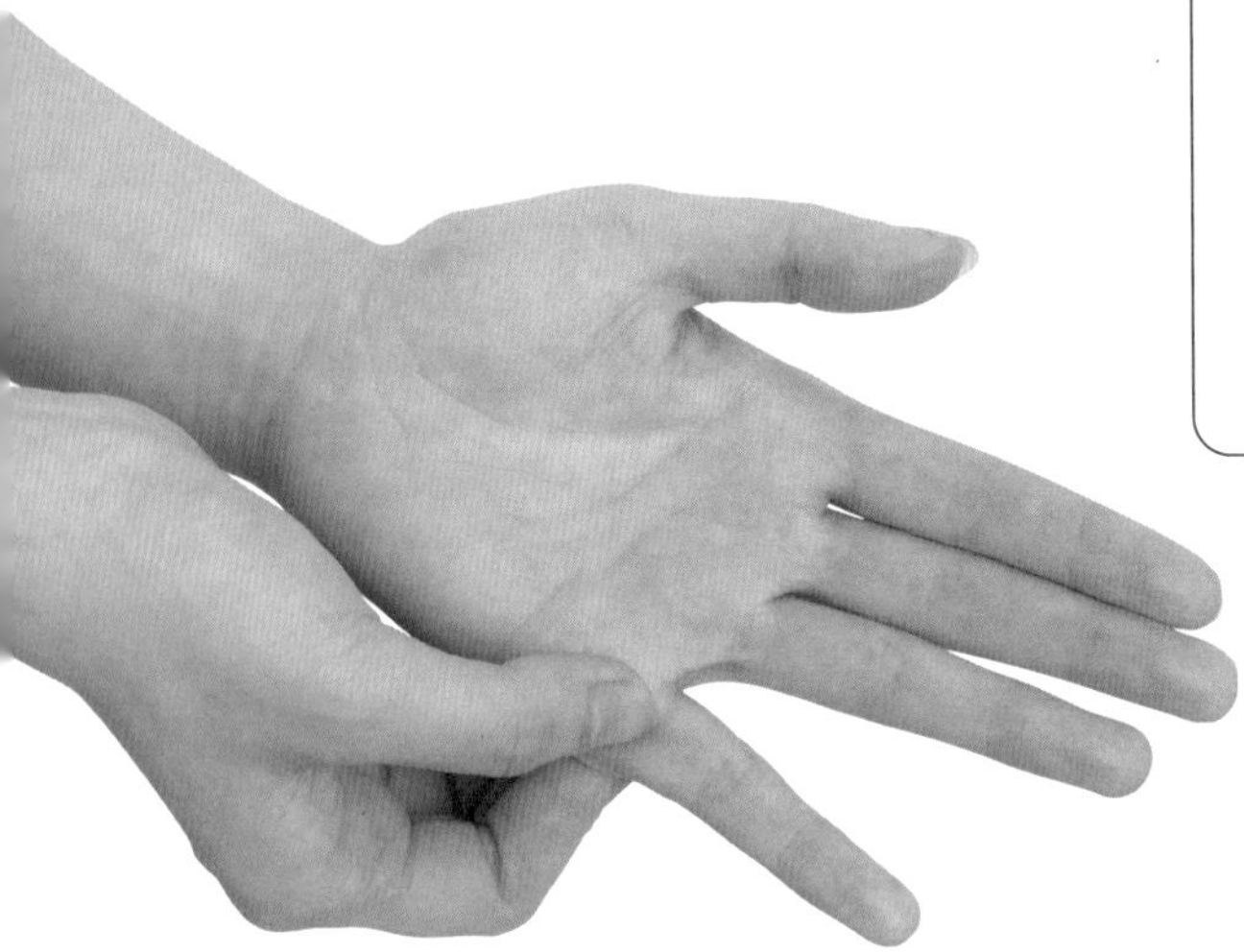

老眼点

ろうがんてん

ひと昔前までは、老眼は40代から症状が表れるのが一般的でした。しかし、近年ではスマホなどの液晶画面を見ることが多い影響で若年層でも発症する人が増えています。

老眼の原因は、ピントを合わせる毛様体と呼ばれる目の筋肉の劣えやこりです。加齢にともなう生理現象なので避けることはできませんが、進行を遅らせることは可能です。そこで効果的なのがツボ押しです。老眼点や養老は目の血流をよくして毛様体のこりをやわらげ、老眼の進行を遅らせることができます。また疲れ目やかすみ目などの緩和にも役立ちます。

目のかゆみの原因はドライアイ

目のかゆみ

動画は
コチラ

眉頭の少しくぼんだ部分に親指を添えてやさしく、ゆっくりと圧をかけていきます。疲れ目や顔のむくみ解消にも効果的なツボです。

押すところはココ!

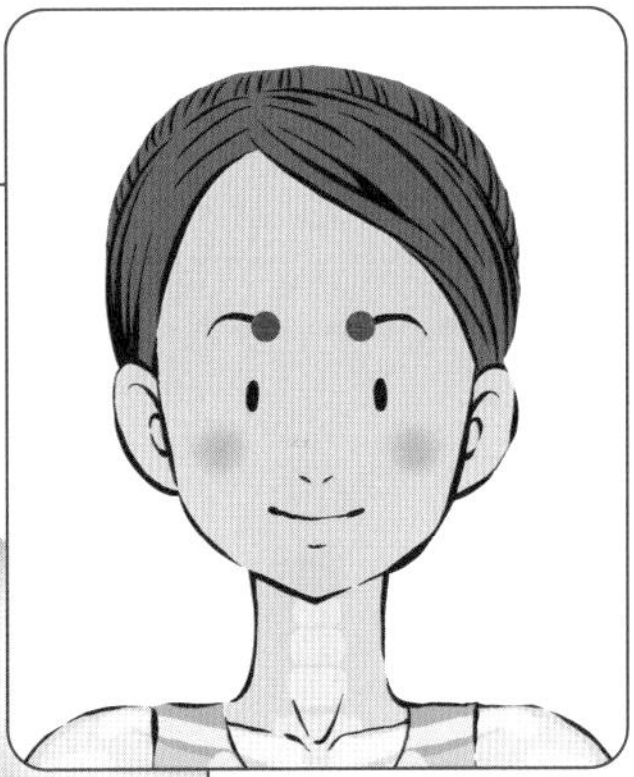

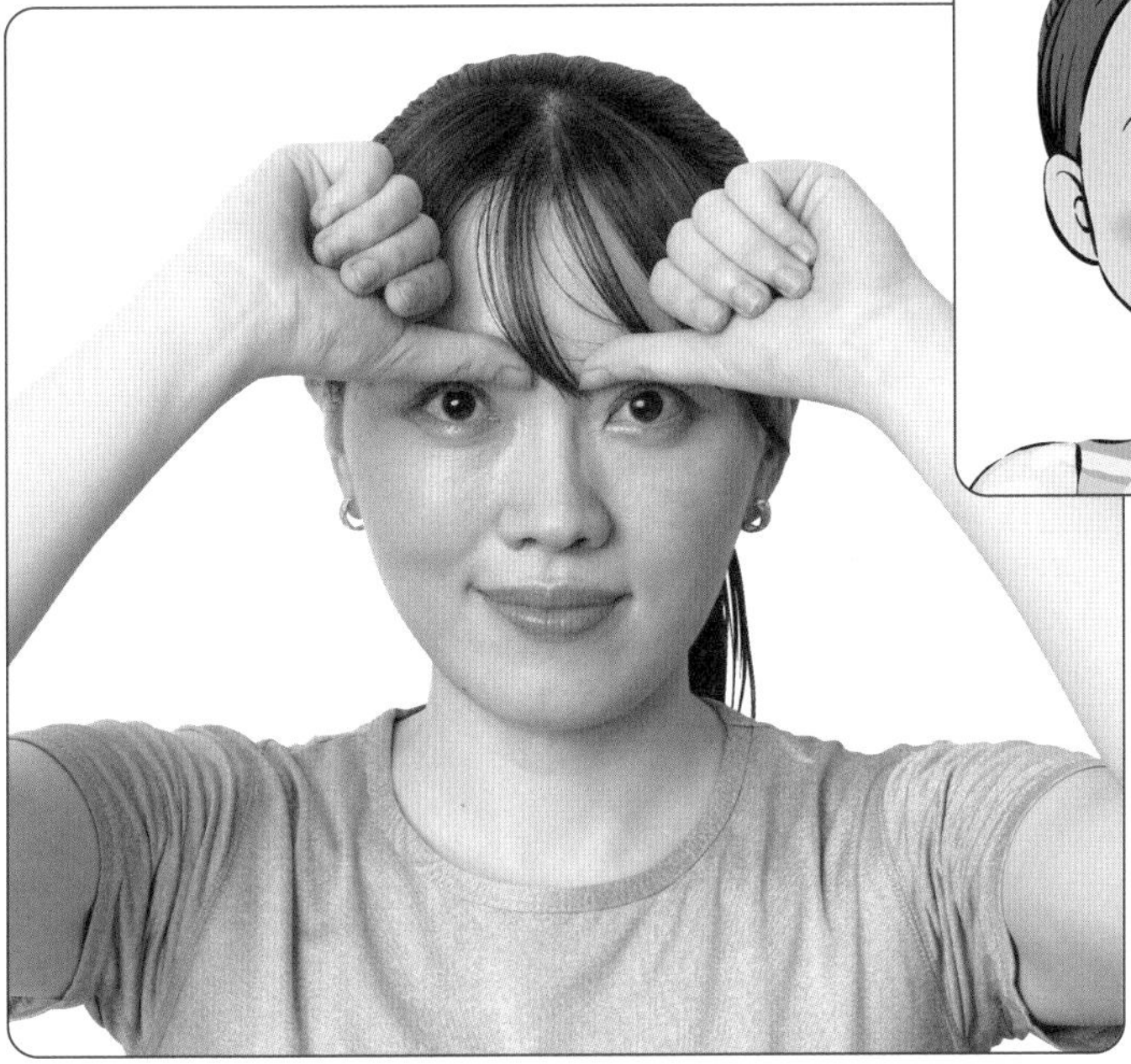

攢竹

さんちく

目のかゆみの原因は、アレルギーのほか、ドライアイが考えられます。目も皮膚と一緒で乾燥するとかゆみが出やすくなるのです。また、花粉などの異物も目に滞留しやすくなるため目に炎症が起きやすくなります。

こういったしくみのため、目のかゆみの緩和にドライアイの改善は不可欠です。ツボ押しは右ページの睛明とセットで行うことをおすすめします。

POINT

まばたきの回数を減らさないように!

PCやスマートフォンを見続けるなど、まばたきの回数が減少するような行為を減らしましょう。

顔の血流改善で若見え顔をキープ!

目の下のクマ

動画はコチラ

眉毛の中間から指幅1本分ほど上の部分を人差し指で押します。おでこのたるみ、しわの改善にも。目の開きをよくして大きく見せる効果もあります。

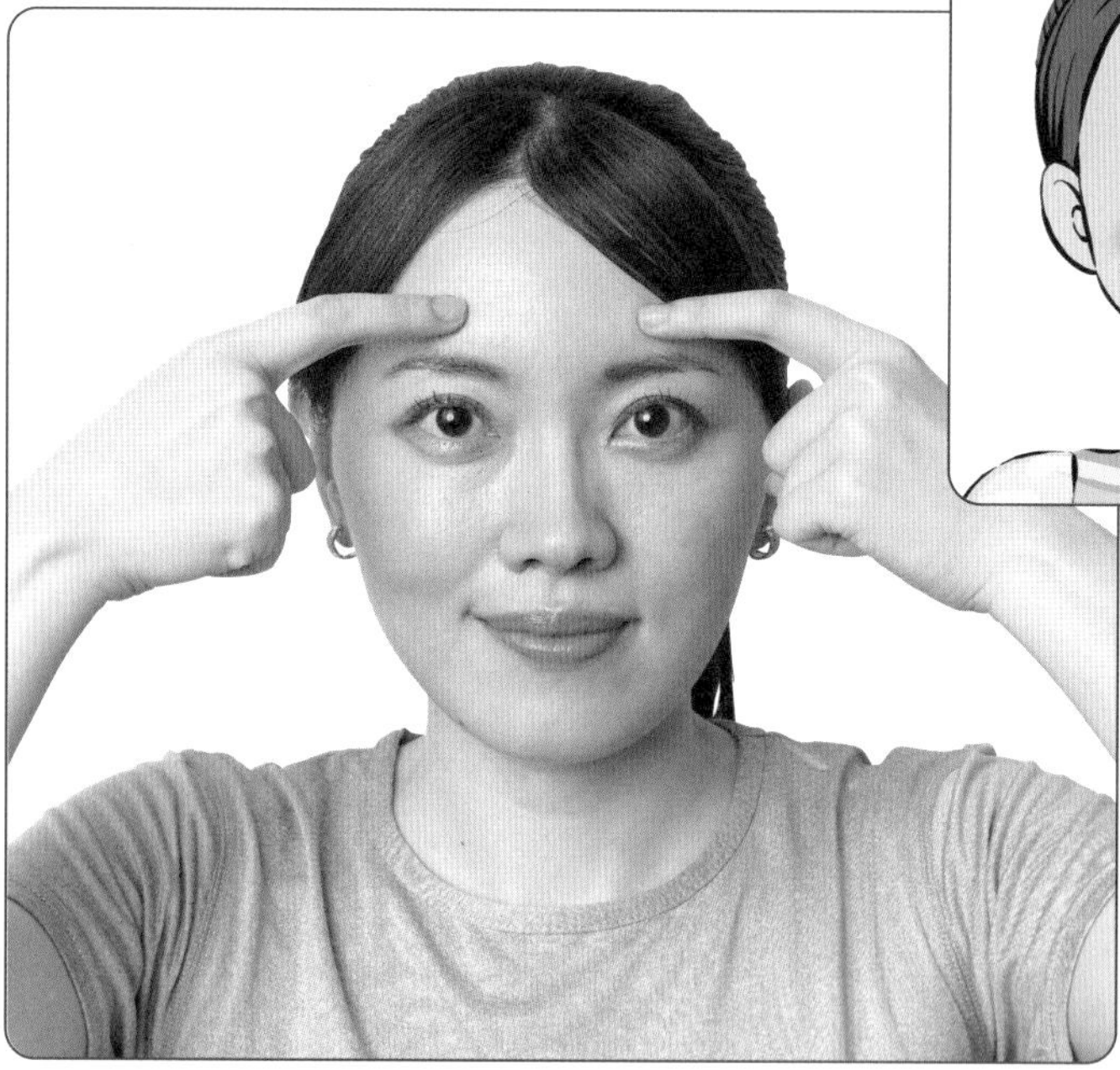

押すところはココ!

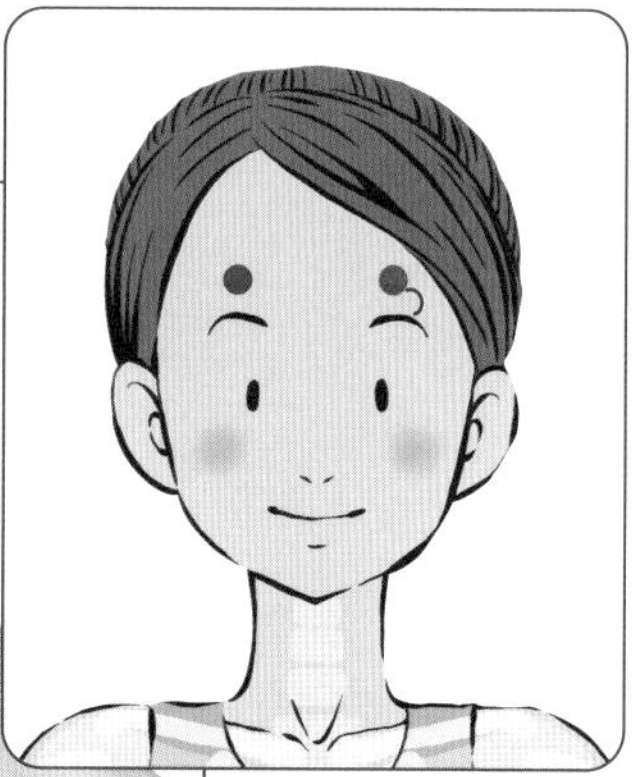

陽白《ようはく》

目の下にクマができる原因は、血の巡りの滞りです。とくに目の下の皮膚が薄い人はクマが目立ちやすくなります。

クマの改善には目のまわりの筋肉の硬さをとり、筋肉をリラックスさせることが有効です。

陽白は筋肉をリラックスさせて血の巡りをよくする美容効果の高いツボです。定期的にツボ押しすることで、健康な肌色を維持することができます。

POINT

くすみ、むくみ、たるみもスッキリ

顔にたまった余分な水分や老廃物の排出を促すため、くすみ、むくみやたるみ改善にも有効です。

過敏になった鼻の粘膜の状態を整える

動画は
コチラ

くしゃみ

眉と眉の中央を人差し指で押します。鼻の通りをよくするツボで、花粉症による鼻水・鼻づまりなどの諸症状の改善にも効果的です。

押すところはココ!

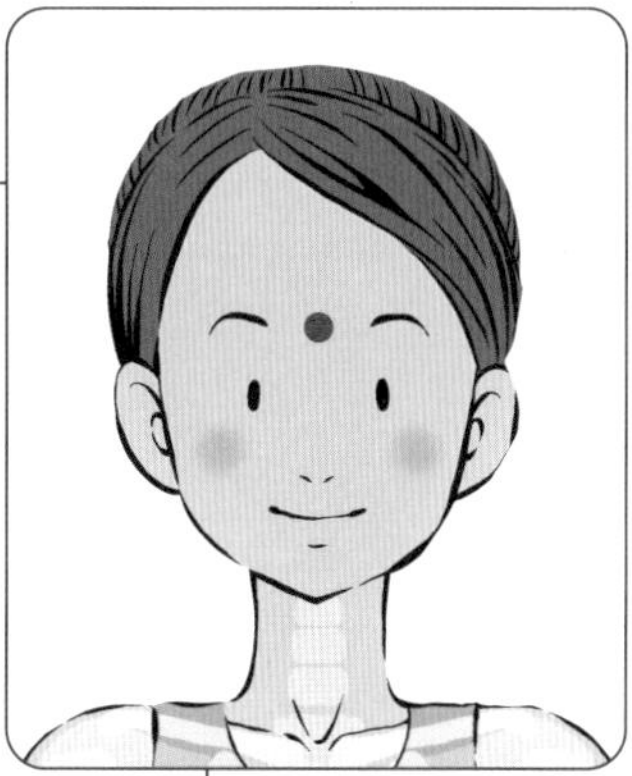

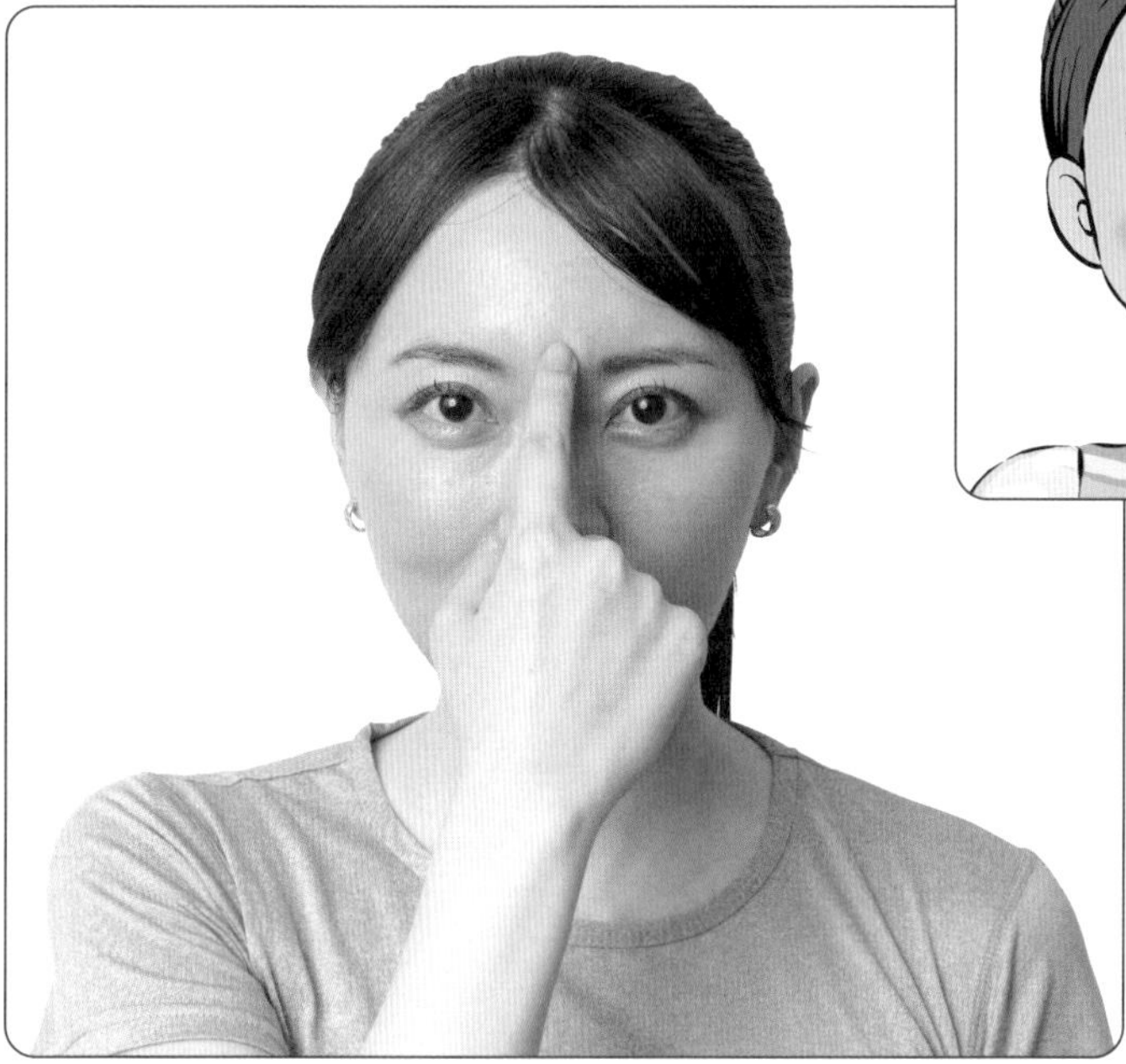

印堂

いんどう

　くしゃみの原因のひとつはアレルギーで、鼻に侵入するダニ、ほこり、花粉などのアレルギーの原因物質（アレルゲン）を排出しようとしてくしゃみが出ます。つまり、くしゃみは体の防御反応ということです。

　ただし、粘膜が弱い人はアレルゲンに過剰に反応してしまい、くしゃみが止まらなくなってしまいます。くしゃみをしすぎると、鼻や耳などにダメージを与えることもあります。

　印堂は過敏になった鼻の粘膜を沈静化させ、粘膜が充血して腫れた状態を抑える作用があるツボです。また、鼻水・鼻づまりの緩和にも効果的です。

鼻水・鼻づまりは体に水がたまっているサイン

動画はコチラ

鼻水・鼻づまり

小鼻の両脇の少しくぼんでいる部分を人差し指で上下または小さな円を描くように押していきます。症状がひどい場合は、少し長めに押しましょう。

押すところはココ!

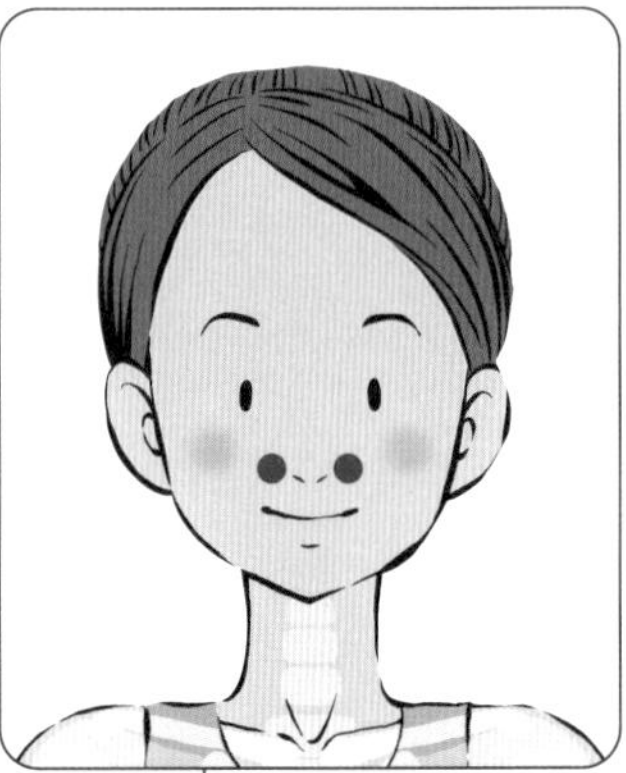

迎香

げいこう

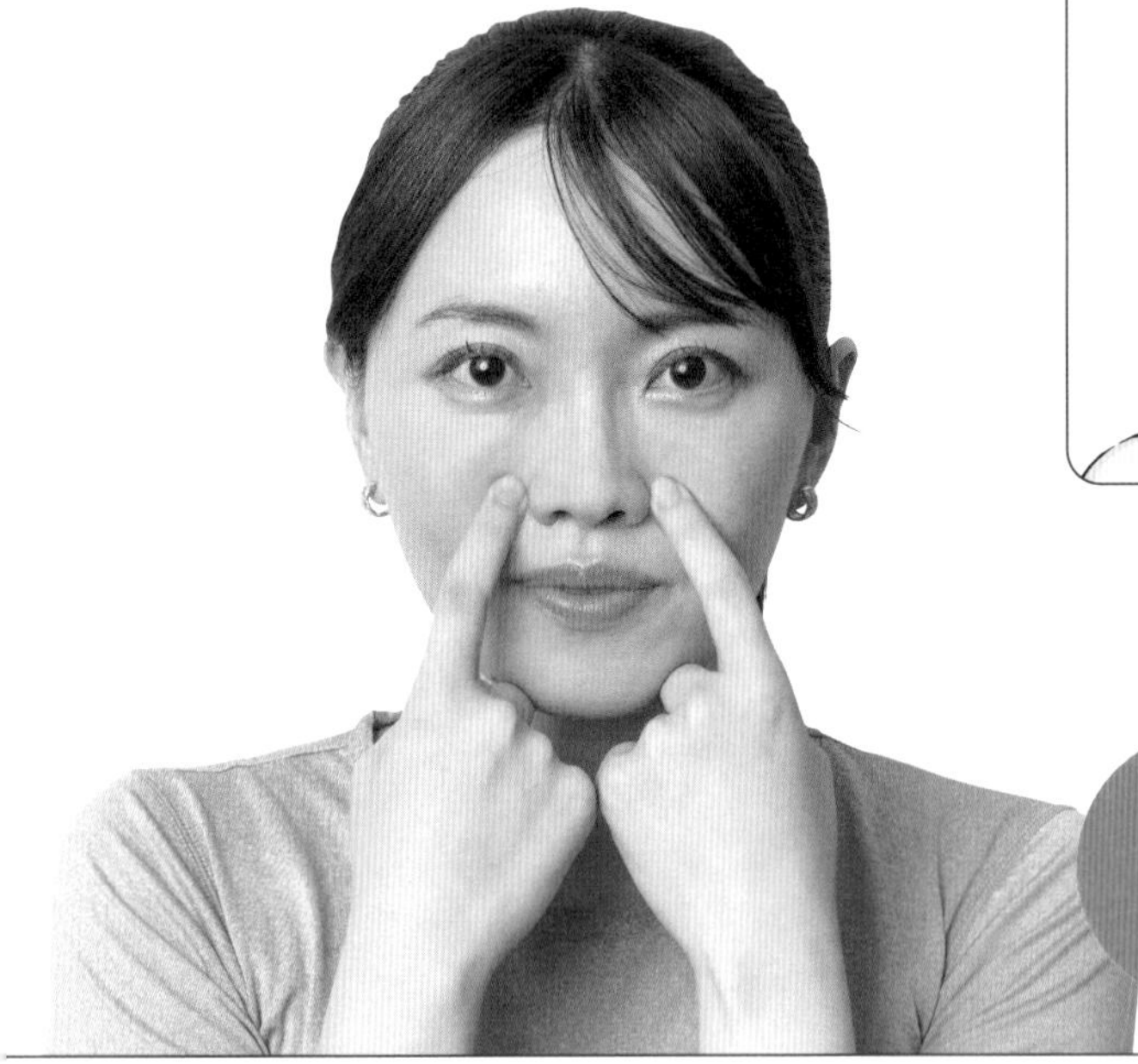

鼻水

鼻水が出るのは、異物や体に害になるものを排出する機能があるためです。とくに体は余分な水分がたまっているときには、鼻水を分泌して巡りを改善しようとします。

いっぽうの鼻づまりは血行が悪く、水分や老廃物が排出できない状態のときに発生します。

いずれの場合も症状がひどいときには水の巡りをよくするツボを押すことが効果的です。

POINT

印堂も押して効果アップ!

迎香や鼻通のほかに、P25のくしゃみを抑える印堂もあわせて刺激すると効果が高まります。

動画は
コチラ

迎香の少し上、小鼻の付け根の両脇を人差し指で押します。症状がひどいときは、上下に動かしたり、小さな円を描くようにもみましょう。

押すところはココ！

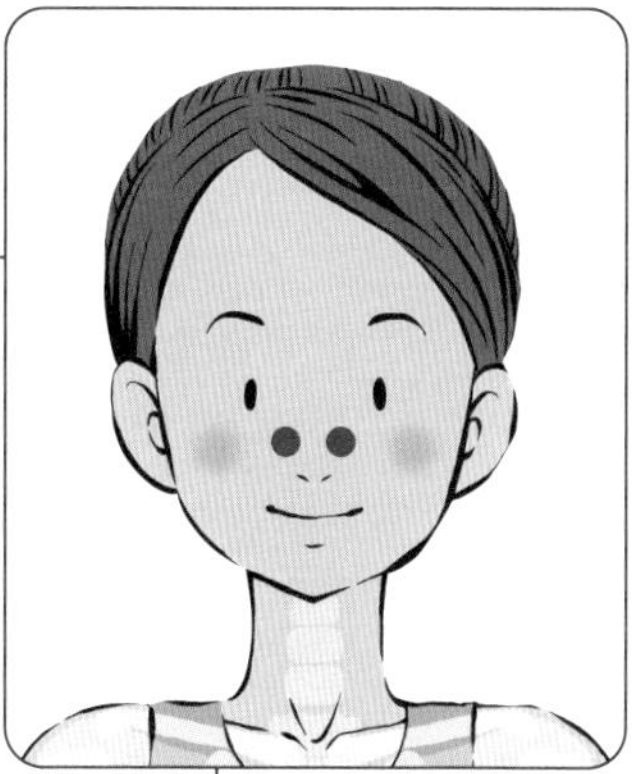

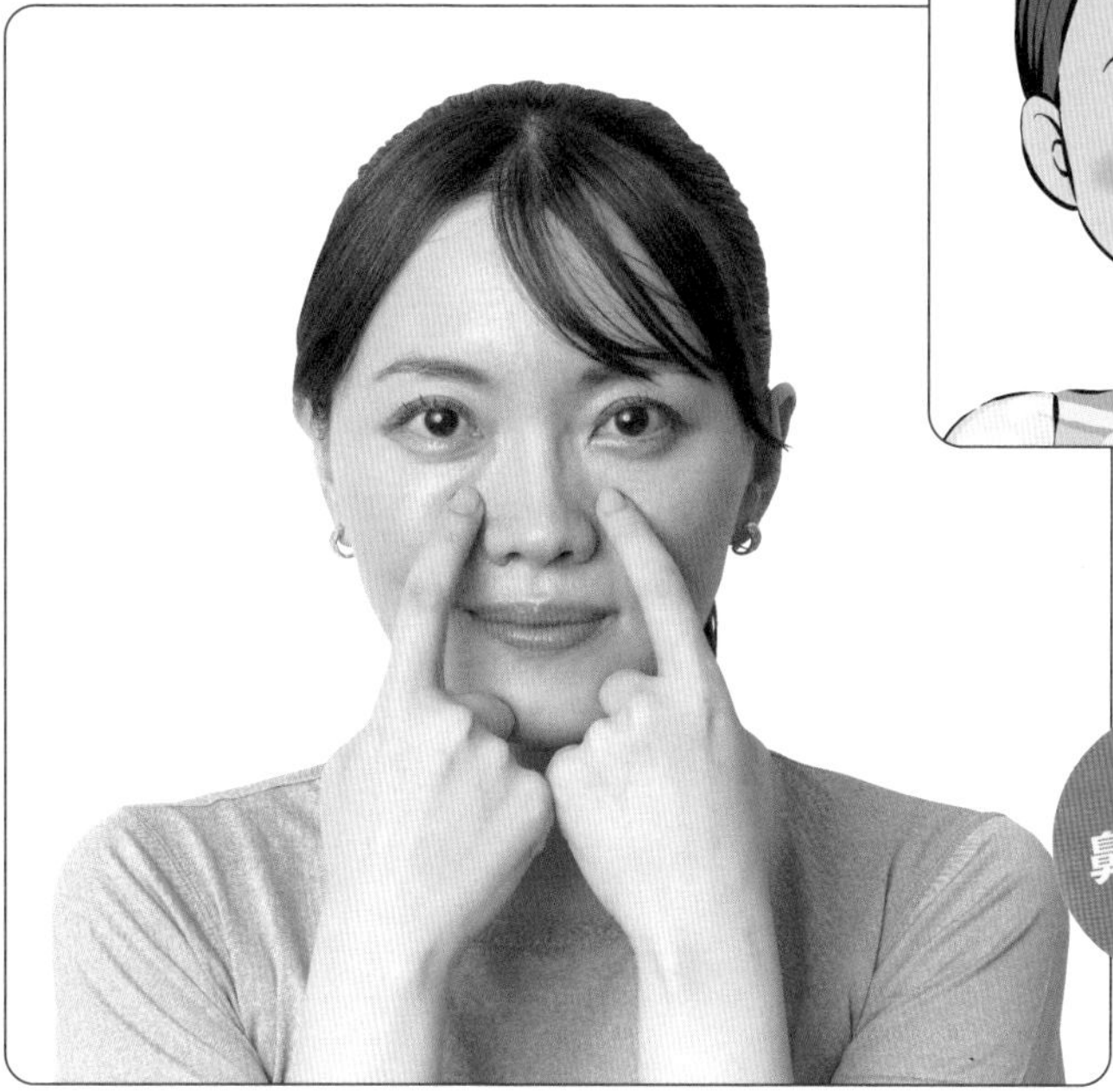

鼻通《びつう》

鼻づまり

改善

脇にテニスボールを挟む

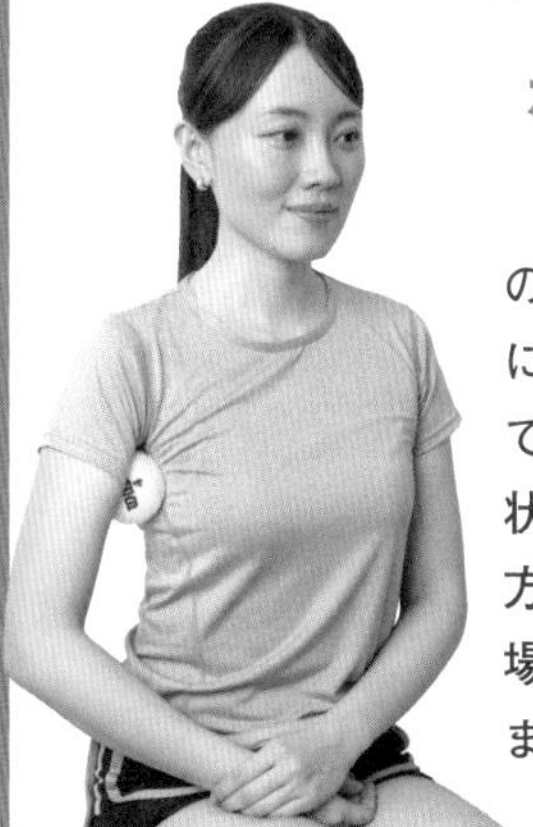

鼻づまりがひどい側の鼻と反対側の脇の下にテニスボールを挟んで軽く圧を加えると症状が軽減されます。両方の鼻がつまっている場合は左右交互に行いましょう。

カフェインを摂る

鼻水・鼻づまりともに、体内にたまりすぎた水をすみやかに排出することが症状改善の近道です。ツボ押しとともに、利尿作用のあるカフェイン入りの緑茶やコーヒーなどを飲むと、より水の排出を促すことができます。

合谷で熱をとってすみやかに止血

鼻血

動画はコチラ

手の甲側で親指と人差し指の骨が合流する部分から人差し指寄りを、親指と人差し指を挟むようにして、少し強く、長めに親指で圧をかけていきます。

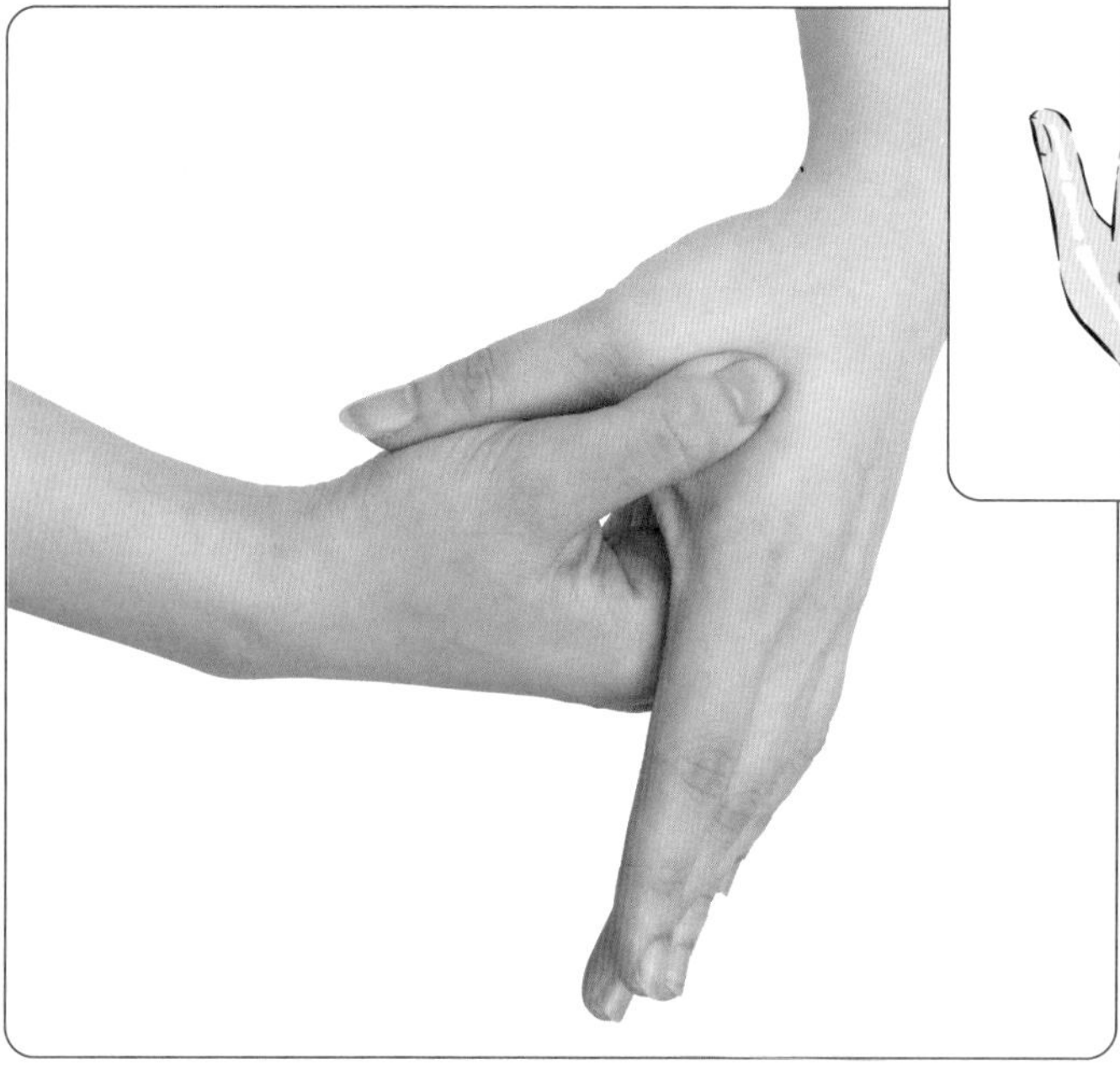

押すところはココ!

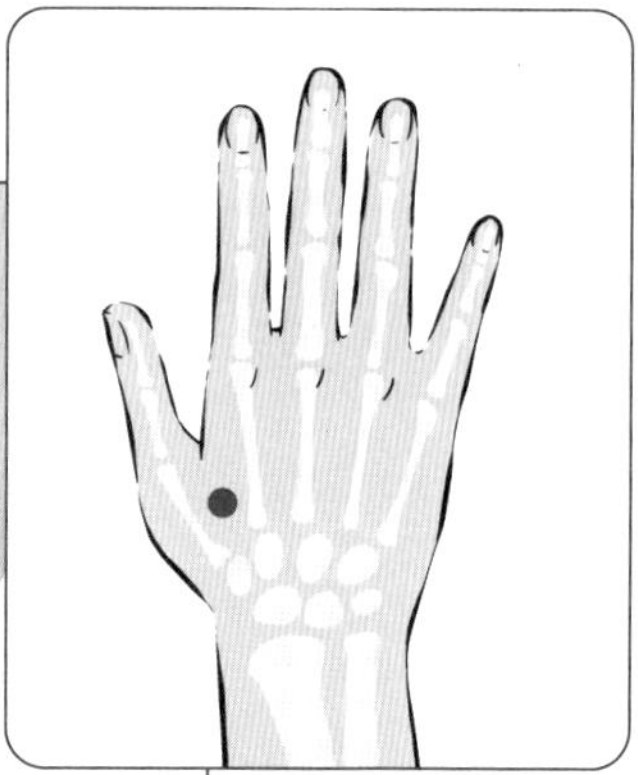

合谷

ごうこく

鼻血は鼻の粘膜が傷つくことが原因のひとつです。粘膜が弱い、血管が弱く内出血しやすい人も鼻血が出やすい傾向があります。また、歳を重ねると鼻血が出やすくなることもあります。

鼻血が出ているときには血管が怒張（膨張）している状態となっているため、その原因となる熱をとる作用がある合谷を押すと止血することができます。

鼻血が出やすい人は、止血作用のあるビタミンC、血を補うベータカロチン、α‐リノレン酸を含む油を積極的に摂りましょう。甜茶《てんちゃ》もおすすめです。

また、繰り返す場合には医療機関を受診しましょう。

押すと痛みがあるのはむくんでいるサイン

めまい

動画はコチラ

うなじのすじの外側にあるくぼみを両手で頭をつかむようにして、親指で圧をかけていきます。押しにくい場合は首を後ろに反らせると圧がかかります。

押すところはココ!

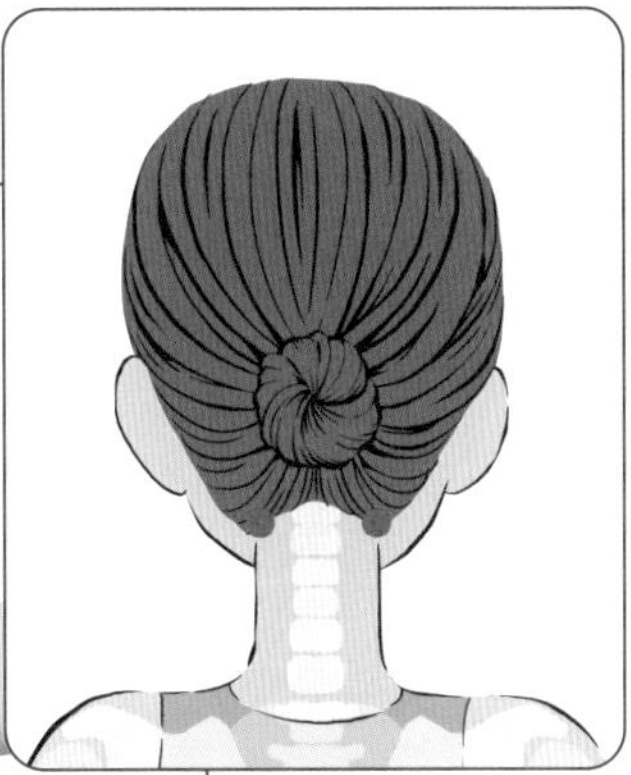

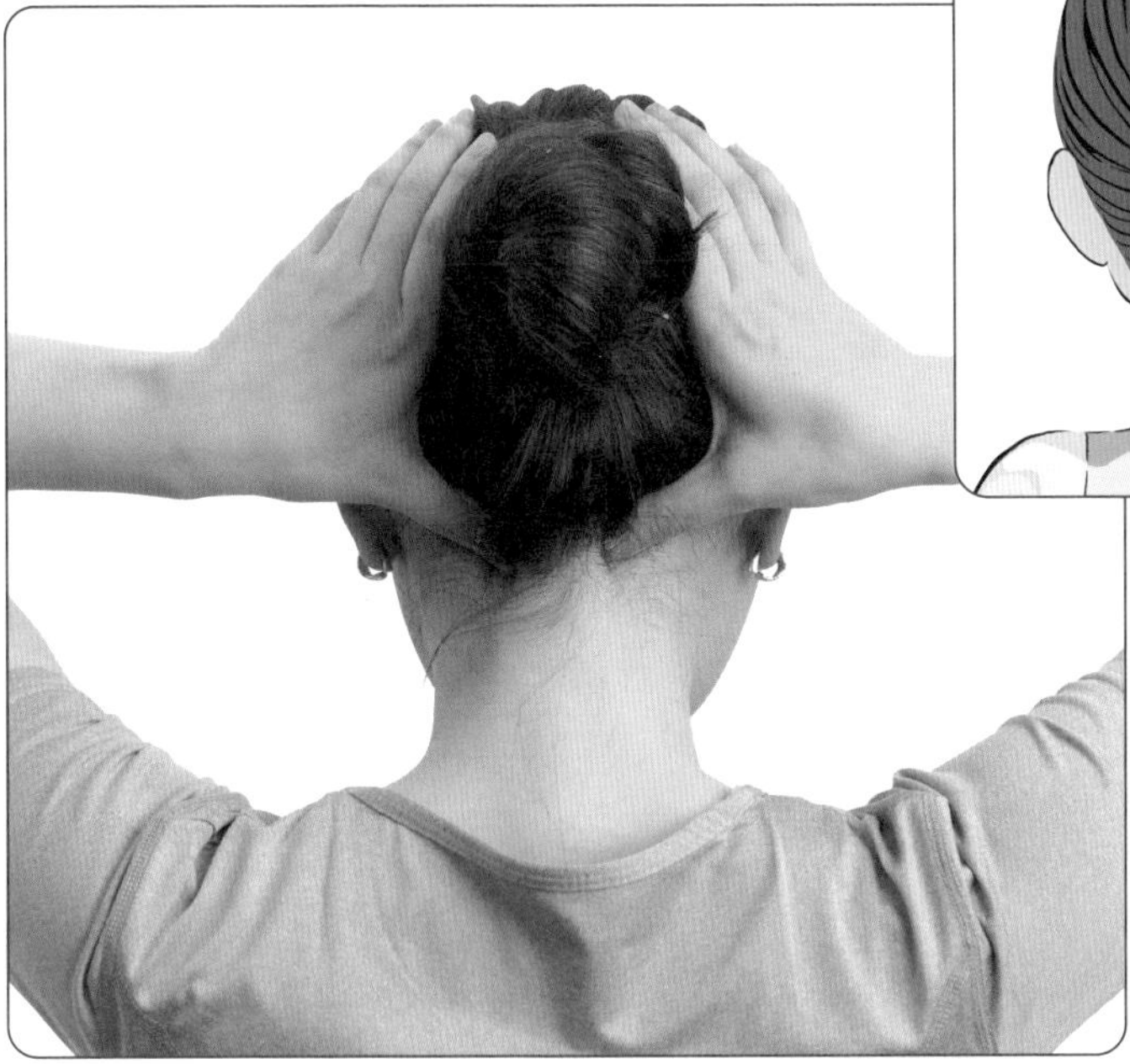

風池

ふうち

めまいの症状は、くるくる回るような回転性と、ふわふわする浮動性に大別されます。回転性のほとんどは良性発作性めまい症と呼ばれ、耳の問題から発生することがほとんどです。

東洋医学では体に余分な水がたまってむくむことで、めまいが発生すると考えられています。そのため、巡りをよくしてむくみをとるツボ押しが効果的です。とくに風池はめまい改善の特効ツボといわれています。水が停滞している人は押すと痛みを感じるはずです。

ちなみに、浮動性のめまいの原因は脳疾患の場合もあるため、医療機関を受診しましょう。

聴宮を刺激して耳周辺の血行不良を改善

耳鳴り

動画はコチラ

耳の穴の前側の、口を開けたときにくぼみができるところで、耳珠《じじゅ》という耳の前側にある突起の真横付近を人差し指または、中指で押していきます。

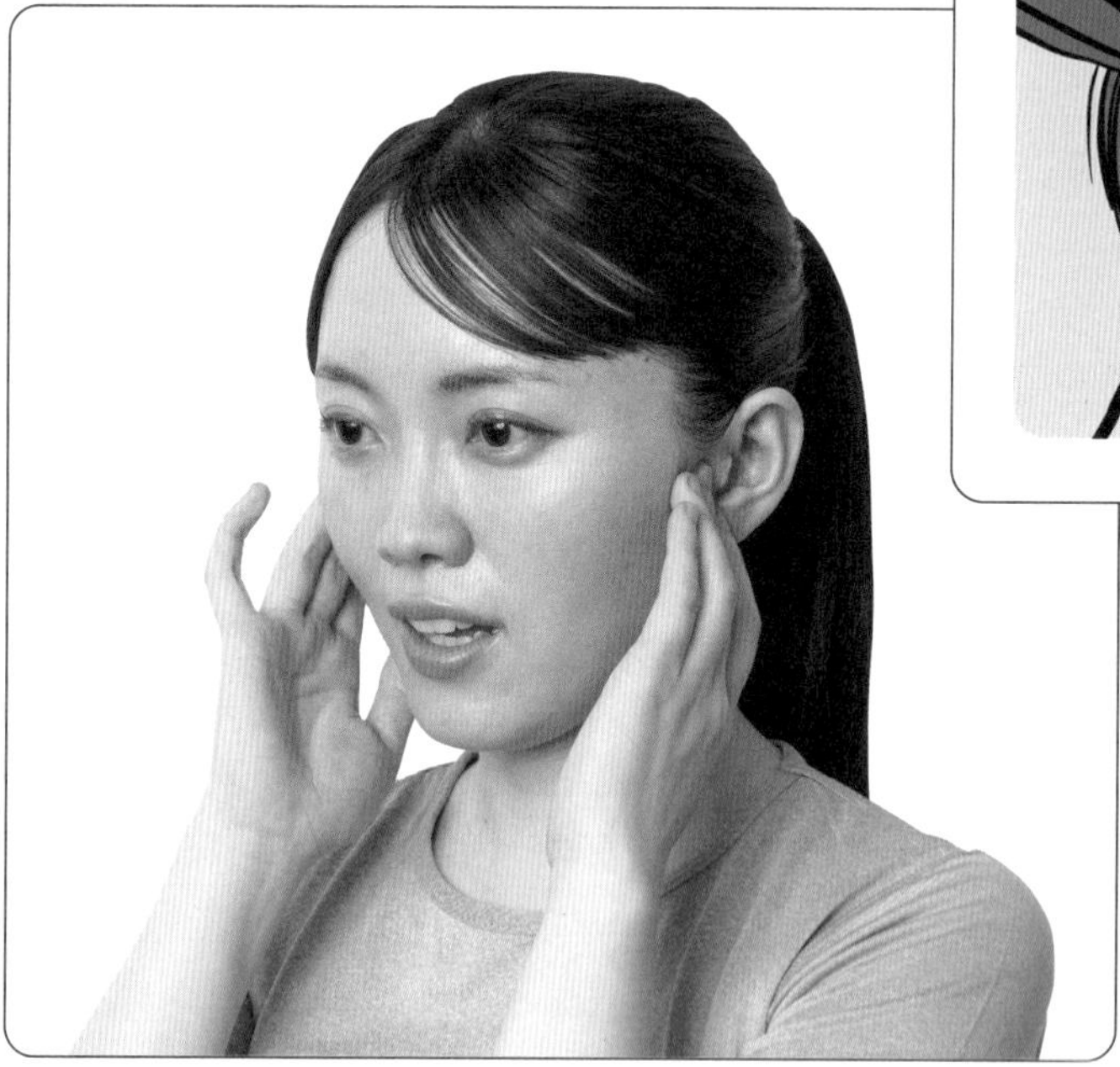

押すところはココ!

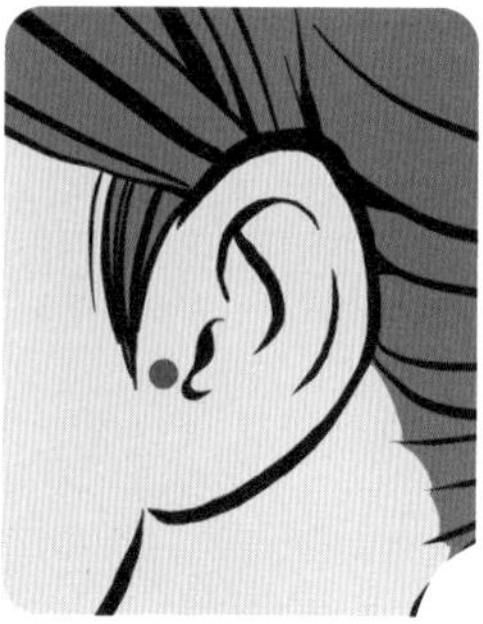

聴宮

ちょうきゅう

耳鳴りのおもな原因は、耳の機能の低下、耳の血行不良などです。

聴宮は耳鳴りの特効ツボで、耳鳴りのほか、中耳炎など、耳の不調全般に効果があるツボとして知られています。

めまいをともなう場合、突発性難聴やメニエール病などの疾患が隠れている場合もあるので、長く症状が続く場合は医療機関を受診しましょう。

POINT

体を動かして耳の血行を促そう

定期的な運動で血の巡りをよくして体に老廃物をためないことが耳鳴りの改善には有効です。

耳まわりの血行を改善し、自律神経を整える

動画は
コチラ

耳のつまり

耳の穴の前側で、口を開けたときにくぼみができるところで、耳珠という耳の前側にある突起の少し上側(聴宮の少し上)を押していきます。

押すところはココ!

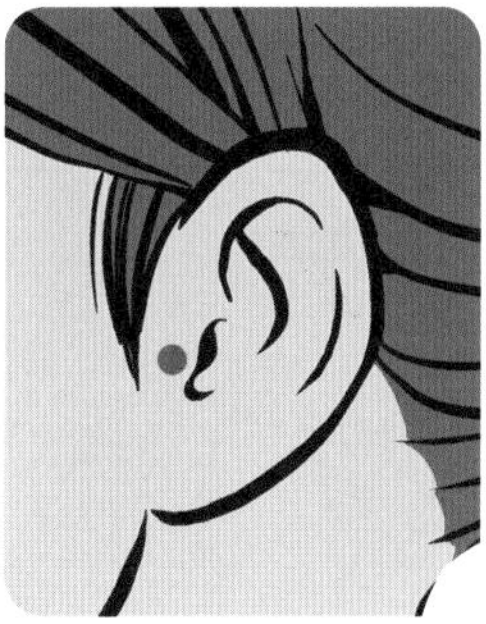

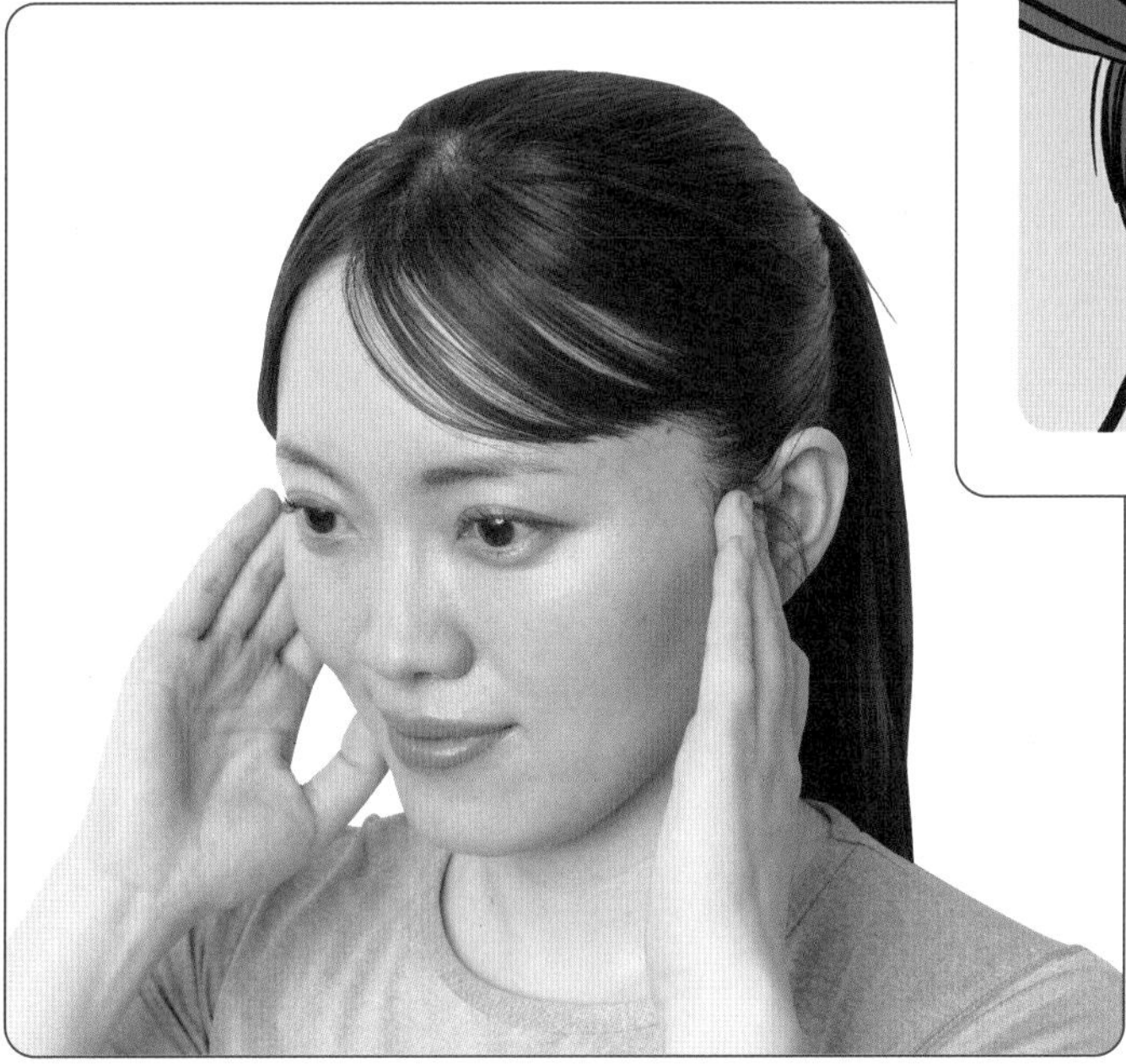

耳門

じもん

耳のつまりのおもな原因は、心身のストレス、自律神経の乱れや耳の血行不良、突発性難聴などの耳の疾患です。

耳鳴りと同じく耳の血の巡りをよくすることで症状をやわらげることができます。

耳門は、耳の血行改善のほかに自律神経を整える効果があるツボです。定期的に押すことで、耳全般の不調を改善することができます。

POINT

3つのツボ押しで即効性アップ

症状が強く出ているときは、P30の聴宮とP87の翳風《えいふう》の2つのツボ押しもあわせて行いましょう。

歯茎の血行を促し、口内の悪玉菌を増やさない

歯周病（歯茎の腫れ、出血）

動画はコチラ

エラの部分から指幅2本分あご寄り、あご骨の縁の少しくぼみを感じるところを、人差し指で強めに圧をかけていきましょう。

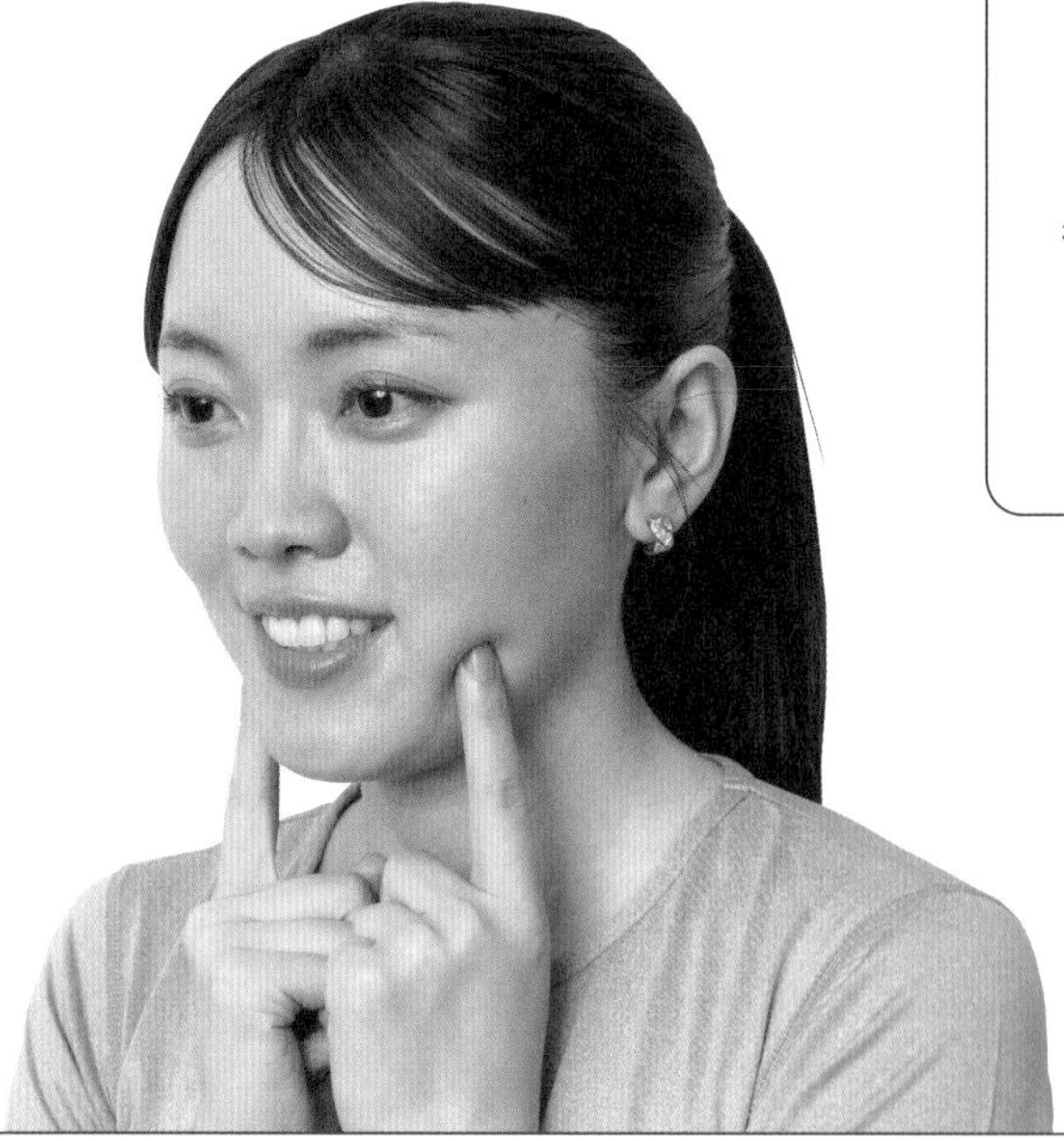

押すところはココ!

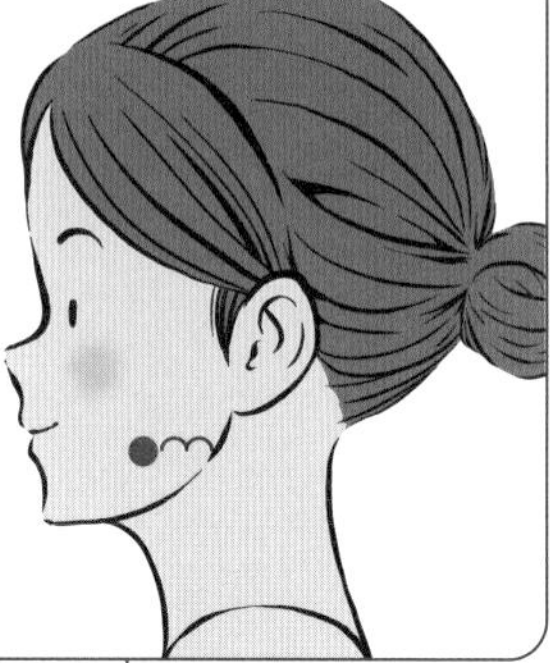

大迎

だいげい

口の中にはさまざまな菌がすみついていますが、歯周病菌をはじめとした悪玉菌が増殖すると歯周病のリスクが高まります。

悪玉菌の増殖を防ぐには、悪玉菌のたまり場である舌苔をとる、歯磨き＋歯間ブラシを使用して食べかすなどを残さないことが大切です。

歯茎の血行不良も歯周病を悪化させるため、ブラッシングして血行を促すことも忘れずに！

POINT

緑茶うがいで口内を殺菌！

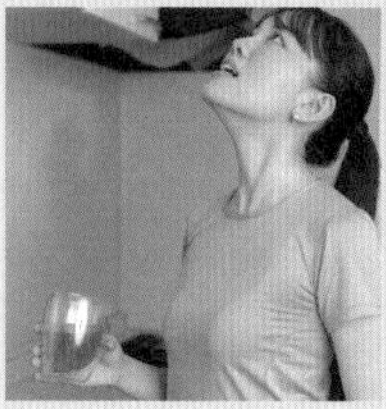

上あごの痛み

下関

げかん

動画はコチラ

耳の付け根から指幅4本分前方を人差し指で軽く押しましょう。歯茎の血行を促すとともに、上あごの虫歯の痛み緩和にも効果があります。

押すところはココ!

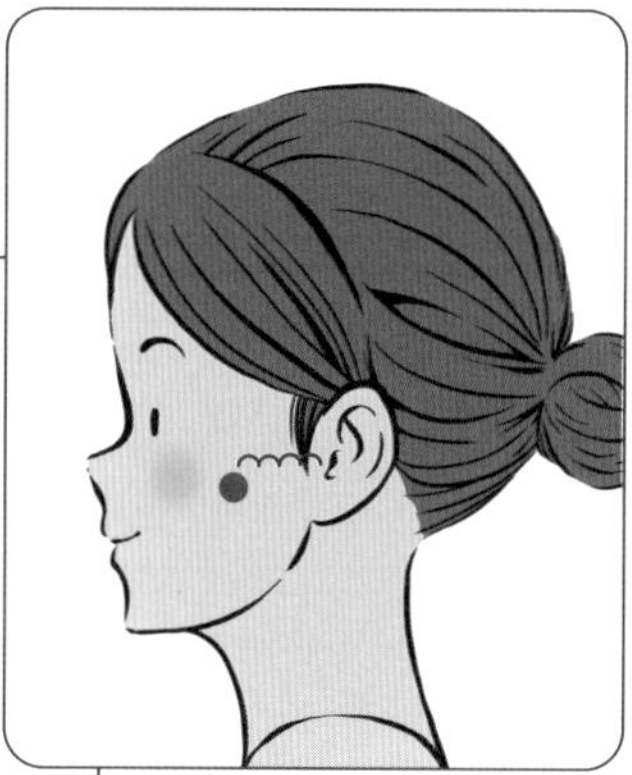

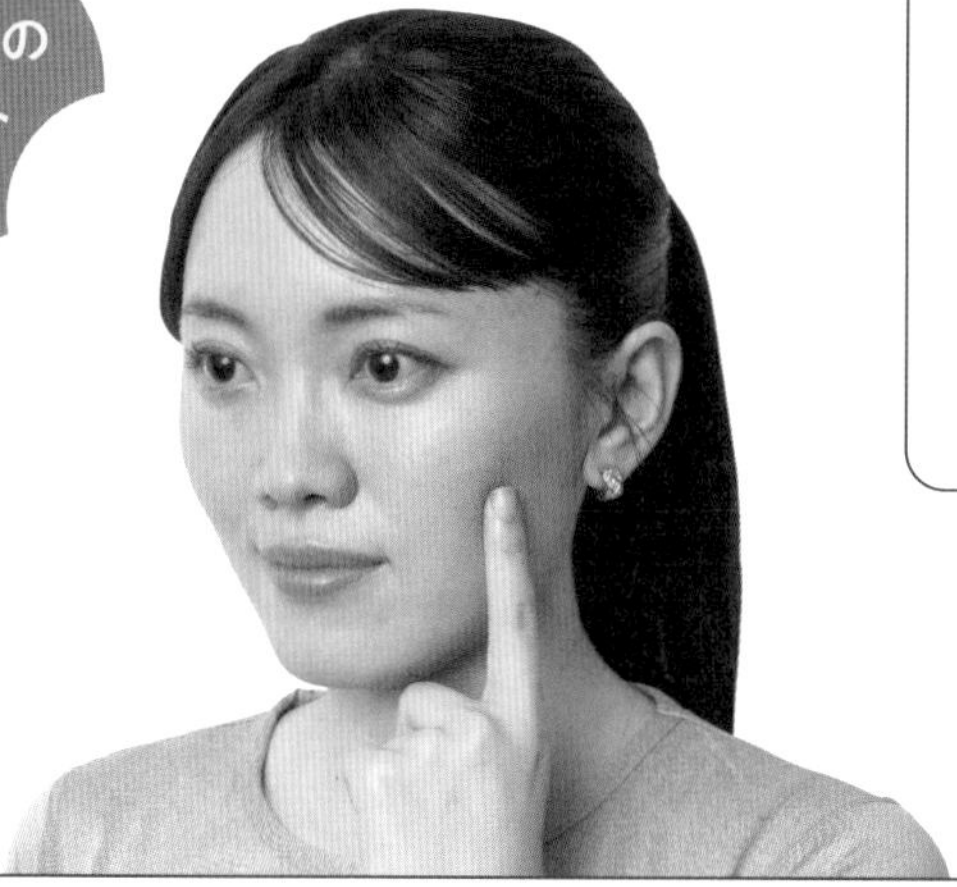

下あごの痛み

頬車

きょうしゃ

動画はコチラ

エラの部分から指幅1本分内側、歯をくいしばると盛り上がるところを強めに左右同時に押します。下あごの虫歯の痛み緩和にも効果があります。

押すところはココ!

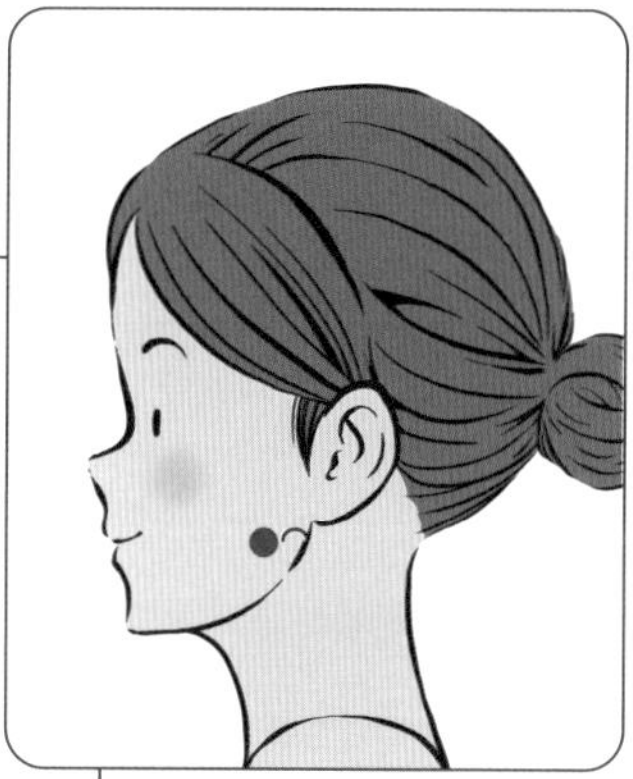

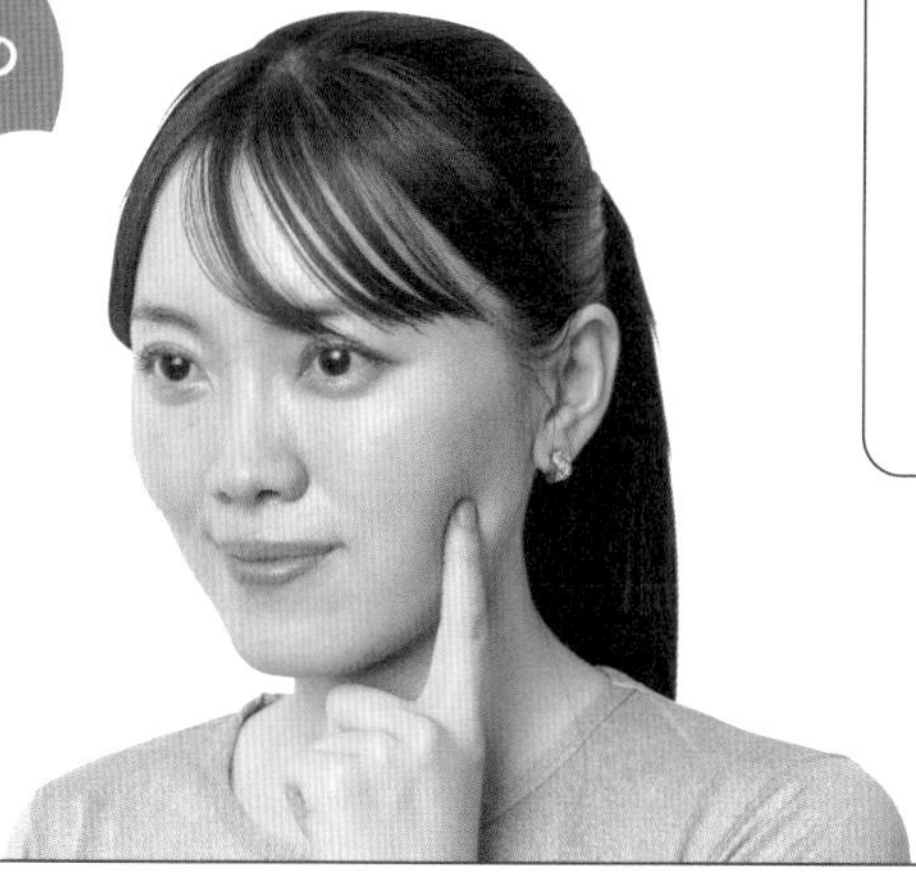

痛みの元である熱を逃がし、炎症を鎮める

歯痛

動画はコチラ

手の甲側で親指と人差し指の骨が合流する部分から人差し指寄りを、親指の指先を人差し指側に向けて少し強めに2～3分ほどもみ続けましょう。

押すところはココ!

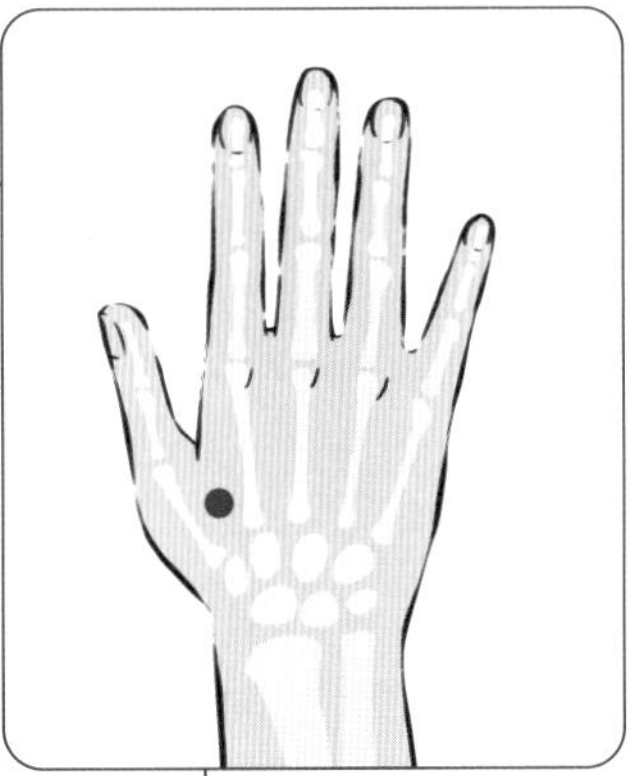

合谷

ごうこく

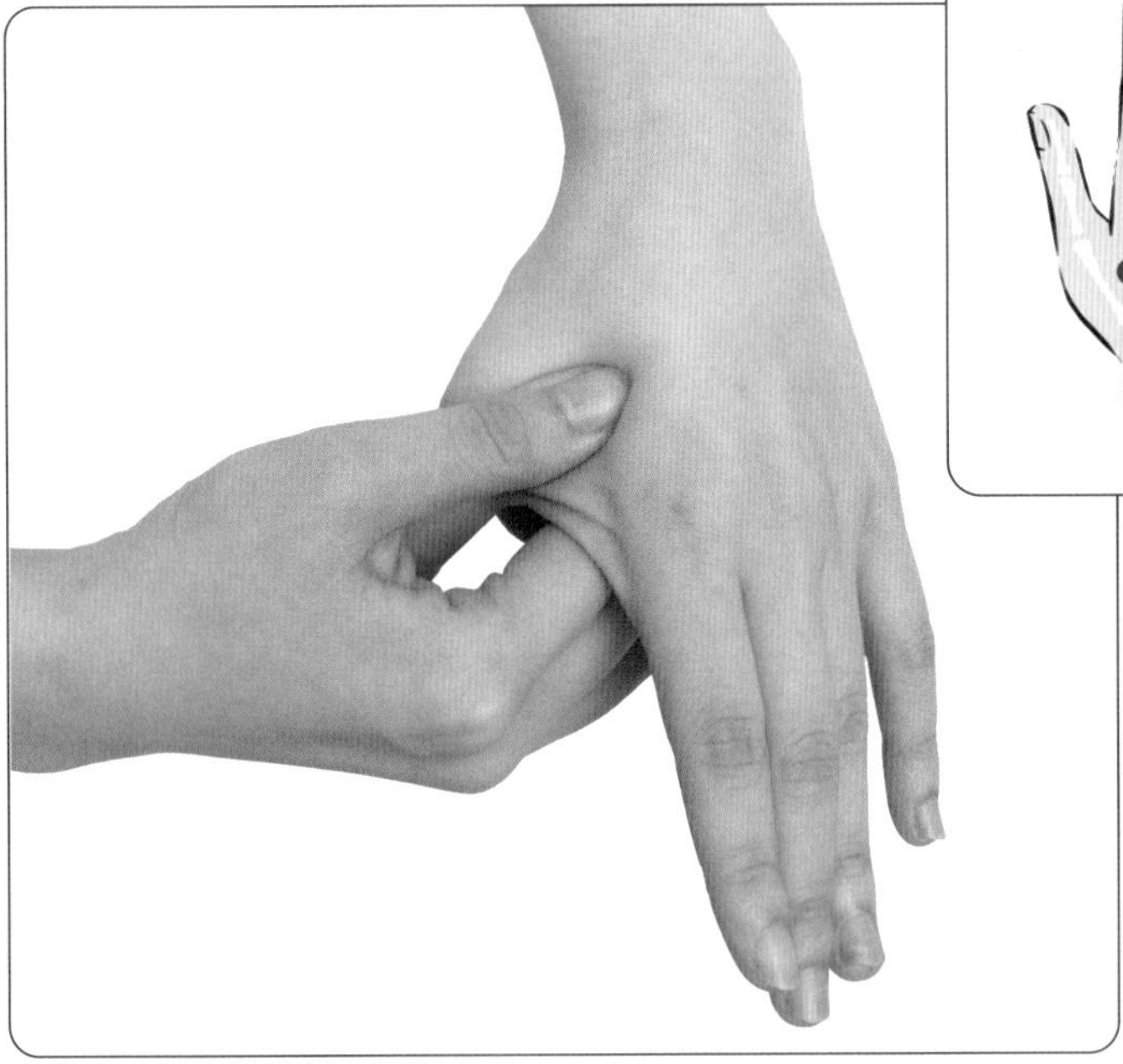

歯痛の原因は虫歯、もしくは歯周病です。いずれの場合も痛みが発生している部分は炎症を起こしていて、熱がたまっています。痛みをやわらげるためには熱を逃し、炎症を鎮めることが必要となります。

そこで効果的なのが合谷というツボです。合谷は熱を排出する作用があり、押すことで炎症部分の熱をとり、炎症を鎮めて痛みを分散してくれます。

POINT

痛みが収まるまで入浴は控えよう

入浴は炎症部分の熱だまりを悪化させ、痛みが増してしまいます。痛みがあるうちは入浴はNGです。

殺菌作用がある唾液の分泌量を増やす

動画は
コチラ

口臭

エラの部分から指幅1本分内側、歯をくいしばると盛り上がり硬くなるところを、人差し指の腹で皮膚を持ち上げるようにしながら押しましょう。

押すところはココ!

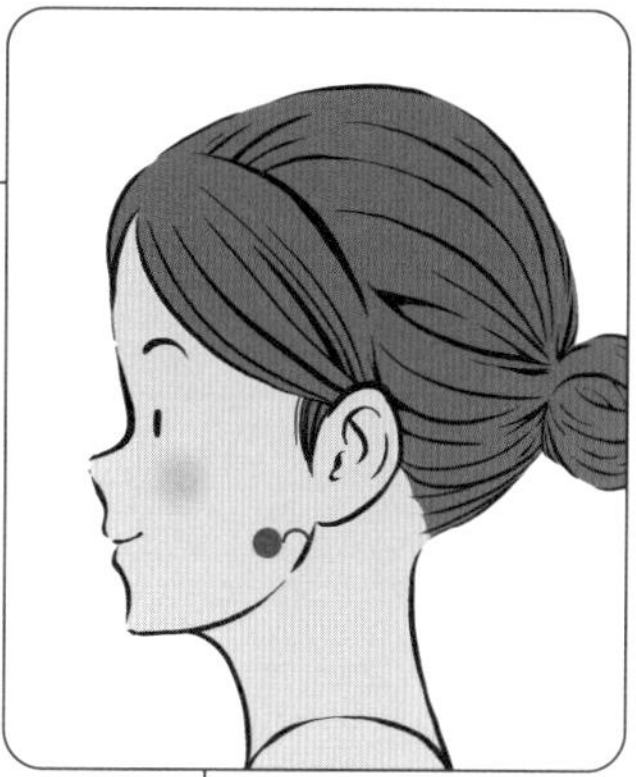

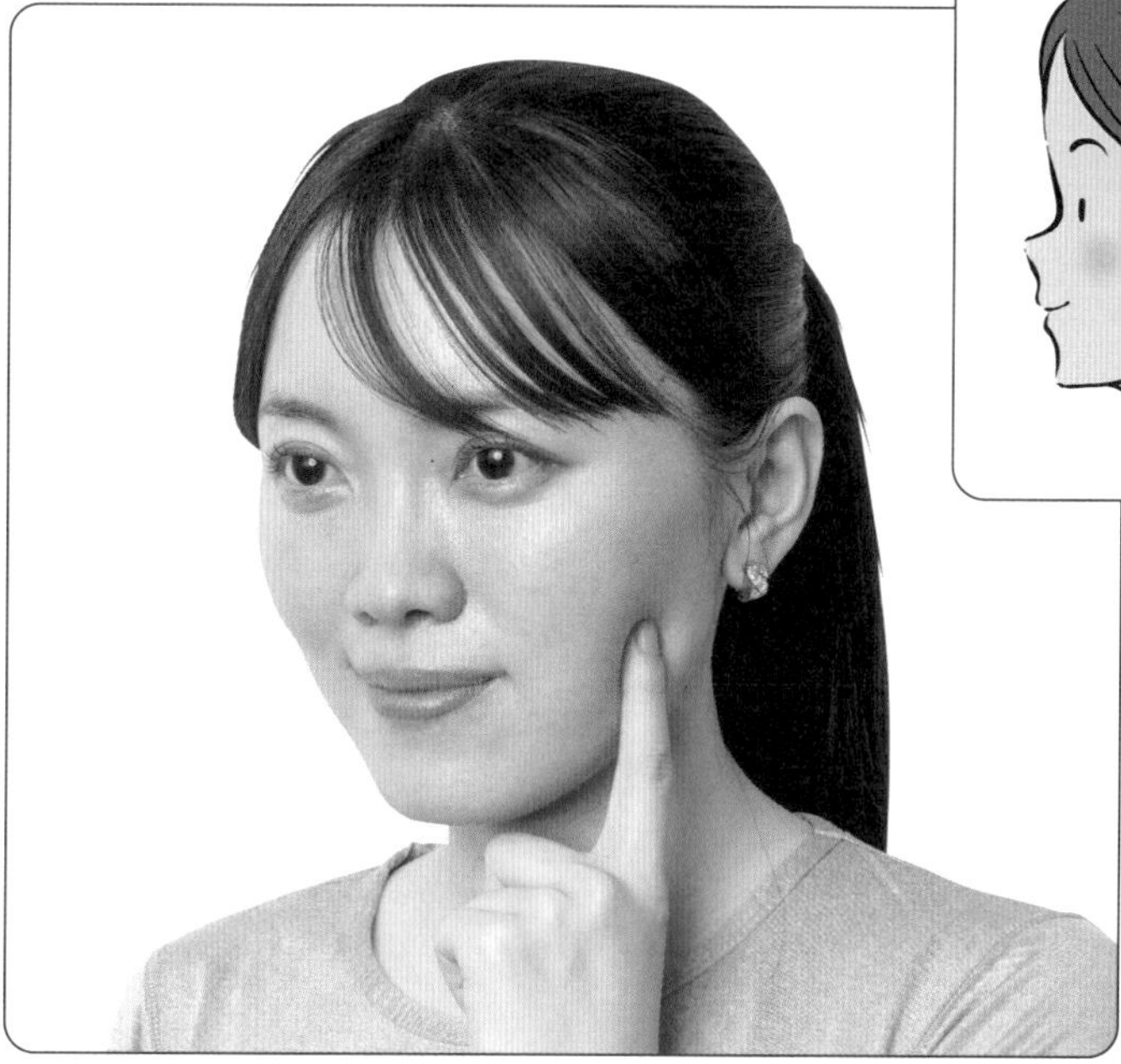

頬車

きょうしゃ

唾液は殺菌作用があるため、分泌量が減ると口内菌が増えて口臭が悪化します。東洋医学では、水の巡りが滞り、毒素が排出されにくくなると口臭が強くなると考えられています。

頬車は水の巡りを改善して唾液分泌を促すツボです。

また、口臭を防ぐには、口内を清潔に保つことも大切です。殺菌作用がある緑茶を常飲することも効果的です。

POINT

顔の血行を促す美容のツボ

頬車は、顔のむくみ、くすみ、しわ、たるみの改善、小顔効果も期待できる美容のツボでもあります。

ビタミンB群を摂って免疫力アップを目指す

口内炎

動画はコチラ

黒目の真下で小鼻の左右、頬骨のもっとも高いところの直下に人差し指を添え、指の腹を使って少し強めに圧をかけていきましょう。

押すところはココ!

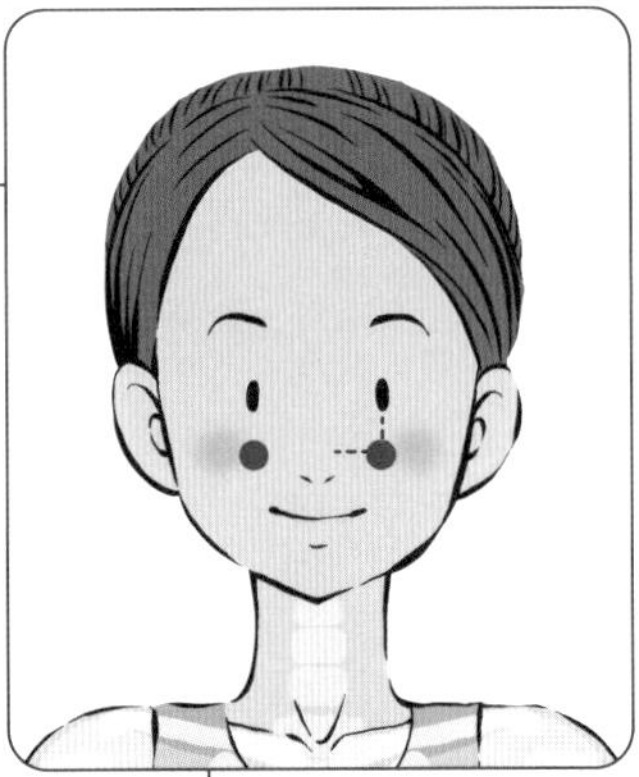

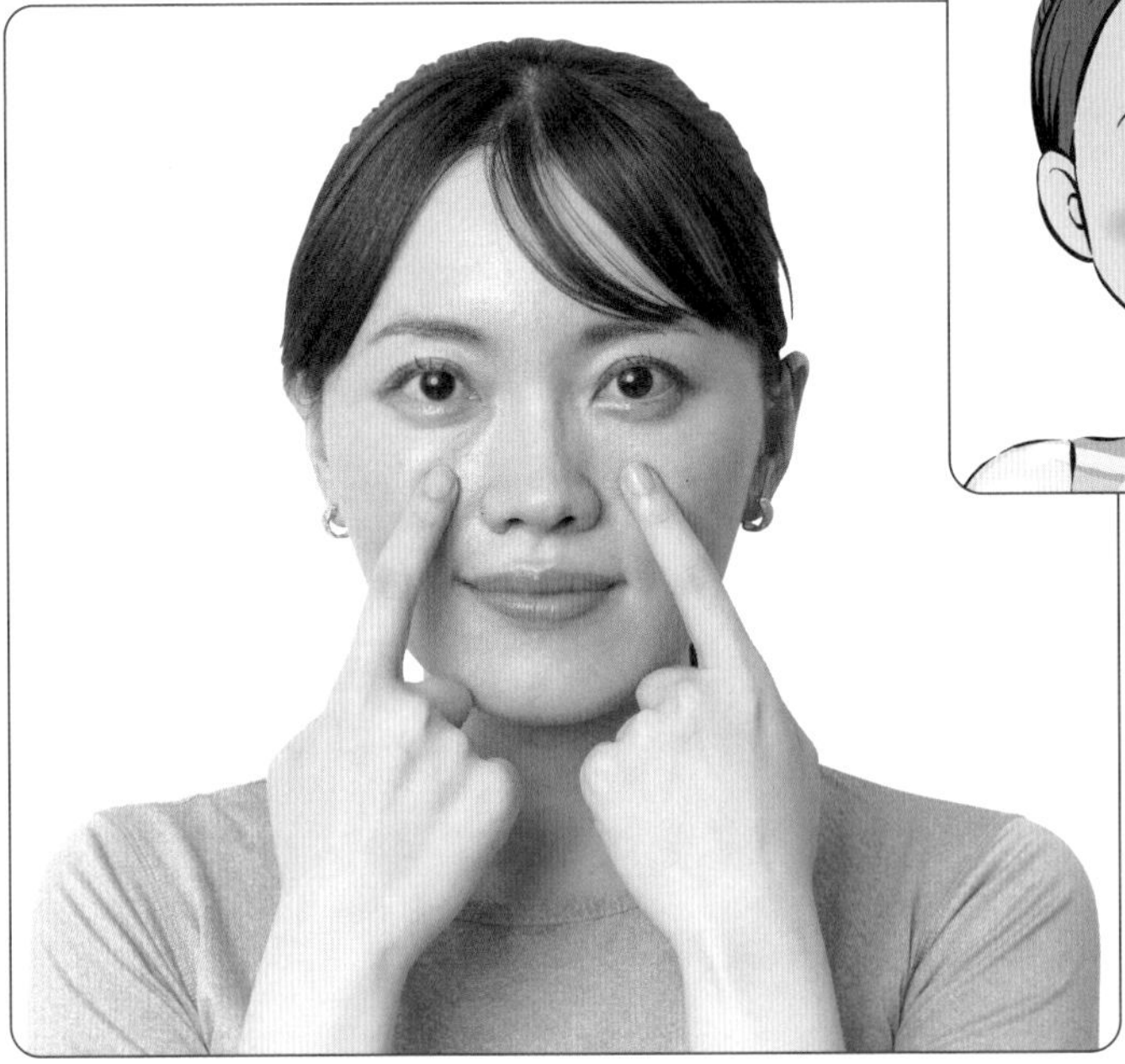

巨髎《こりょう》

口内炎は免疫力が低下しているサインです。免疫力を低下させる、心身のストレスの軽減、栄養の偏りの改善は重要です。

口内炎ができやすい人に積極的に食べてほしいのは、牛豚レバー、豚肉、青魚（サンマ、イワシなど）、納豆など、ビタミンB群を含む食品です。

外的刺激も原因となるため、虫歯を治療したり、噛み合わせを矯正することも大切です。

POINT

美容効果も!一石二鳥のツボ

巨髎は顔の引き締め、リフトアップなど、たるみ防止効果のある美容のツボとしても知られています。

口のまわりをなめるクセがある人は要注意！

動画は
コチラ

口角炎

肘を曲げたときにできるしわの外側の端を強めに押します。押した状態を5秒キープ後、圧をゆるめたらひと呼吸おきます。これを数回繰り返します。

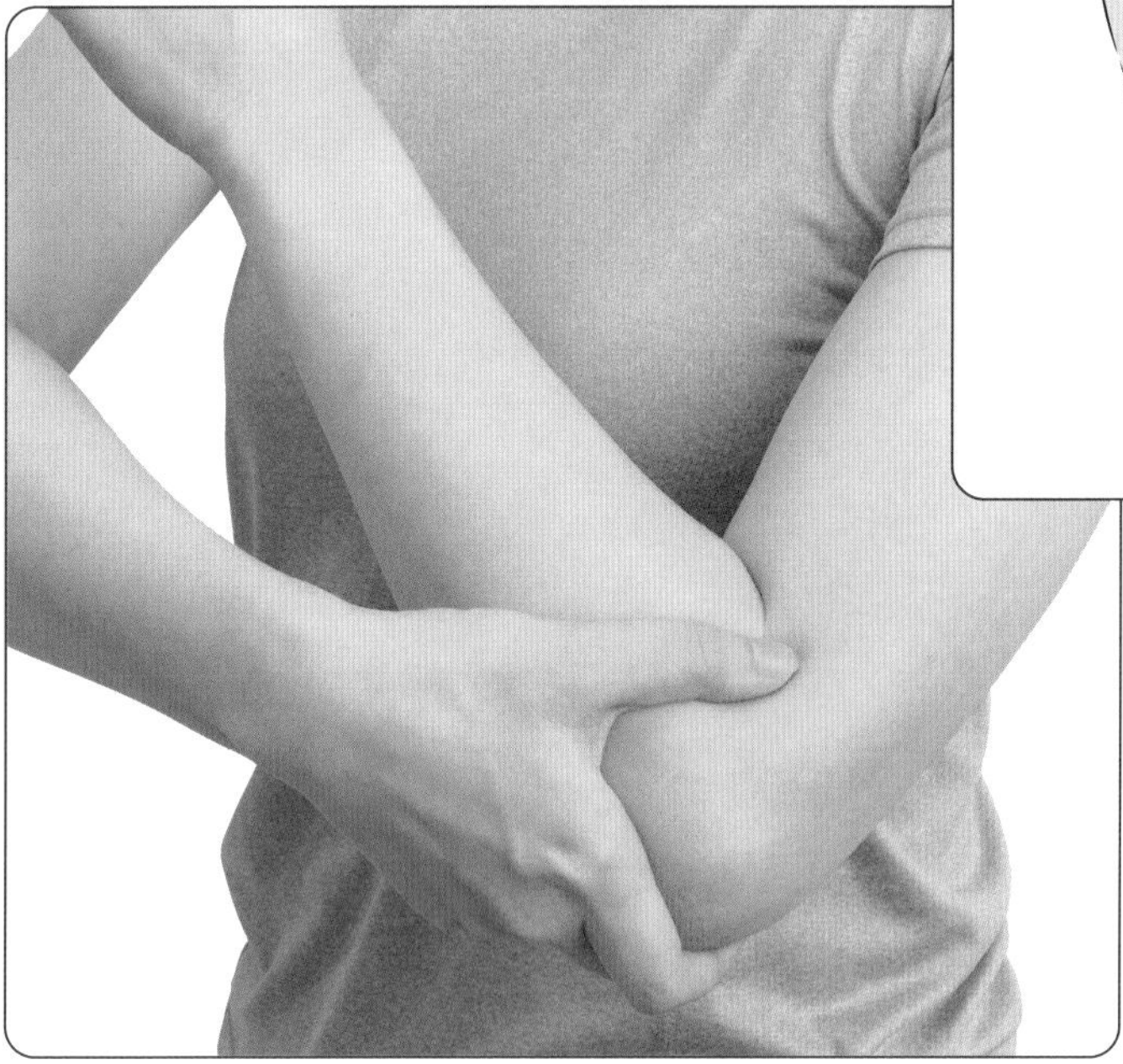

押すところはココ!

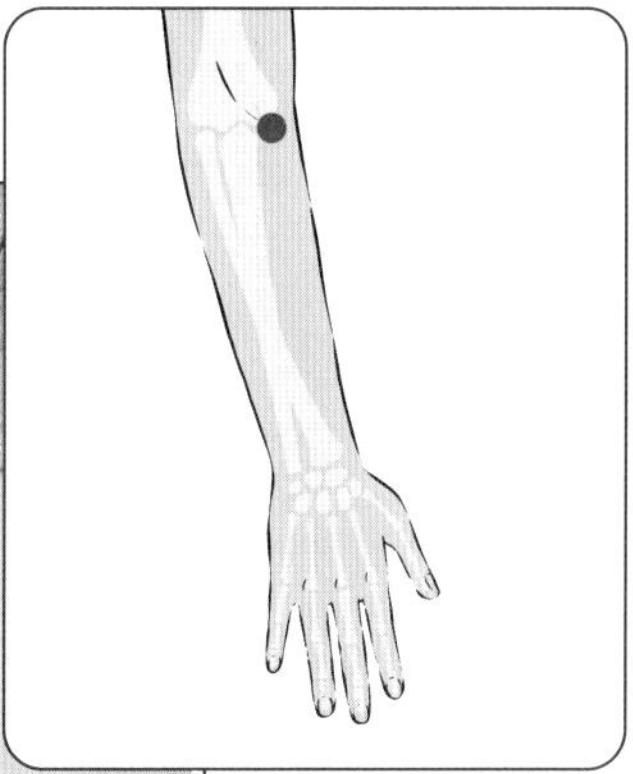

曲池

きょくち

口角炎ができやすい人は、血の巡りが滞ることにより余分な水分が体にたまってむくみやすくなったり、食べすぎや偏食、肉の多食なども考えられます。

効果的なのが、血流を促して熱をとる作用のある曲池で、肌荒れ、ニキビなどの改善にも効果的な万能ツボです。

また、栄養の偏り、とくに鉄、ビタミンB群、ビタミンAの不足が原因となるため、右ページの口内炎同様、牛豚レバー、豚肉、納豆などを積極的に食べることをおすすめします。

乾燥も原因のひとつ。口のまわりをなめると乾燥が悪化するので注意しましょう。

唾液腺を刺激して水と血の巡りも改善

ドライマウス

動画はコチラ

エラの部分から指幅1本分内側、歯をくいしばると盛り上がって硬くなるところを、人差し指の腹で皮膚を持ち上げるようにしながら押しましょう。

押すところはココ!

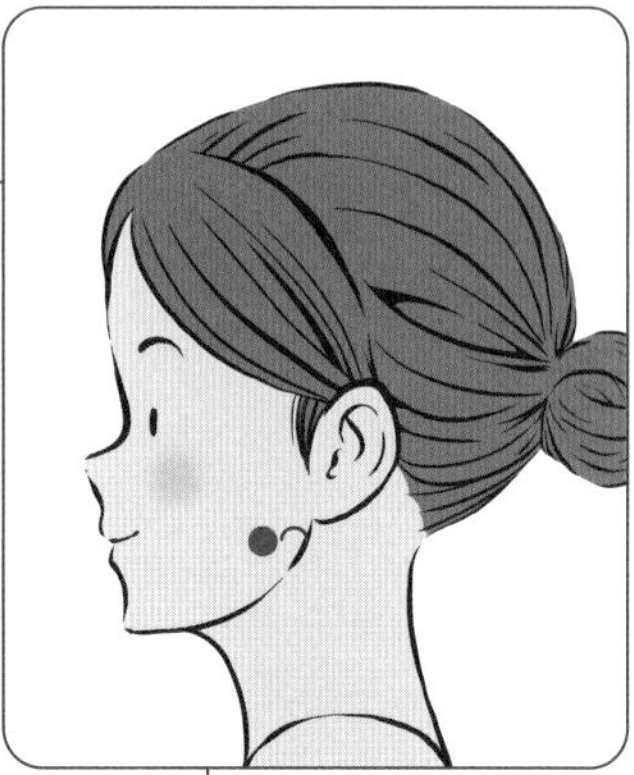

頬車

きょうしゃ

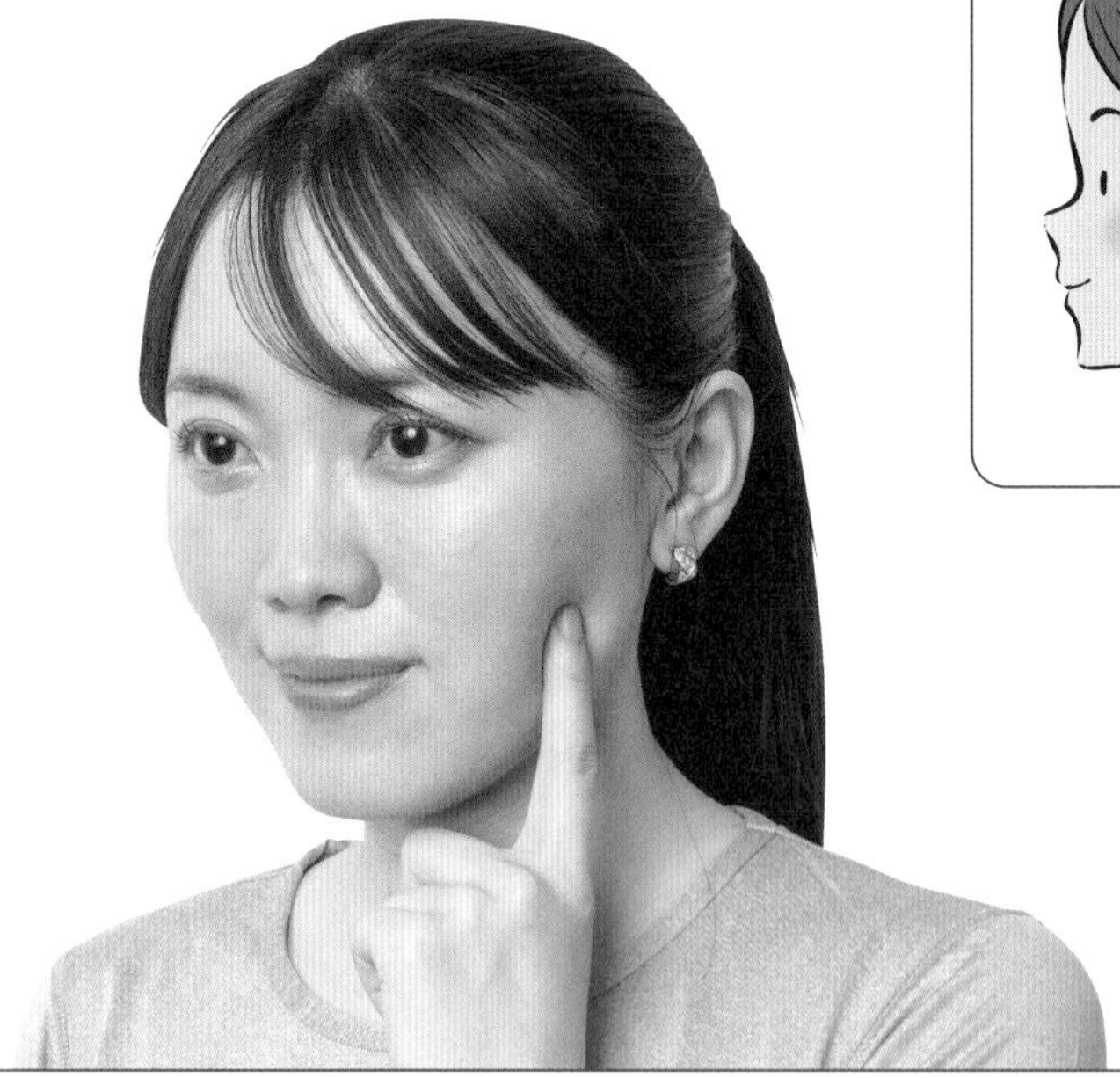

ドライマウスは加齢による唾液量の減少、ストレスがおもな原因といわれています。

唾液は消化酵素であるアミラーゼを含むため、分泌量が減ると胃への負担が増えてしまいます。また、口内の殺菌作用が減ることで、虫歯ができやすくなることもあります。さらに、口が乾いていると、舌にあって味を感じる味蕾がうまく働かないため、味覚障害が発症するリスクが高まります。

頬車は唾液腺を刺激して唾液の分泌を促すとともに、血と水の巡りを促す作用があるツボです。口の渇きを感じたら、すぐに刺激しましょう。

動画は
コチラ

すねの外側の筋肉のラインで、膝下のくぼみから指幅4本分下がったところをやや強めに2～3分押しもみます。味覚障害を感じるときにおすすめです。

押すところはココ!

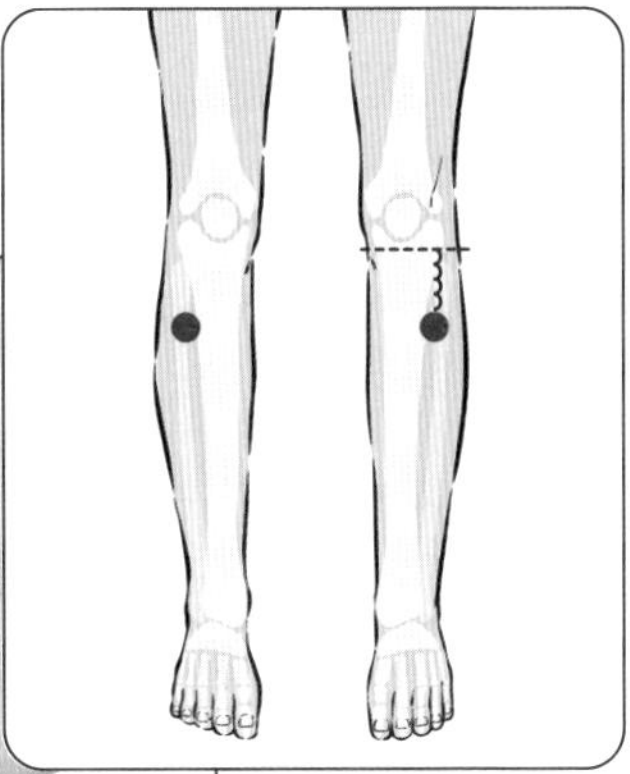

足三里

あしさんり

味覚障害

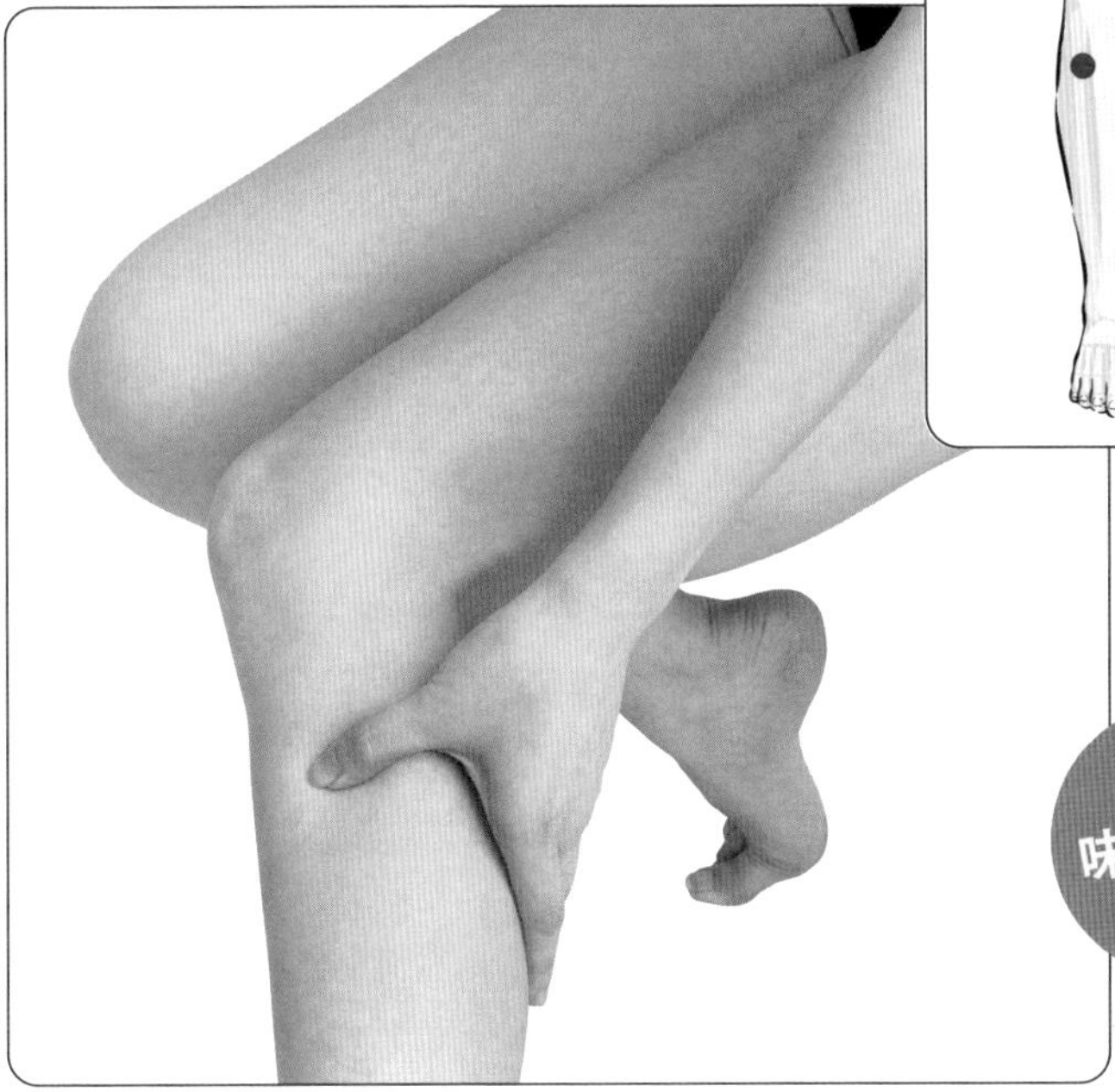

POINT

薬剤による副作用

薬の説明書きに副作用として「口渇」と記載されている薬剤を服用した場合にはドライマウスの症状が出やすくなります。症状が強く出る場合は、医師、薬剤師に相談しましょう。

亜鉛不足も味覚障害の原因に

味覚障害は甘味、苦味、酸味、塩味、旨味などの味に対する感度が低下したり、感じなくなる障害です。原因は、ドライマウスのほかに、老化、ストレスや偏食などさまざまです。

とくに、亜鉛と鉄不足が大きな原因となります。牡蠣、牛肉、大豆製品、ゴマ、海藻類、ナッツ類、乳製品は亜鉛と鉄を同時に摂れる食品なのでおすすめです。

毒素を排出すれば肌の状態は見違えるほどよくなる

動画はコチラ

ニキビ

下唇とあごの中間点にあるくぼみを人差し指と中指で10～20回押します。1日朝晩2回にとどめ、強すぎたり長時間押し続けないようにしましょう。

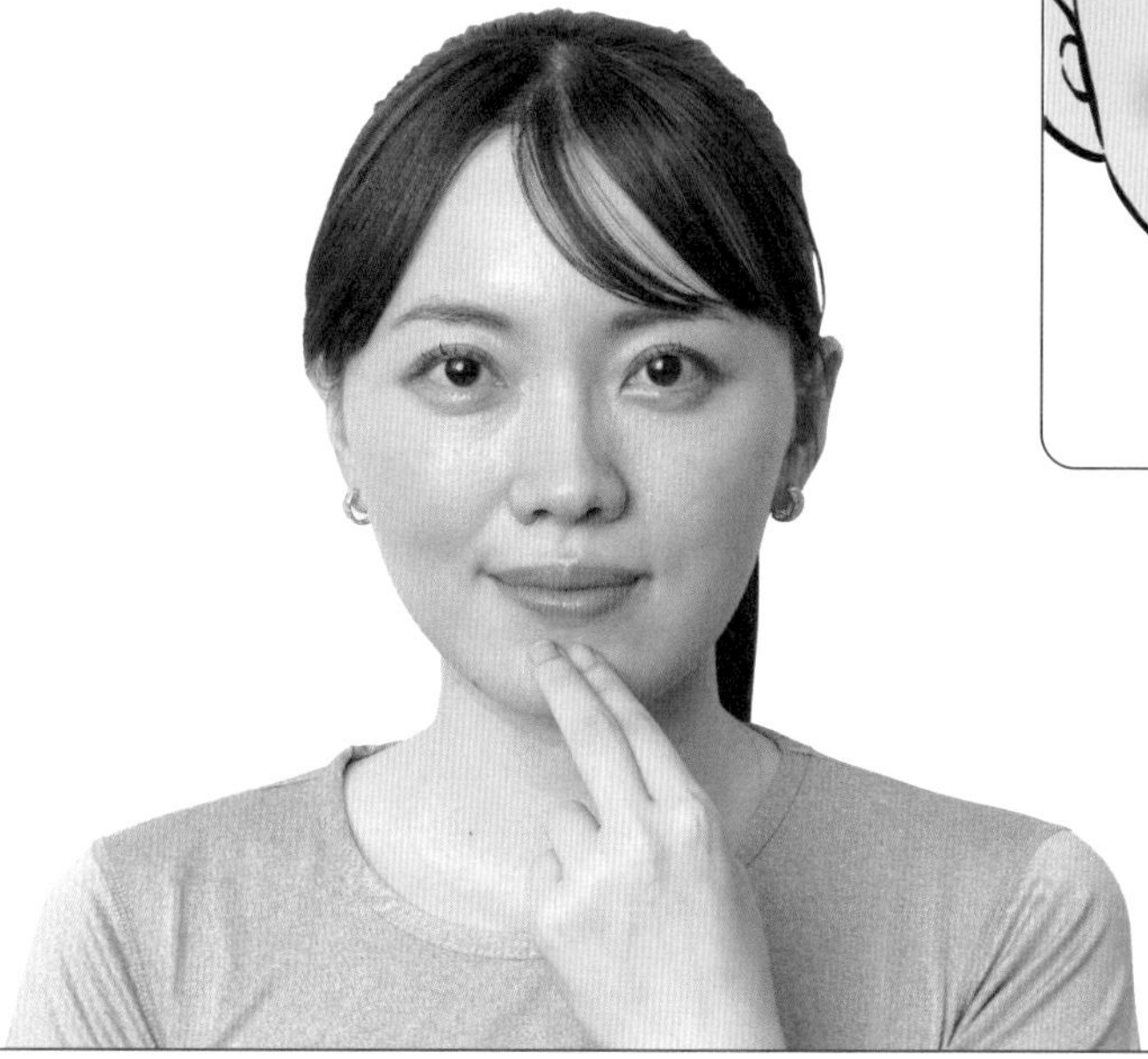

押すところはココ!

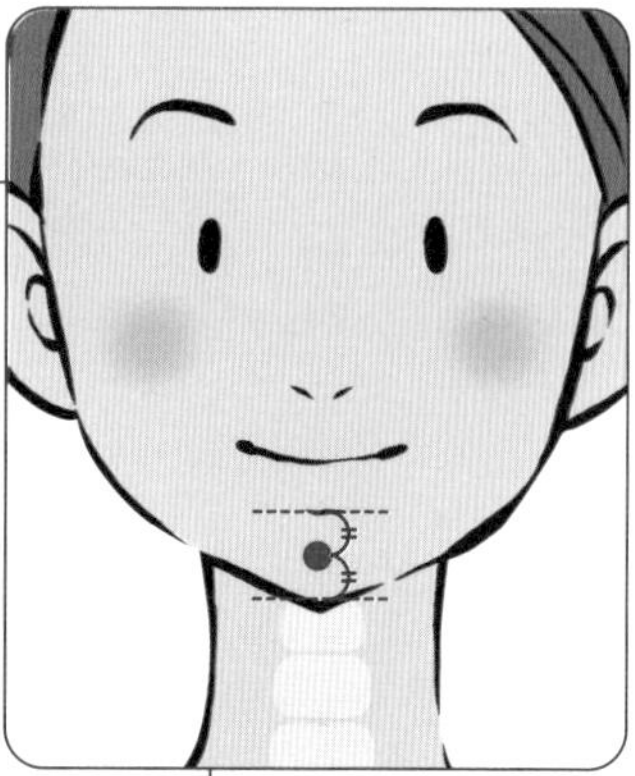

承漿

しょうしょう

ニキビや吹き出ものは毛包《もうほう》に毒素を含んだ脂がたまり、炎症を起こすことで発生します。ニキビができやすい人は毒素や老廃物を排出しにくい体の状態であることが考えられます。

すみやかに毒素を排出するためには、承漿と太衝という老廃物の排出を促す2つのツボを押すと効果的です。

また、ニキビは触らないほうがよいといわれますが、膿がたまっていたらつぶして毒素を出してしまったほうがよいのです。ただし、赤ニキビと呼ばれる痛みや熱をともなう炎症を起こしているニキビはつぶさないようにしましょう。

動画は
コチラ

足の甲側、親指の付け根の関節と人差し指の骨の間を、人差し指または親指でやさしく押しましょう。定期的に行うことで慢性化を防げます。

慢性化予防

押すところはココ!

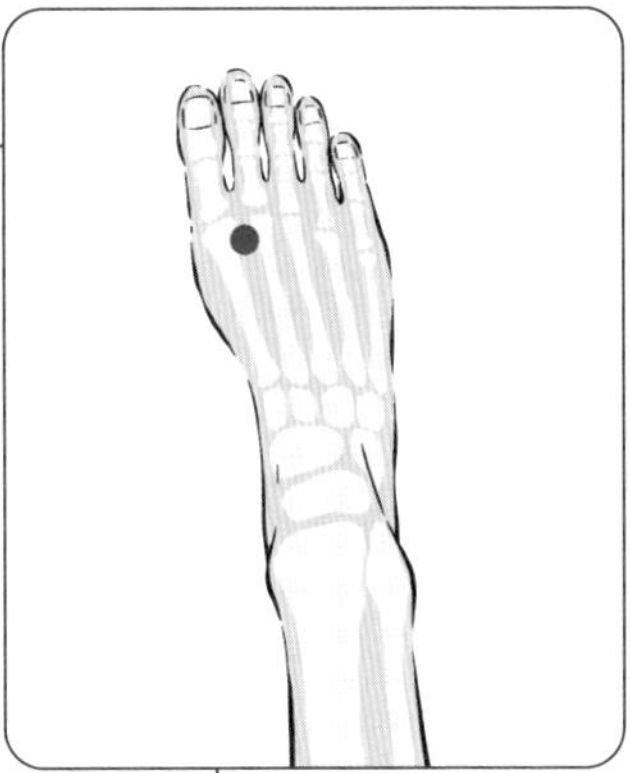

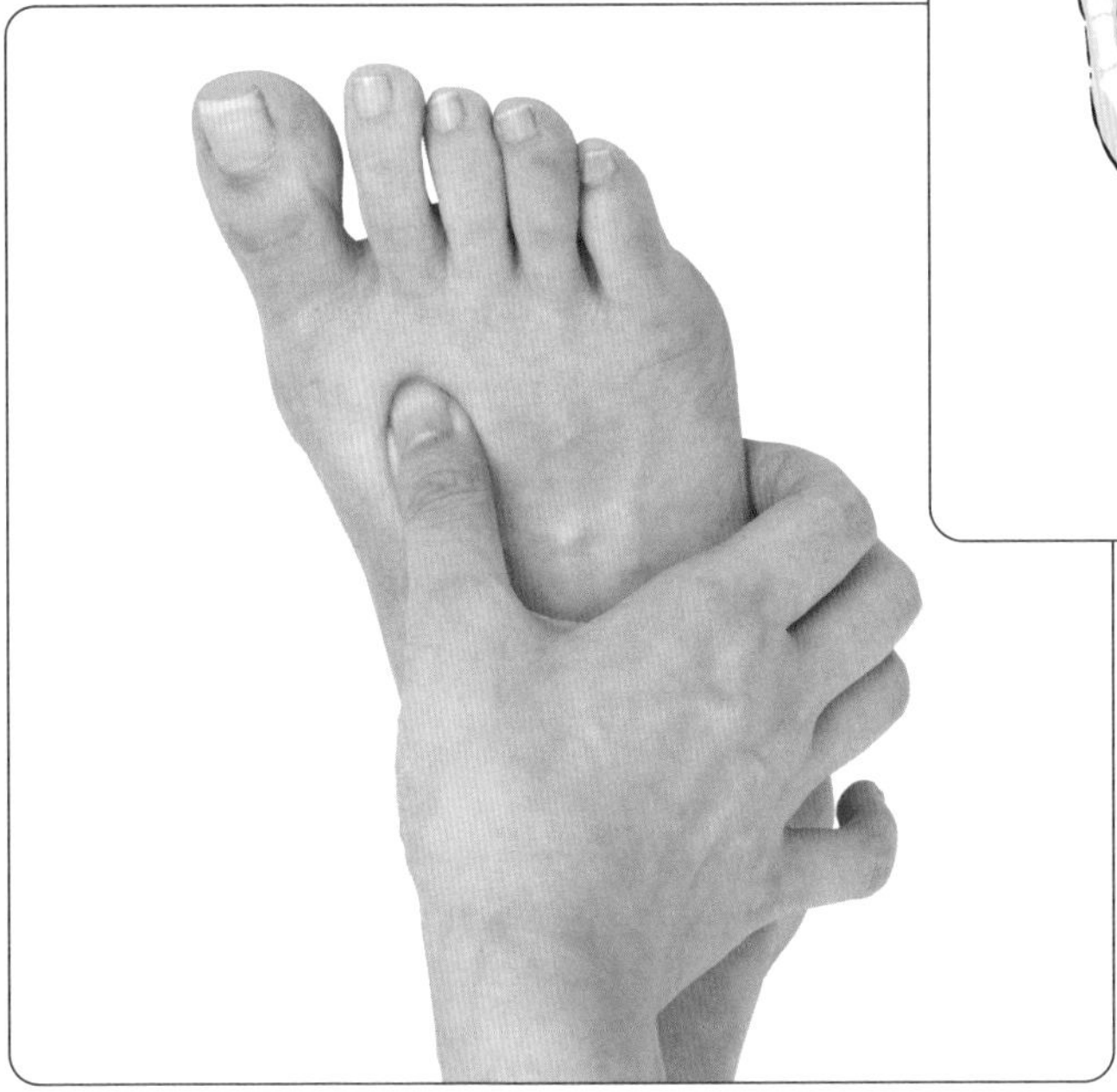

太衝《たいしょう》

改善

ニキビを作らないために

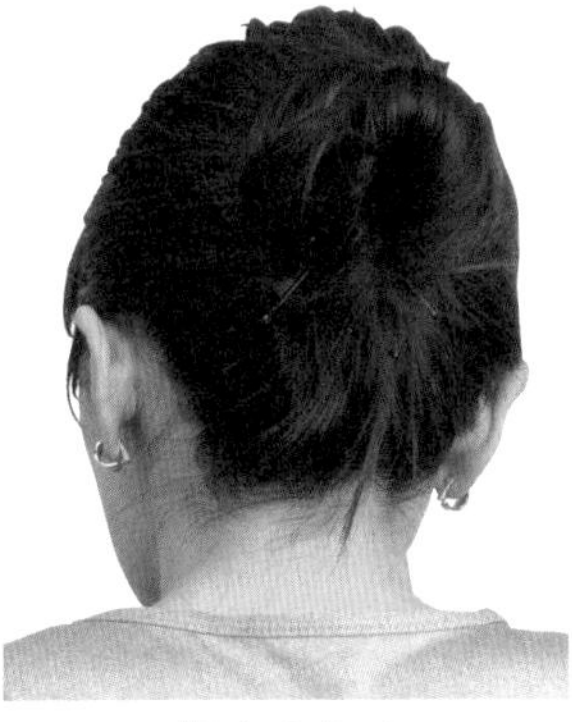

髪を束ねる

皮膚が弱い人にとっては髪の毛が皮膚に触れるだけで刺激となり、大きな負担となります。その結果、ニキビや吹き出物ができやすくなる可能性があります。

とくに、ニキビが赤く腫れて化膿しているようなときには、できるだけ髪の毛が患部に触れないように髪を束ねたり、前髪を上げるようにしましょう。

余分な熱をとって肌の乾燥を食い止める

かゆみ・湿疹

動画はコチラ

肘を曲げたときにできるしわの外側の端を強めに押します。ただし、ツボの部分に炎症、かぶれ、かゆみの症状がある場合は施術を避けましょう。

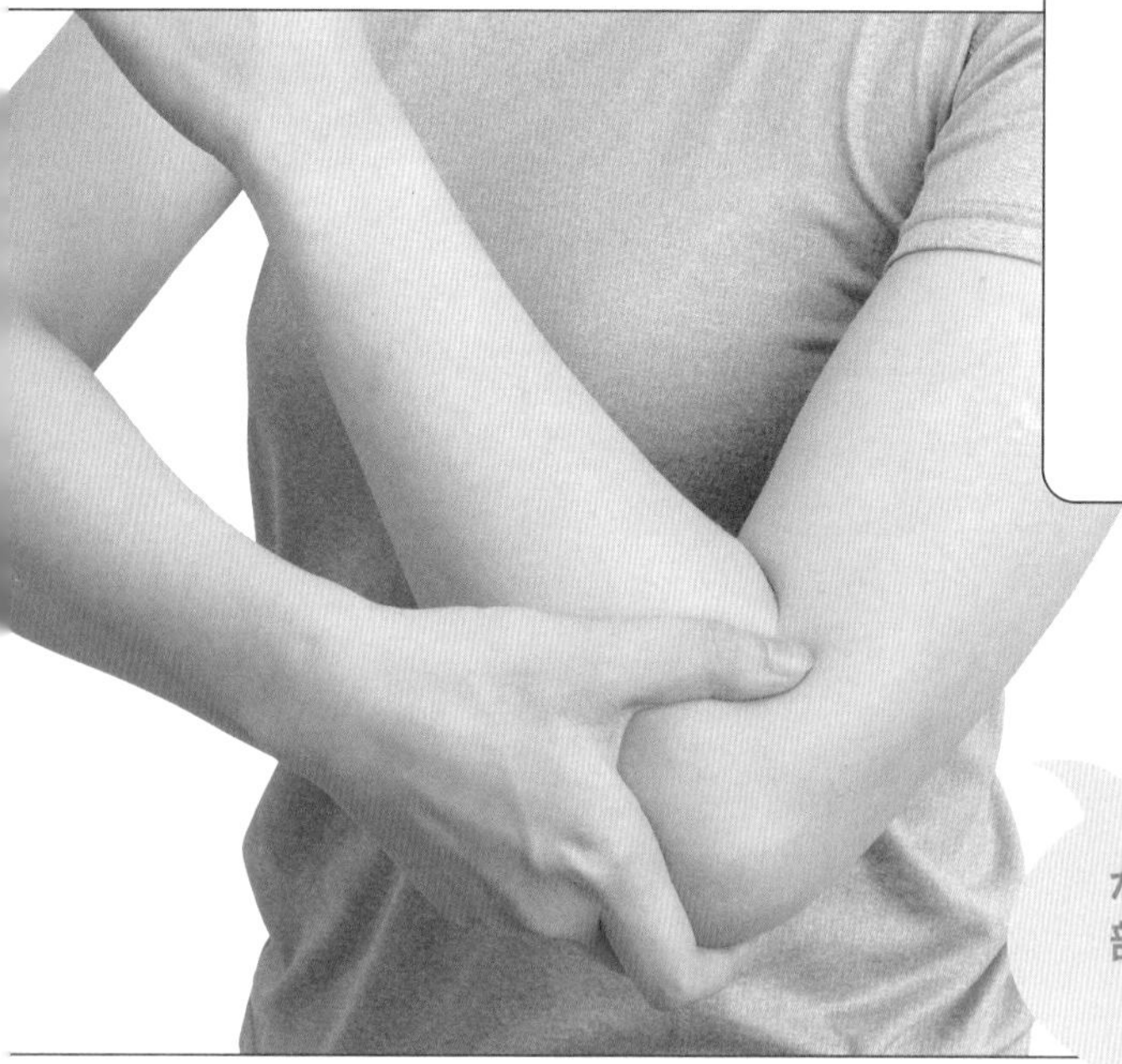

押すところはココ!

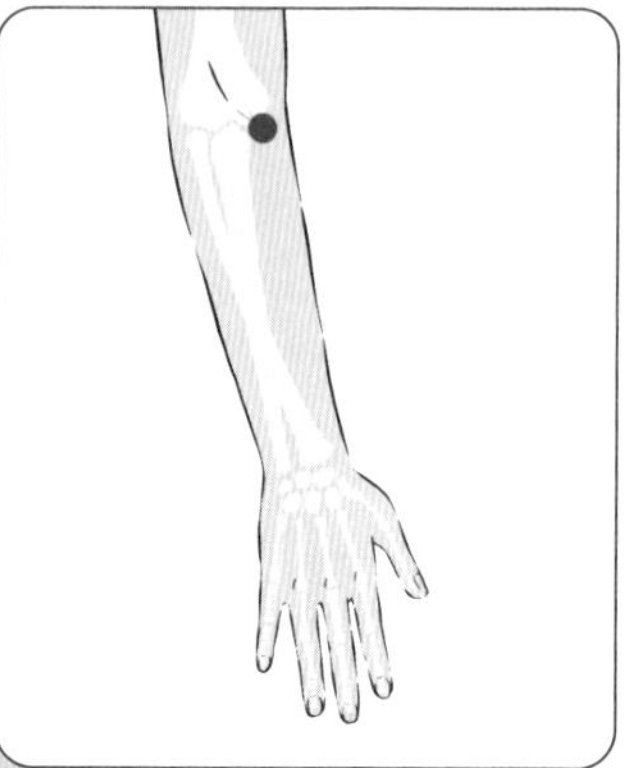

曲池

きょくち

かゆみのある部位を避けてツボを押す

肌のかゆみや湿疹の最大の原因は乾燥です。東洋医学では、かゆみや湿疹のある肌は余分な熱をもっている状態で、その熱が水分を蒸発させてしまうので乾燥が進んで症状が悪化すると考えられています。

つまり、症状の改善には保湿をするだけではなく、余分な熱をとって乾燥を防ぐことが必須になるということです。

かゆみがひどい場合には、掻かずに曲池や血海を押すことで熱を冷まし、肌の乾燥を食い止めて症状をやわらげましょう。

ストレスも症状を悪化させるため、リラックスできる時間を設けることも大切です。

動画は
コチラ

膝の皿の内側の上端から指幅3本分上の部分をイタ気持ちいい強さで押します。ツボの部分に炎症、かぶれ、かゆみがある場合は施術を避けましょう。

押すところはココ!

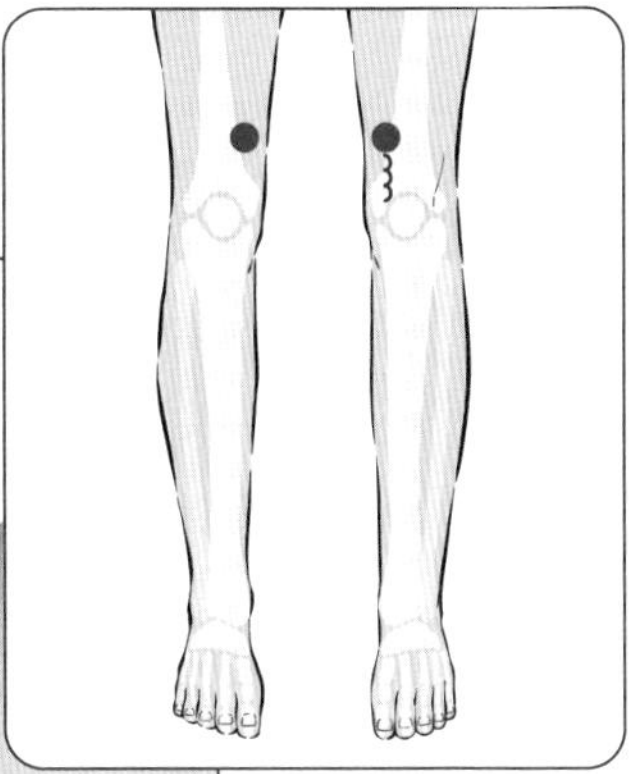

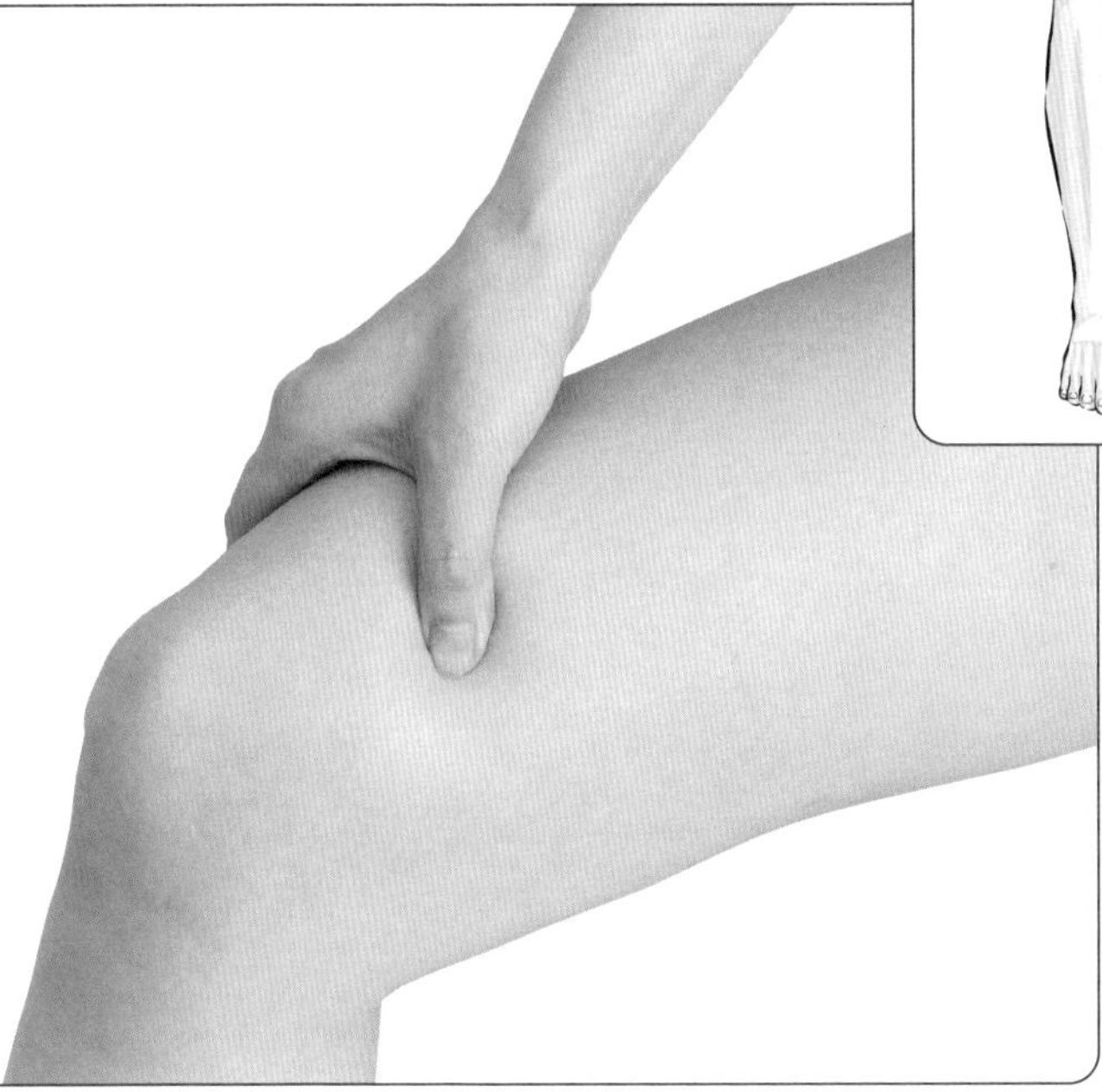

血海

けっかい

改善

肌はこすらず 汚れは泡で落とす

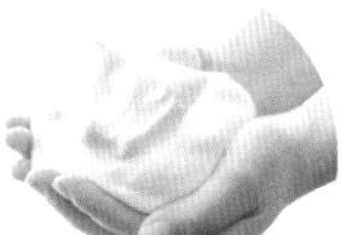

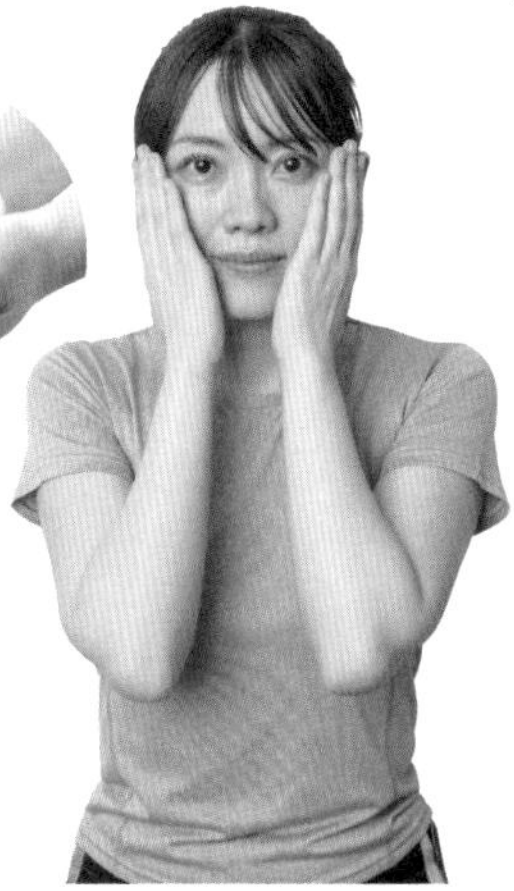

肌への摩擦は肌トラブルを悪化させます。ただし、患部を清潔に保つためにも洗顔は必須です。低刺激性の石けんや洗顔料をしっかり泡立てて、肌をこすらず泡で汚れを包み込むようにして落とします。洗顔後は保湿剤を使用して肌の乾燥を防ぐことも忘れずに！

人迎で呼吸器系、自律神経の調子を整える

のどがつかえる・痰が絡む

動画はコチラ

のど仏の上縁の両側から指幅2本分外側、動脈の拍動を感じるところを人差し指と中指でのどが苦しくならない程度の力で押します。左右行いましょう。

押すところはココ!

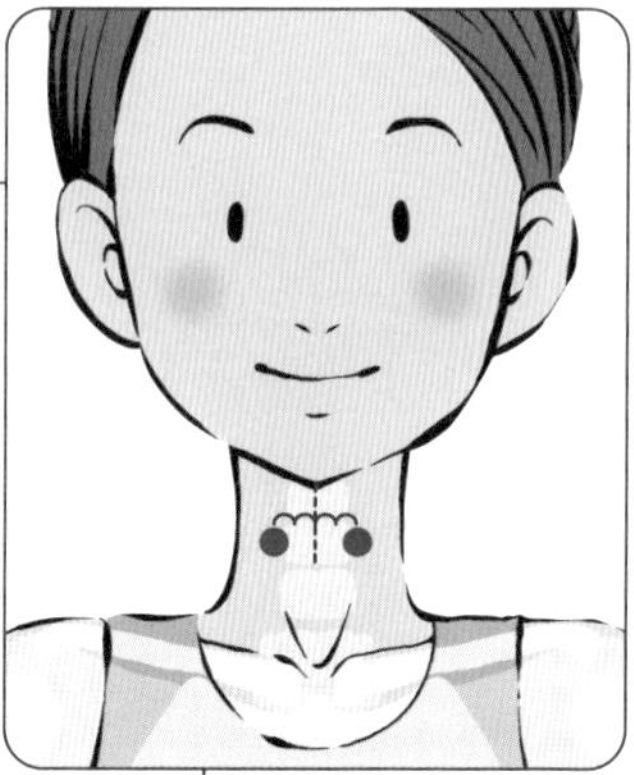

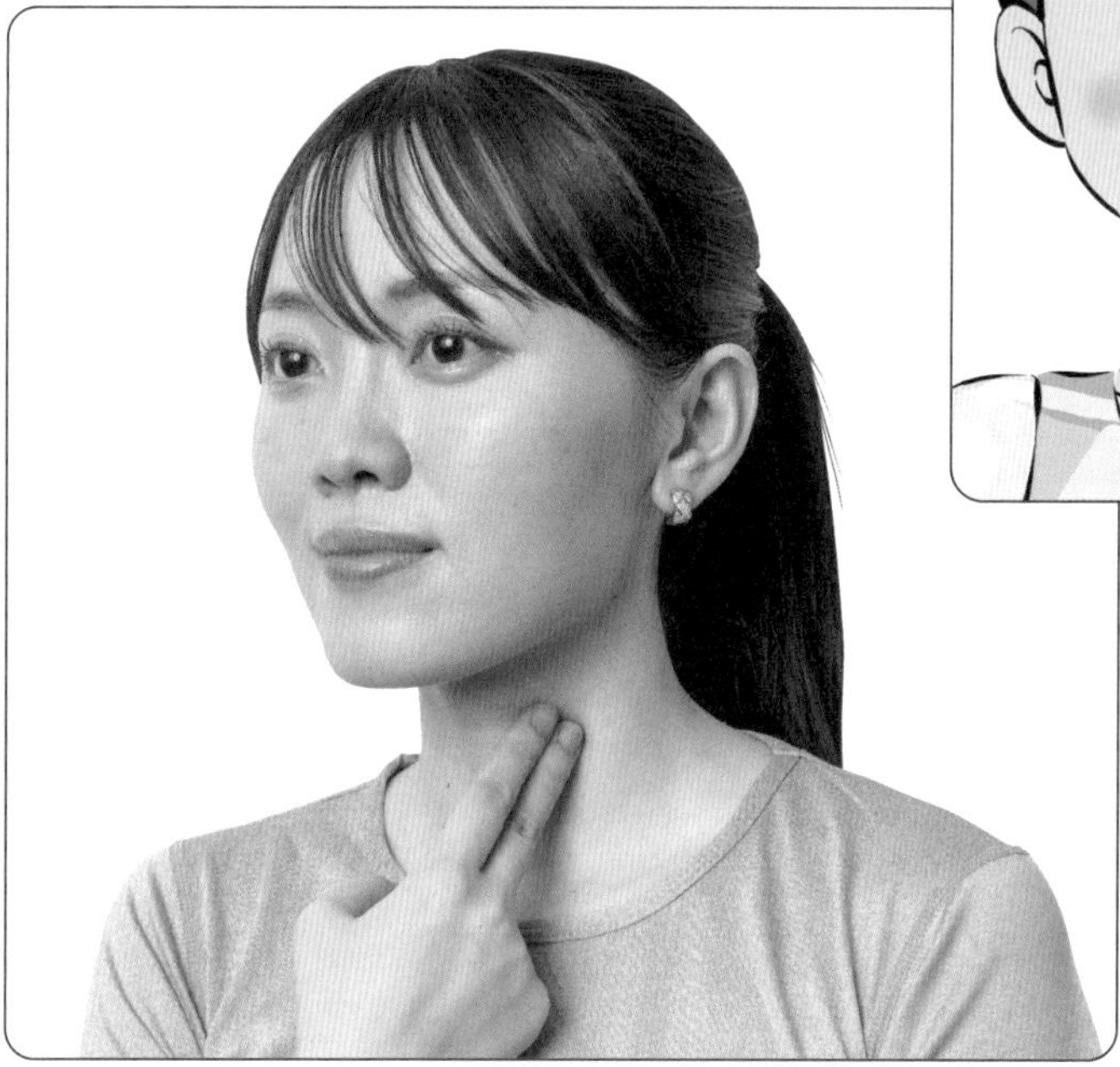

人迎

じんげい

痰《たん》は雑菌を体内に入れないための役割があります。そのため、やみくもに痰の分泌を止める薬を服用すると体の自浄作用を低下させてしまう恐れがあります。

いっぽう、のどのつかえの大きな原因はストレスや自律神経の乱れといわれています。

いずれも呼吸に関わるツボを刺激することで症状をやわらげることができます。

人迎は、のどの痛み、ゼーゼーという不快な症状など、呼吸器のトラブル改善に効果的なツボです。また、自律神経を整える作用もあるため、のどのつかえの改善にも効果的です。

声帯の筋トレとむくみとりで声がれを防ぐ

声がれ

動画はコチラ

うなじのすじの外側にあるくぼみを両手で頭をつかむようにして、親指で圧をかけていきます。親指で上に向かって押し上げましょう。

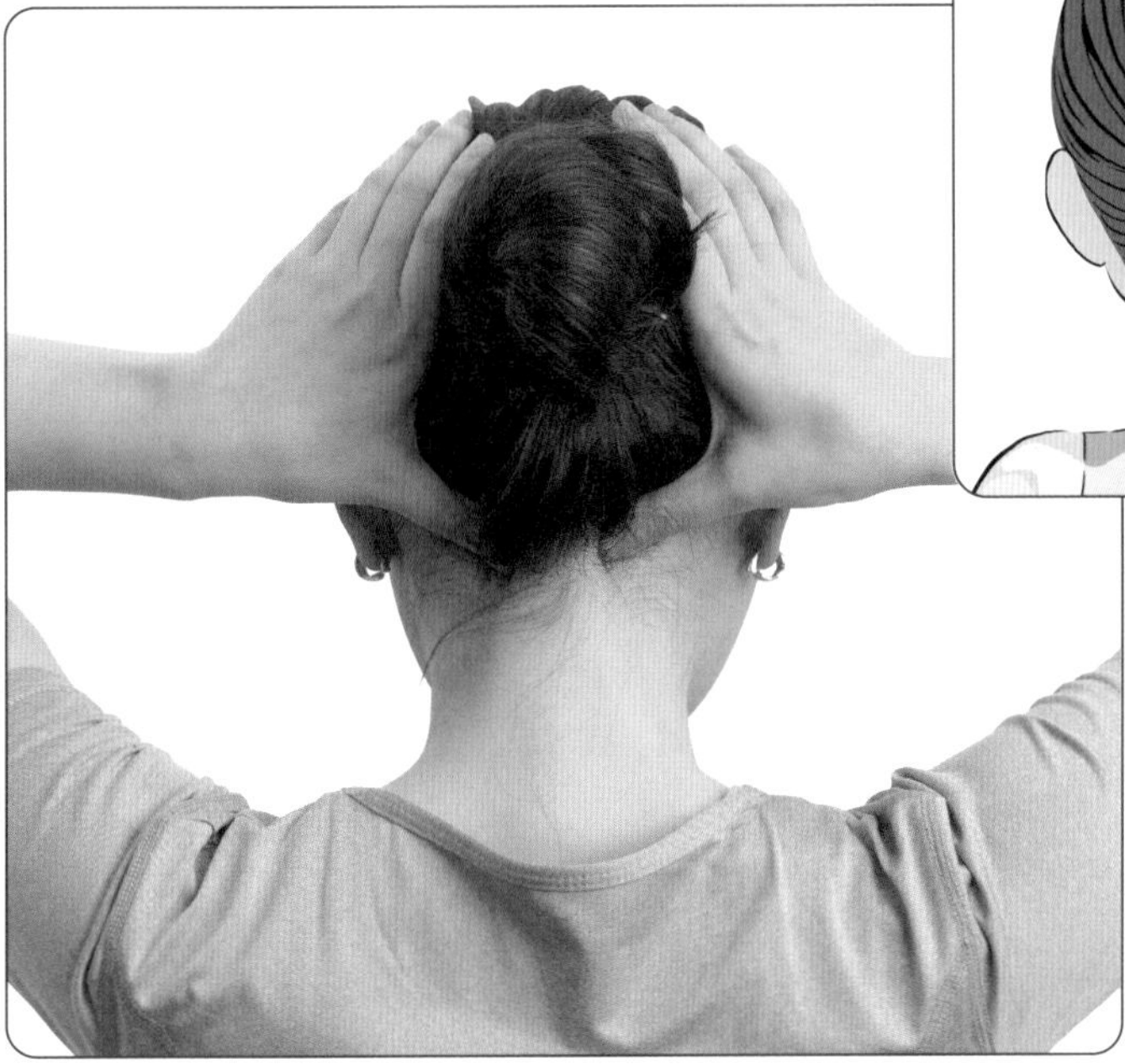

押すところはココ!

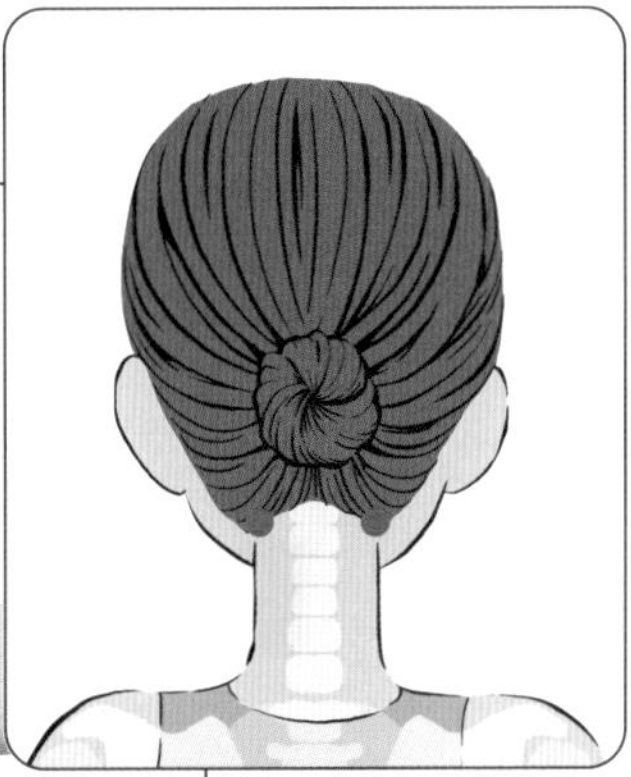

風池

ふうち

しゃべらない時間が長く続くと声帯がむくみ、その結果、声を出しにくくなったり、声がれの症状が発生します。

声帯は筋肉でできているため、ほかの筋肉同様、使っていないと衰えてしまうのです。そのため、加齢によって声帯の筋肉が衰えることで声が低くなったりすることもあります。

血流促進効果のある風池を刺激して声帯のむくみをとるほか、高い声を出す、適度な運動をして血液の循環を促すことなどが効果的です。

また、ストレスも原因になるため、心身をリラックスさせる時間を設けることも大切です。

ツボ押し＋ストレッチで首まわりの血行を促す

首こり

動画はコチラ

うなじのすじの外側にあるくぼみを両手で頭をつかむようにし、親指で下からやや上に押すようなイメージで行いましょう。

押すところはココ!

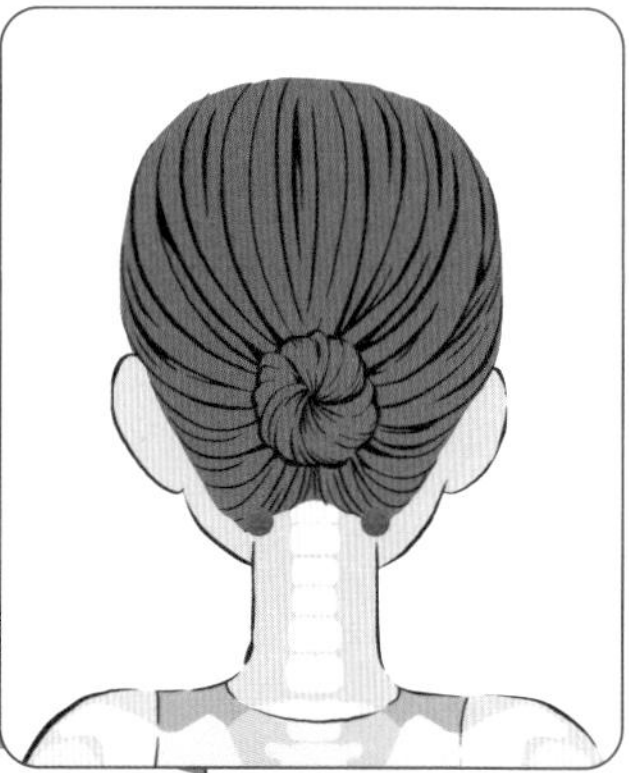

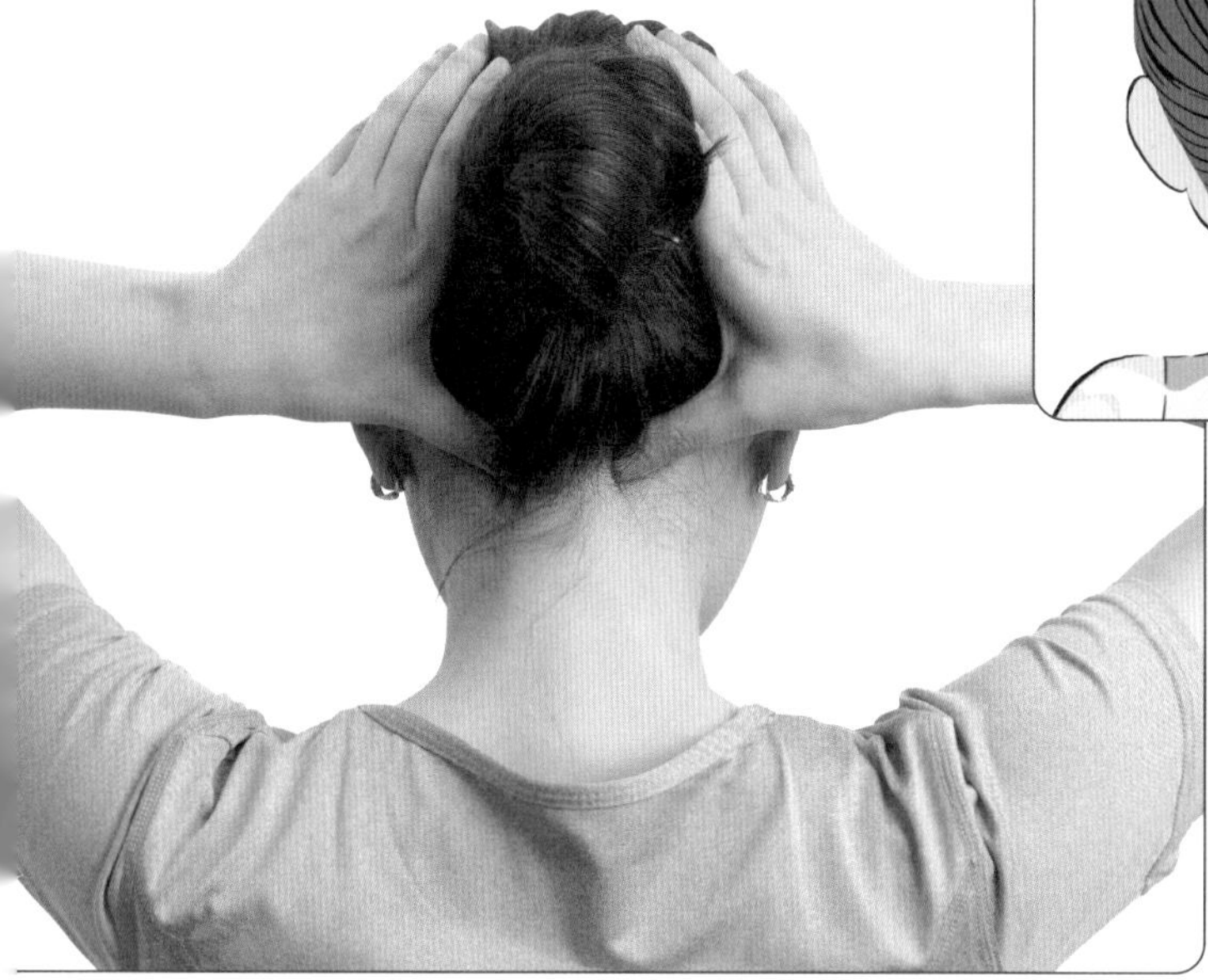

風池

ふうち

首こりのおもな原因は、長時間のデスクワーク、疲れ目、運動不足、ストレスです。とくに、首すじにある胸鎖乳突筋という筋肉はストレスを感じると緊張して硬くなり、こりが悪化します。

首こりの改善には血や水の巡りを促し、リラックス効果が高い風池を刺激することがおすすめです。

首こりを慢性化させないためには、肩井を押したり、長時間座り続けない、姿勢を正す、目を休める、軽い運動をしてストレスを解消する、首まわりの筋肉をほぐすストレッチを定期的に行うなどが大切です。

動画は
コチラ

首の付け根と肩先の骨の出っ張りの中間点にあるツボです。ブラシなどで軽くタッピングするのも効果的です。

慢性化予防

押すところはココ!

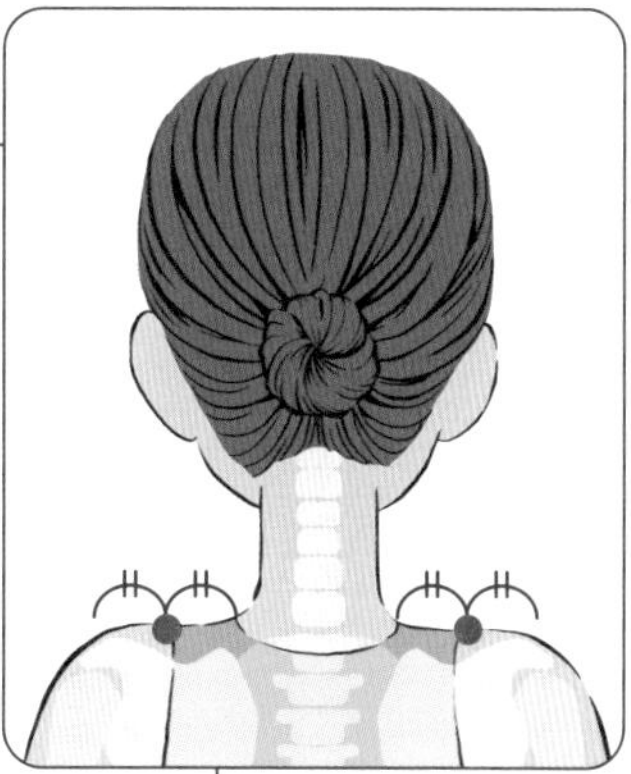

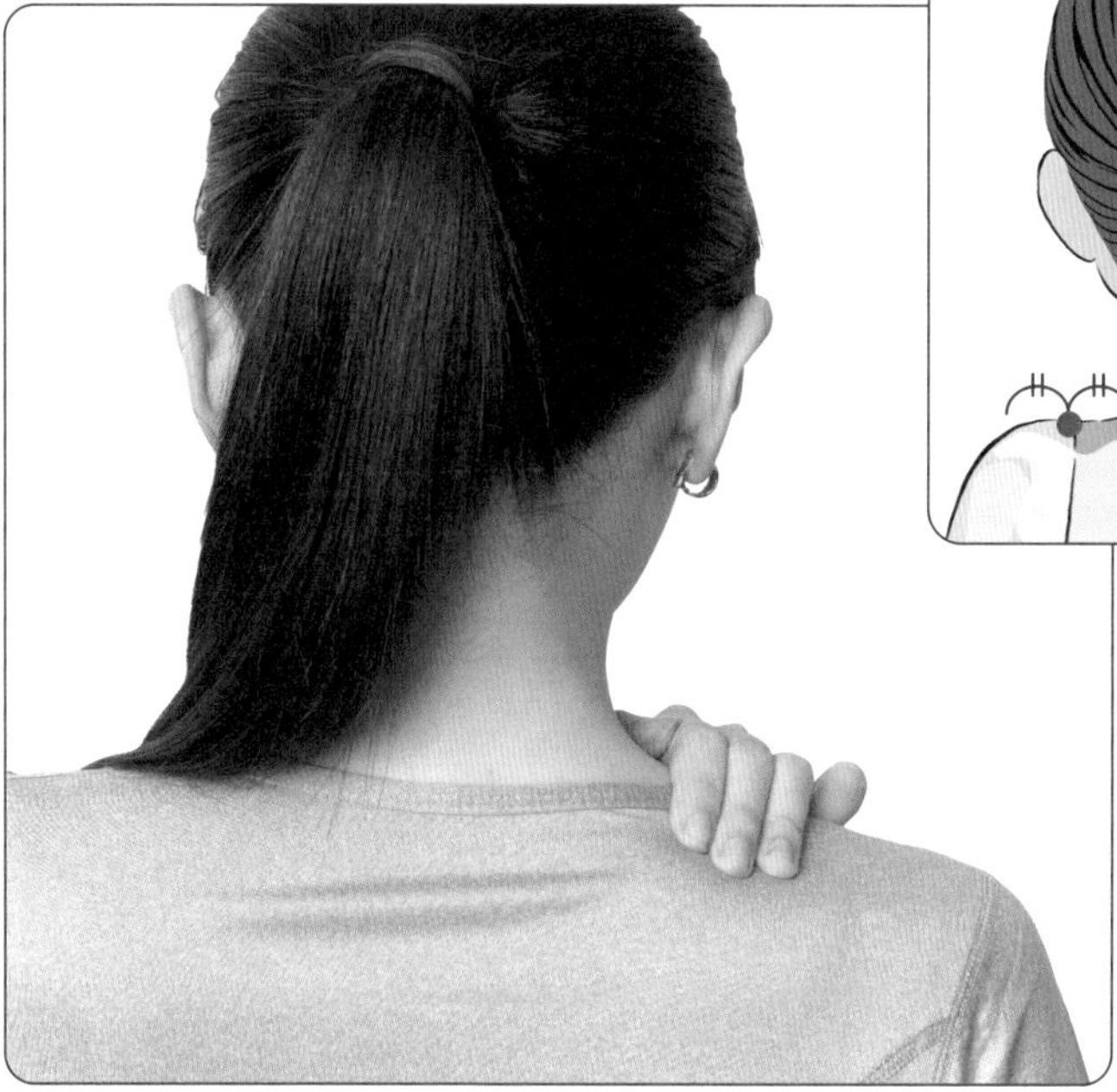

肩井

けんせい

改善

首こり緩和には頭皮マッサージを!

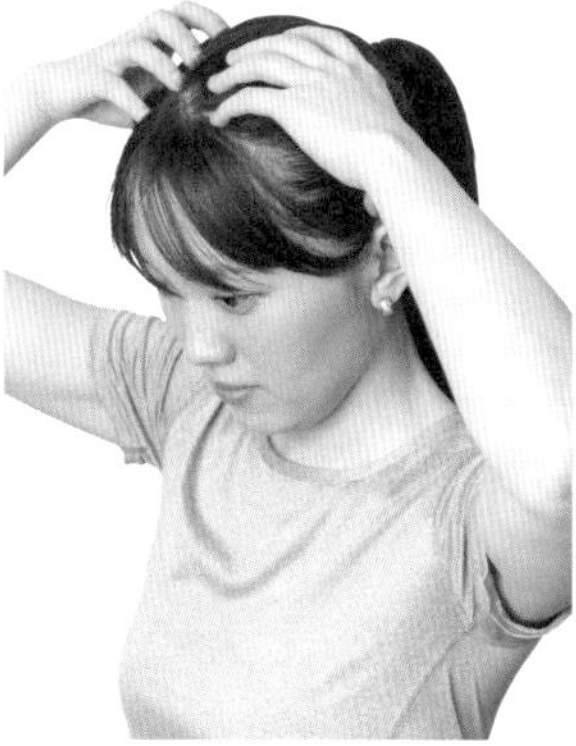

首こりを根本的に改善するためには、頭皮ケアも必要です。頭皮がこり固まって血行が悪くなると、皮膚でつながっている首、肩にも悪影響を及ぼすからです。また、顔のたるみ、しわを引き起こします。

頭皮は指でこすると地肌が傷んでしまうため、こすらず、手を広げて指で頭皮全体を押しもむようにしましょう。

肌のバリア機能を正常化して乾燥肌を改善

乾燥肌

動画はコチラ

すねの外側の筋肉のラインで、膝下のくぼみから指幅4本分下がったところをやや強めに2～3分押しもみます。皮膚の新陳代謝を促す効果があります。

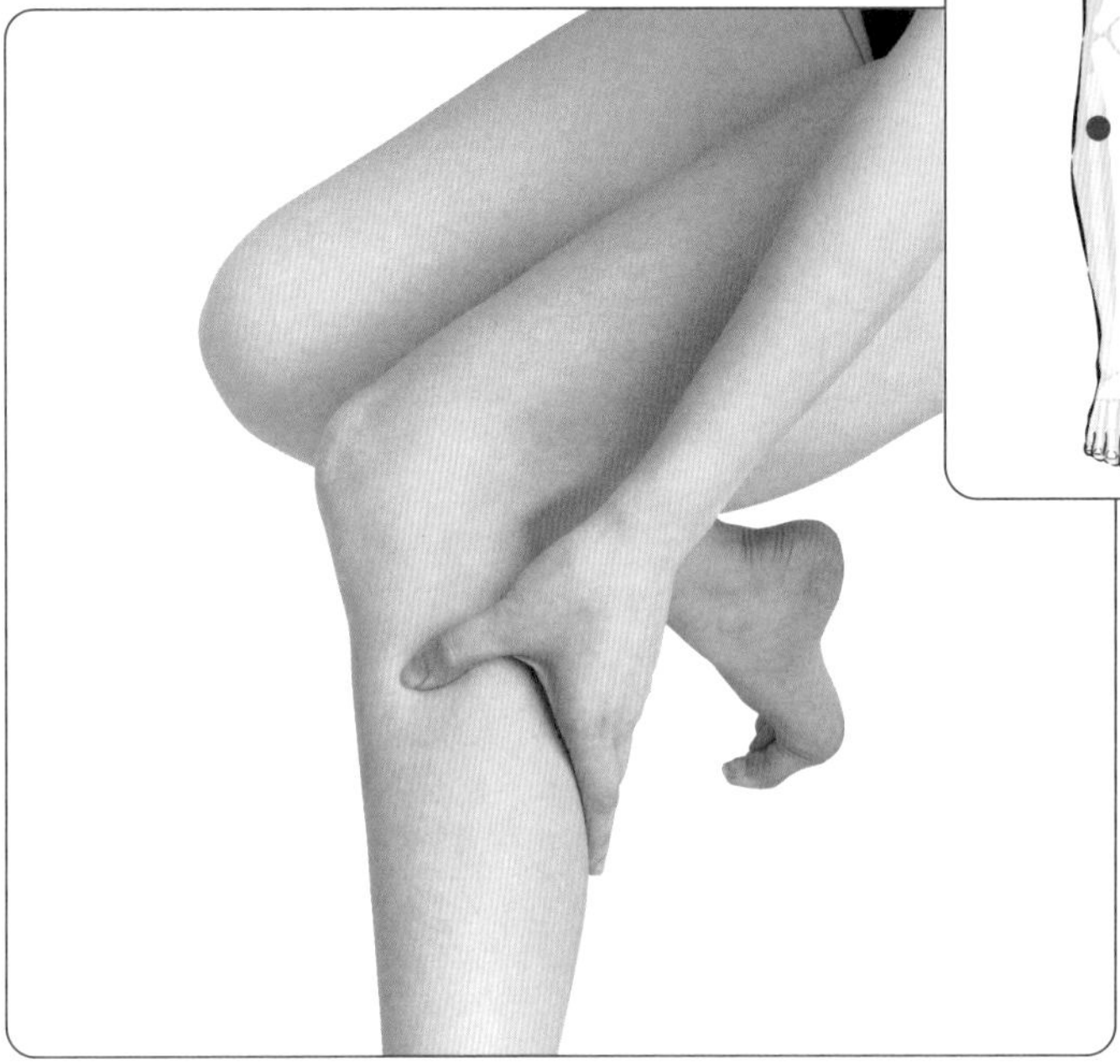

押すところはココ!

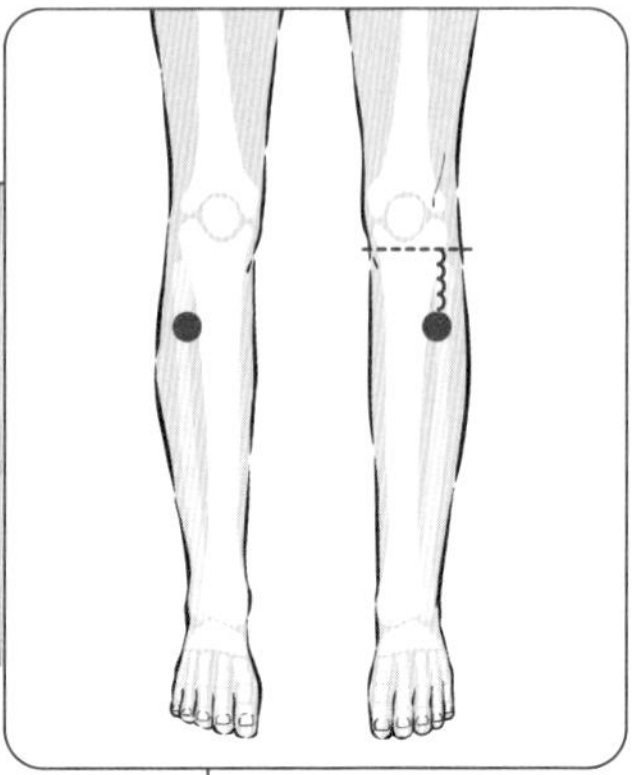

足三里

あしさんり

肌の一番外側にある角層では天然のうるおい成分である天然保湿因子（NMF）が産生され、さらにそれを含んだ角層細胞同士をつなぐ細胞間脂質がきれいに整列することで肌はうるおいを保てています。これが肌のバリア機能と呼ばれるものです。

しかし湿度の低下や睡眠不足、ストレス、間違ったスキンケアなど、さまざまな要因によりNMFや細胞間脂質が減少すると、肌のバリア機能が低下して乾燥が進んでしまいます。

足三里は水の巡りを促して肌のバリア機能の低下を防ぐとともに、肌の新陳代謝を高めて肌トラブルを防いでくれます。

気（エネルギー）と血を補う

動画はコチラ

白髪・薄毛

耳と耳を結ぶ頭の頂点のくぼみを人差し指と中指で少し強めに数回押します。定期的に行いましょう。

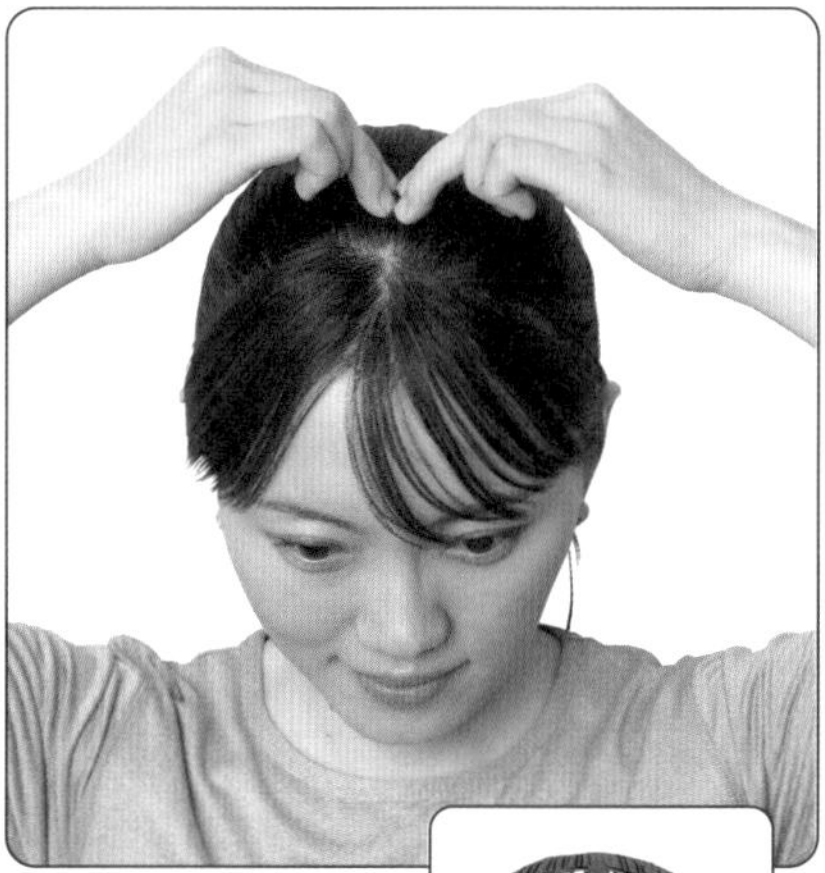

押すところはココ！

百会

ひゃくえ

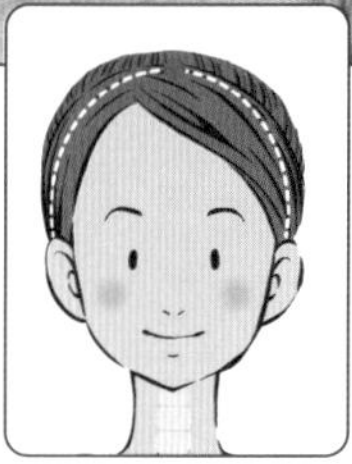

東洋医学では白髪や薄毛は血と気（エネルギー）の不足が原因と考えられています。実際に、血を補う漢方薬を服用して髪が黒くなったという例もあります。

百会には血行を促して血と気を補う作用があるため、髪トラブルの改善に高い効果を発揮します。

新陳代謝を高める

動画はコチラ

しわ・たるみ

エラから指幅1本分内側、歯をくいしばると盛り上がるところを、人差し指の腹で皮膚を持ち上げるように押します。

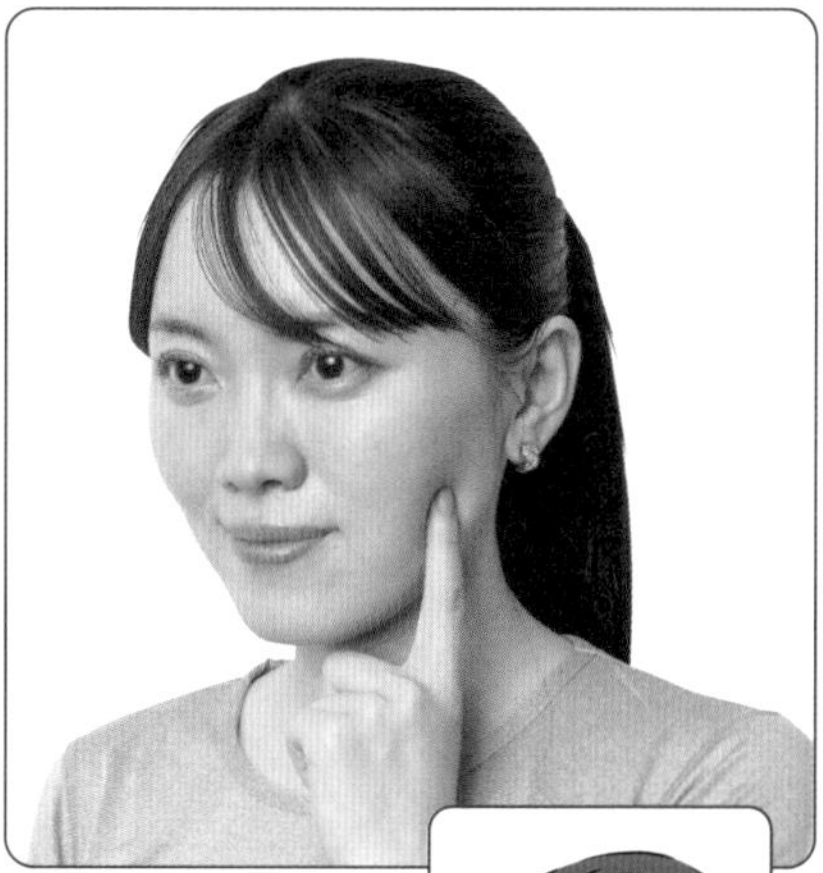

押すところはココ！

頬車

きょうしゃ

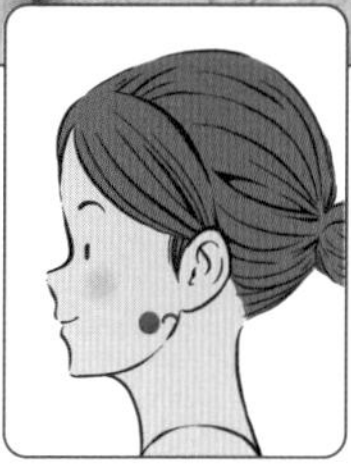

しわ・たるみの三大原因は新陳代謝の悪化、乾燥、肌摩擦です。これらは肌のバリア機能も低下させてしまいます。

頬車は、むくみ、口まわりのしわの改善にも効果を発揮します。肌の新陳代謝を高める足三里もあわせて押すことで効果が高まります。

慢性化に移行する前の早めの対処が肝心！

肩こり

動画はコチラ

首の付け根と肩先の骨の出っ張りの中間点にあるツボです。押しながら、首をゆっくり回すと血行がよくなり、効果が高まります。

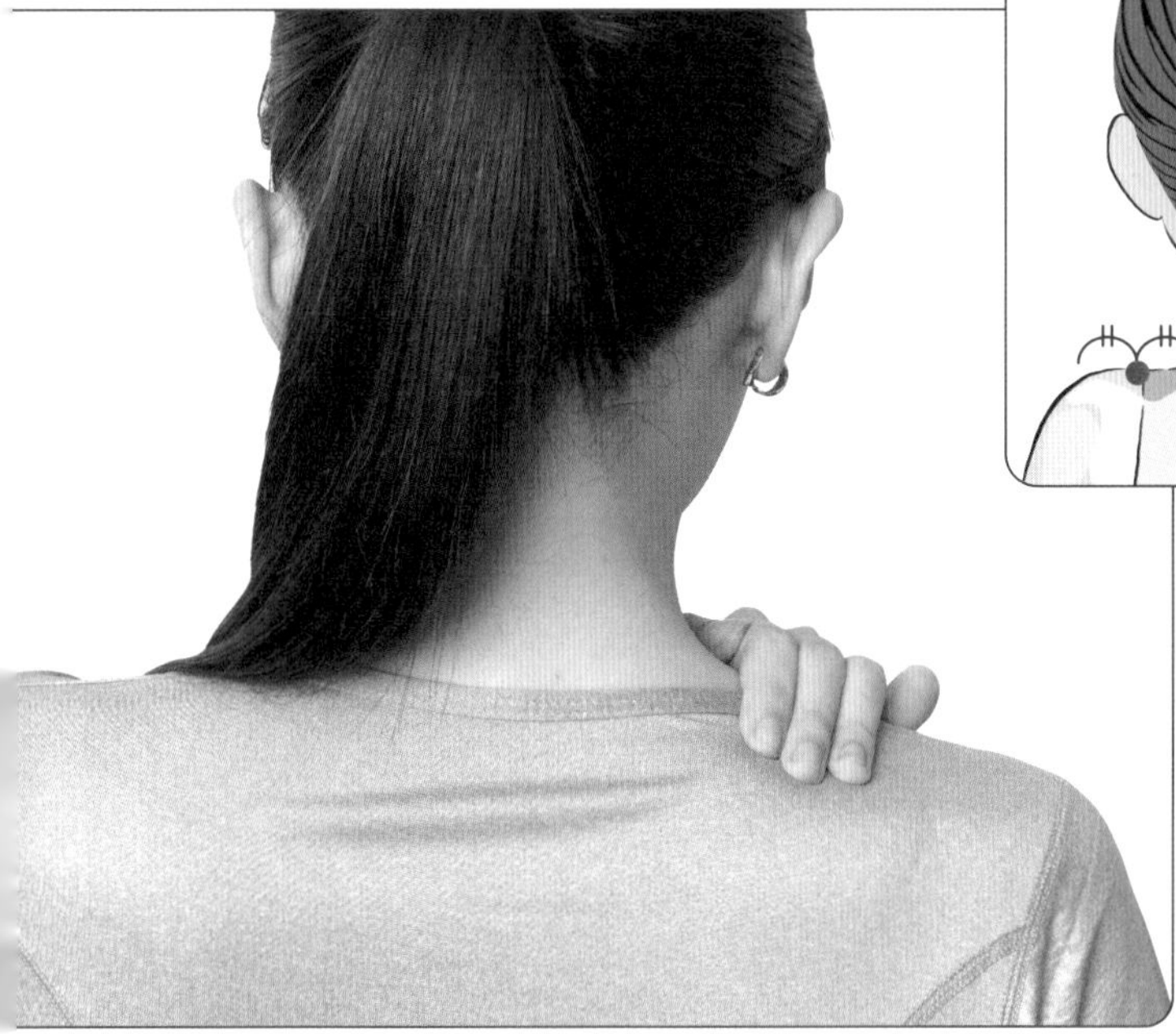

押すところはココ！

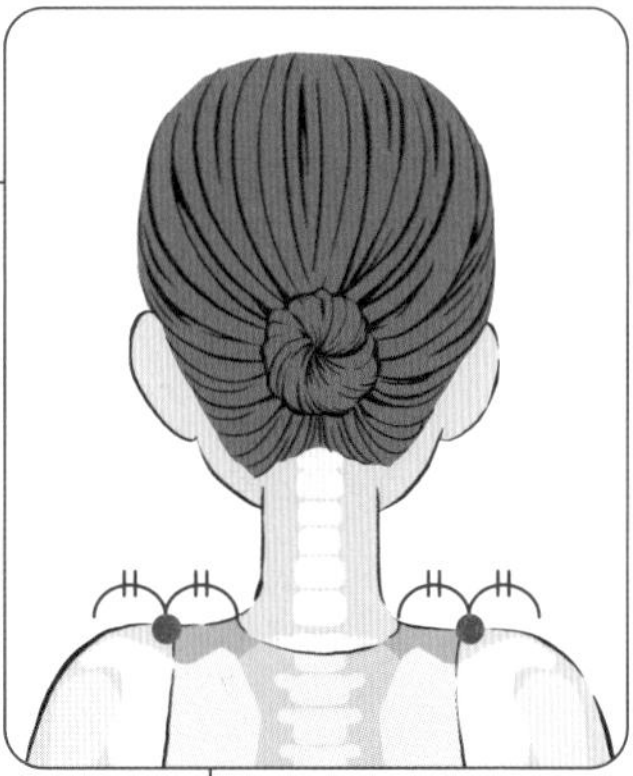

肩井

けんせい

肩こりは肩まわりの筋肉が硬くなって血流が滞ることで発生します。

肩こりを改善しないままでいると、肩まわりの筋肉がどんどん硬くなって腕や肩まわりの関節の動きが妨げられ、可動域が狭くなってしまいます。その結果、腕を上げるときに強い痛みを感じるなど、日常生活に支障が出てしまいます。

肩こりはP46の首こり同様、姿勢の悪さやストレス、運動不足が大きな原因となります。

慢性化を防ぐには、血流を促すツボを刺激することに加え、ストレッチや運動で肩まわりを動かすことが必須です。

動画は
コチラ

肩の三角筋の先端で、腕の付け根と肘の間にある三角筋の先端のやや内側を、人差し指と中指で少し強めに押します。五十肩の改善にとくに効果的です。

慢性化予防

押すところはココ!

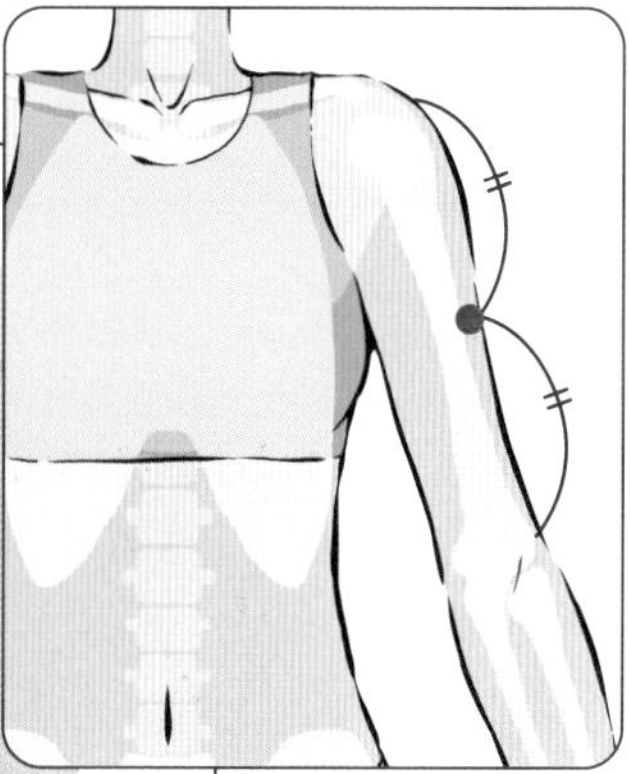

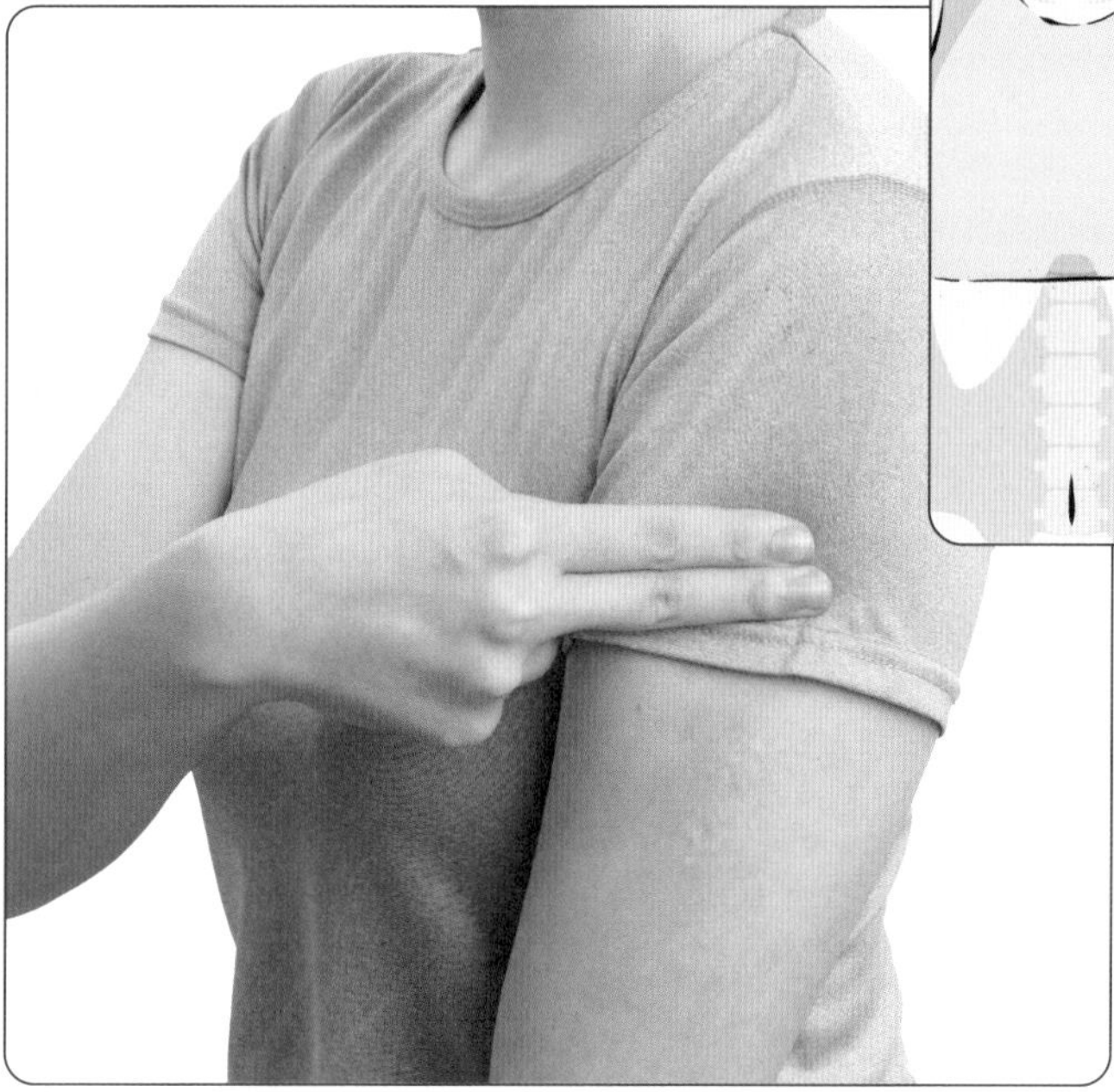

臂臑

ひじゅ

改善

肩まわりを動かして可動域を広げる

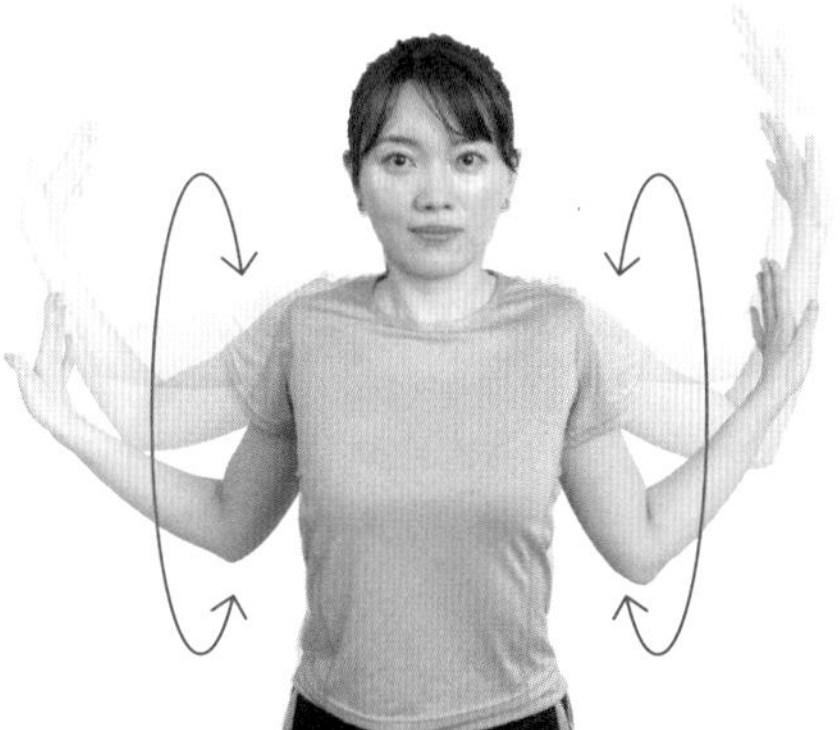

肩まわりを動かして可動域を広げなければ根本的には肩こりは改善しません。そこでおすすめしたいのが、肩と肩甲骨を大きく動かす腕回しです。

肘を直角に曲げ、手のひらを外側に向けます。その状態のまま手のひらで大きな円を描くように腕を回します。肩甲骨も大きく動かすことが効果を上げるポイントです。

肩甲骨まわりをほぐすと首、肩こりも軽減する

肩甲骨まわりの痛み

動画は
コチラ

肩甲骨の縁の内側にあるくぼみを人差し指と中指で押します。手が届かないときは寝転がってテニスボールなどで押しましょう。

押すところはココ!

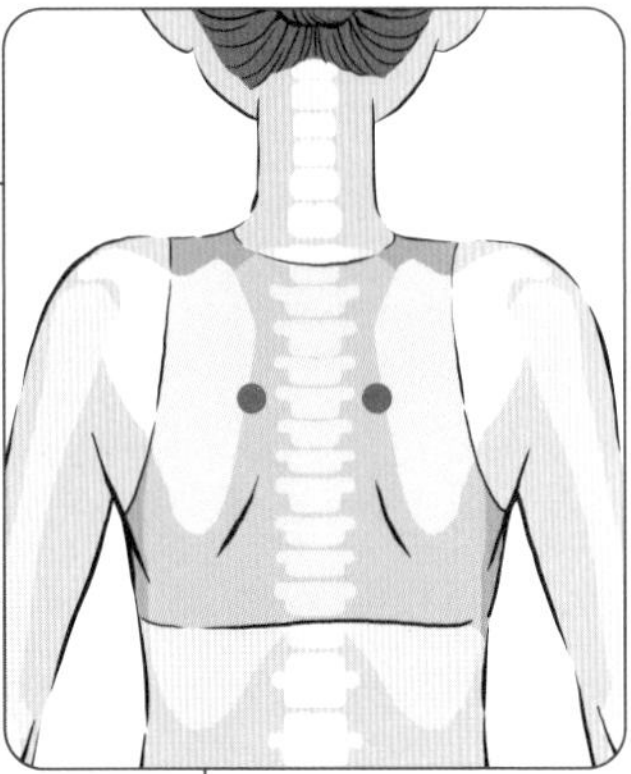

膏盲

こうこう

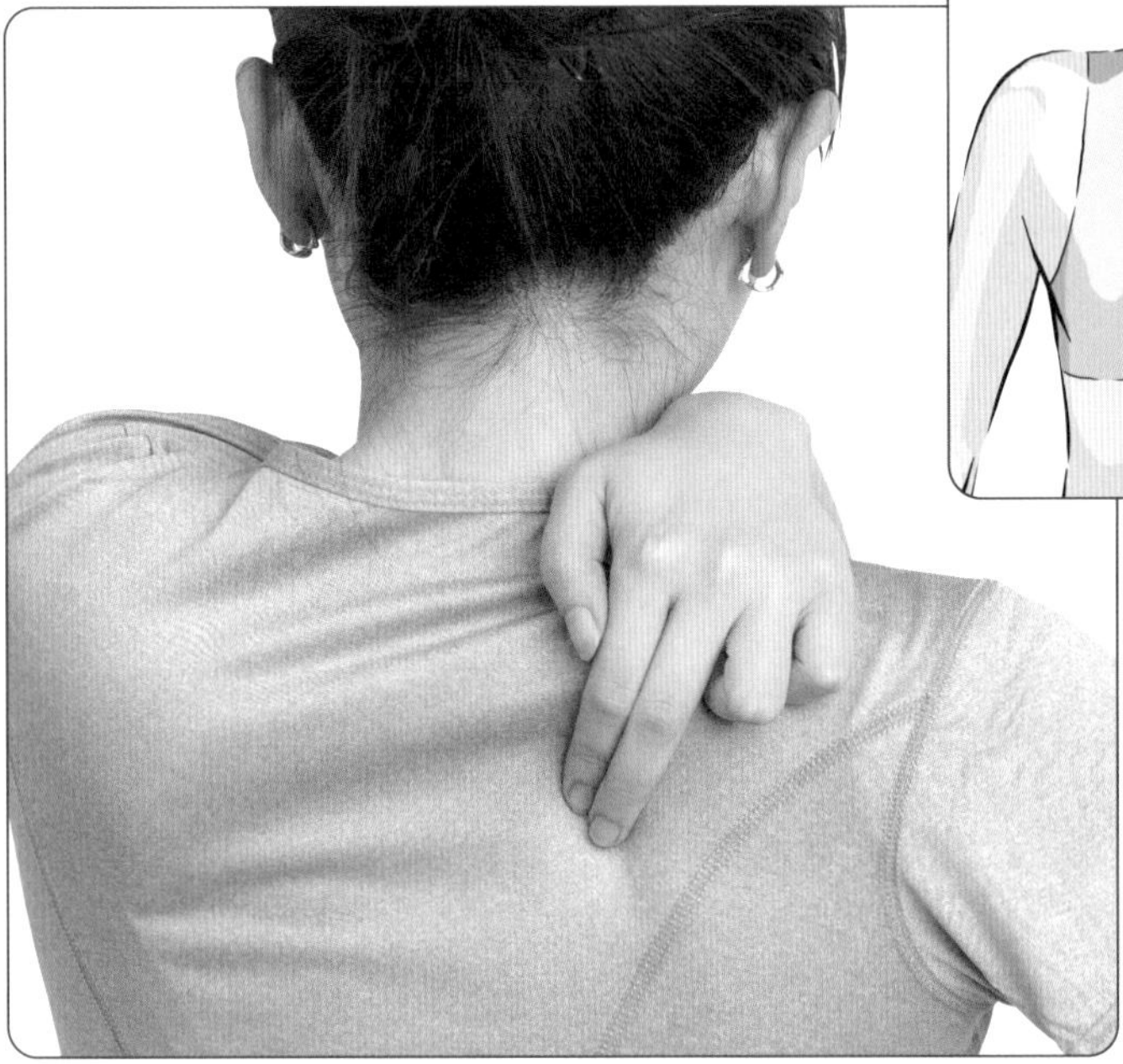

肩甲骨は非常に大きな骨のため、それを支える肩、背中まわりの筋肉には負担がかかります。そのため肩甲骨まわりの筋肉をほぐすことで、首、肩、背中のこりの症状も自然と軽減していきます。

肩甲骨まわりのこりをとる特効ツボである膏盲を刺激するとともに、P51の肩甲骨をほぐすストレッチもあわせて行うと効果的です。

POINT

テニスボールで押すとより効果的

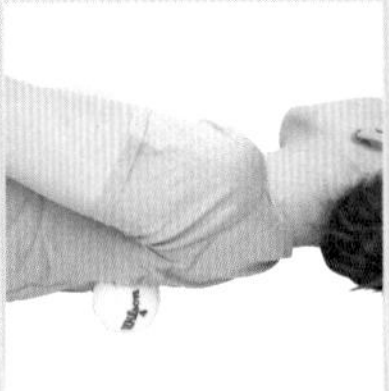

症状が表れたら心を落ち着けて膻中を押す!

動悸・息切れ（不整脈）

動画は
コチラ

左右の乳首を結んだ線の真ん中、硬い骨がある部分に親指または左右の中指を重ねて添え、ゆっくりと呼吸をしながら1分くらい押さえ続けましょう。

押すところはココ!

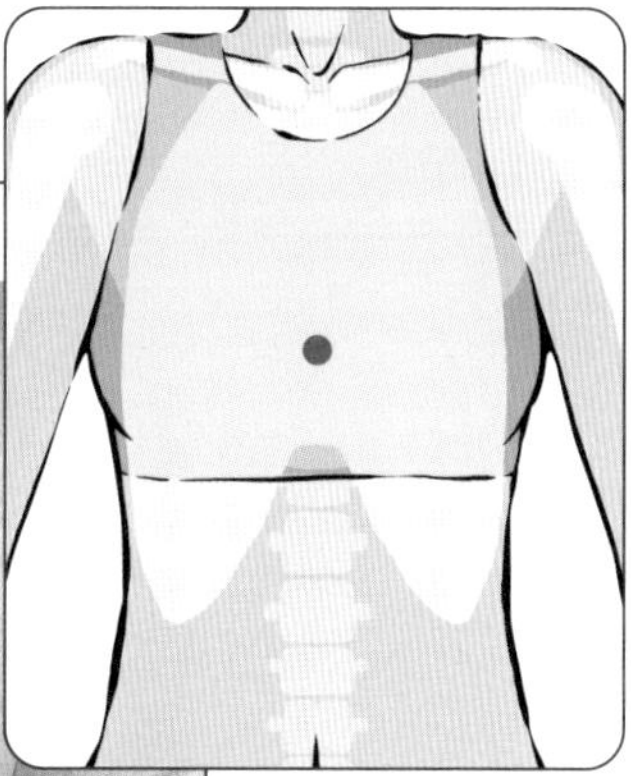

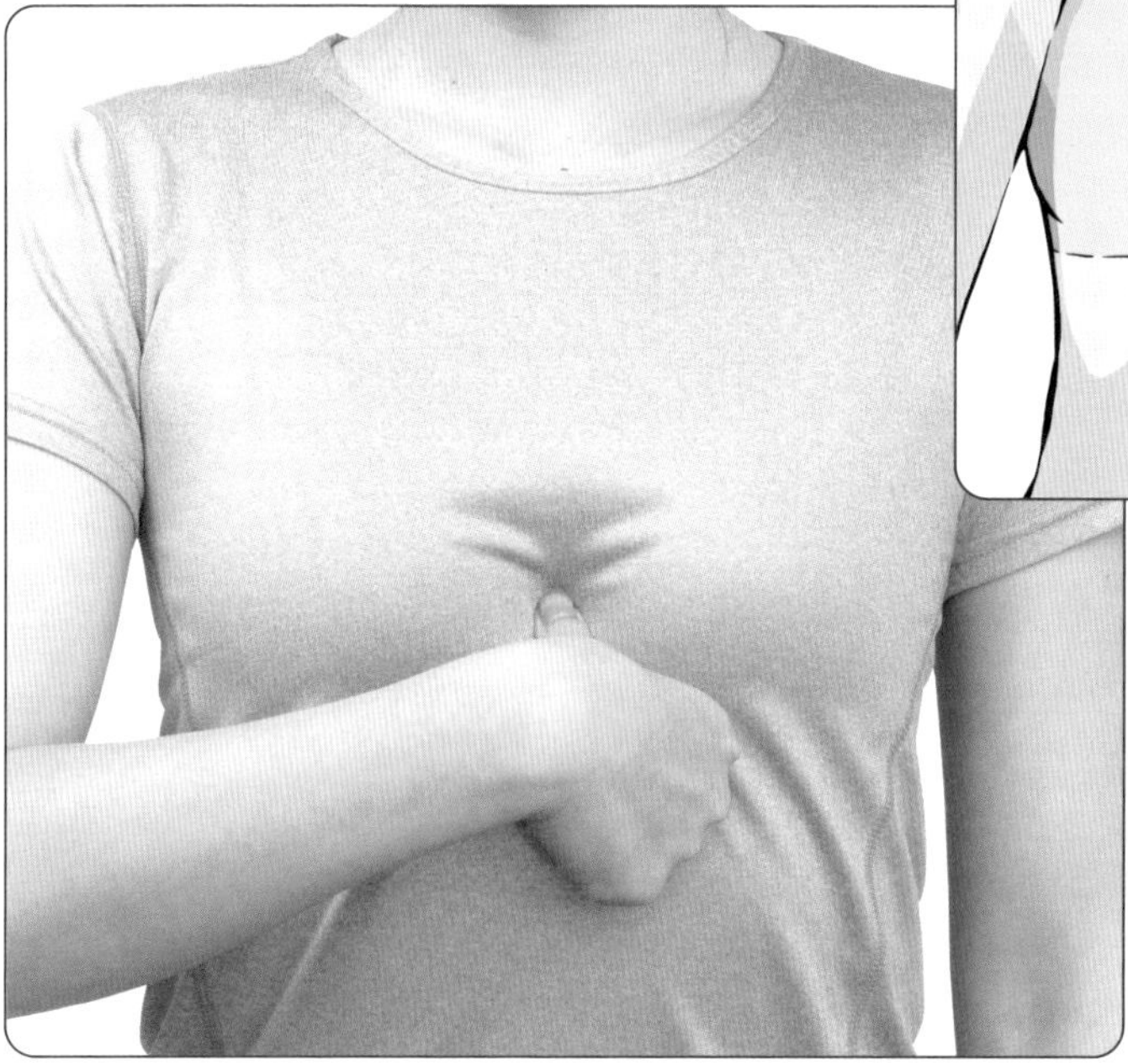

膻中

だんちゅう

運動不足により、心臓と肺の機能（心肺機能）が低下すると少し動いただけでも息切れしたり脈が異常に速くなったりします。また、ストレスを受けたときに発症することもあります。

これらの症状に非常に有効なのが、膻中です。動悸や息切れを鎮める特効ツボであり、イライラを鎮めたり、自律神経を整える作用もあります。

注意してほしいのは、とくに体を動かしたりしていないのに動悸や息切れが続く場合は心疾患が潜んでいる可能性があるということです。そんなときは医師に相談しましょう。

心疾患が原因の胸痛には内関のツボが有効

動画は
コチラ

胸痛

手のひら側、手首のしわから指幅3本分ほど肘寄りを親指で強く圧迫するか、ペン先などの少し尖ったもので押しましょう。

押すところはココ!

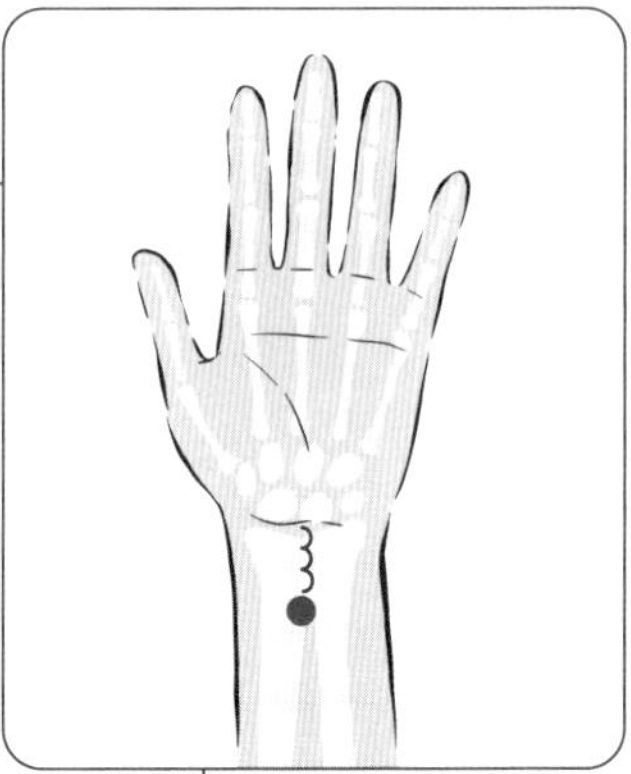

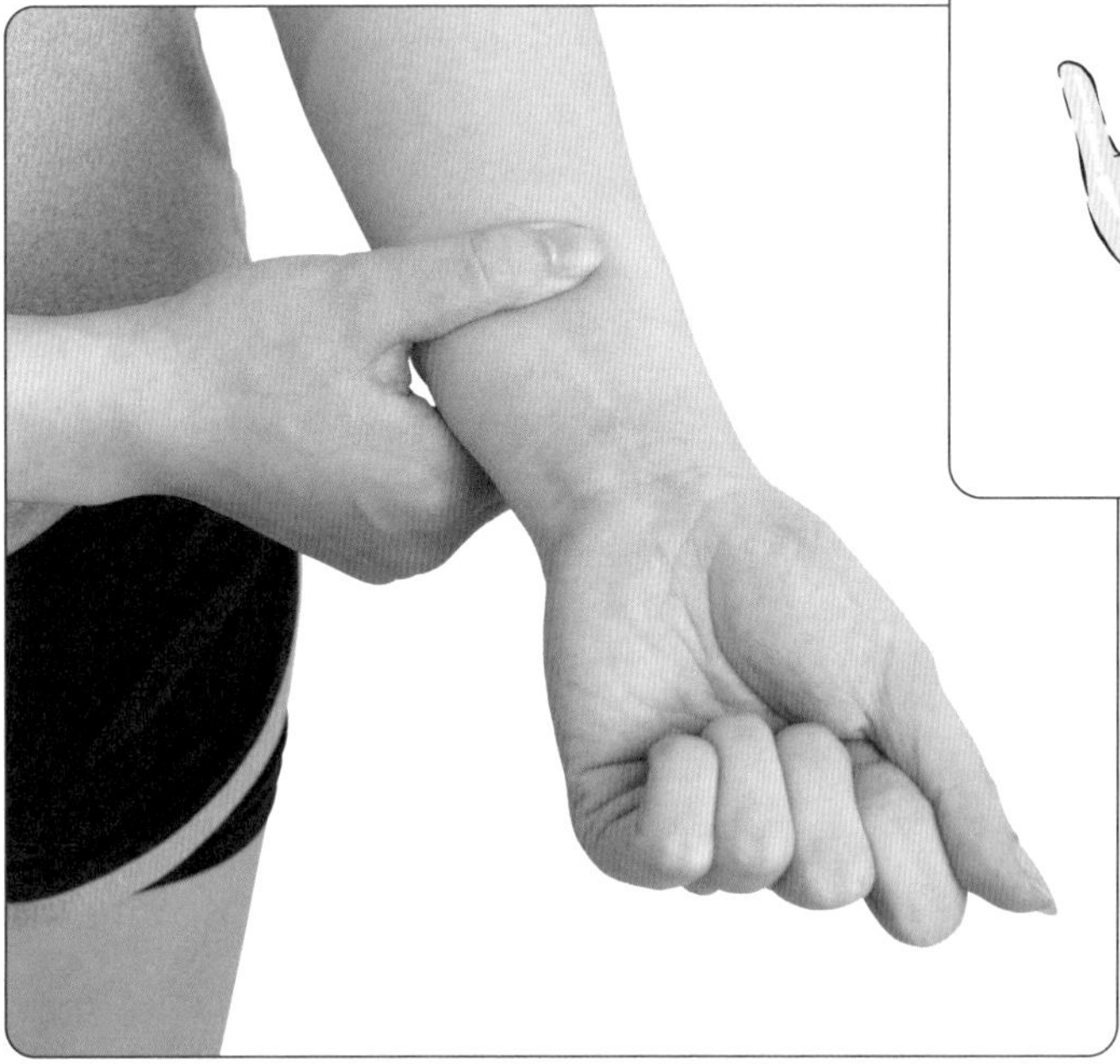

内関

ないかん

胸が締め付けられ、油汗をかくほどの強い痛みがある場合には、心筋梗塞や狭心症の可能性があります。また、帯状疱疹でも胸痛が発生します。

内関は心疾患にともなう症状の軽減に有効といわれているツボで、胸痛のほかに、不整脈や動悸の症状が表れたときにも有効ですが、医療機関を受診することをおすすめします。激痛の場合は躊躇せず、救急車を。

POINT

ストレスなら内関を即押し!

内関は万能ツボ。ストレスや過緊張が原因の頭痛、不眠、動悸の改善、不安感の緩和にも有効です。

動画は
コチラ

胸やけ・咳

鎖骨の始点(首側)の斜め上のところで、首を横に向けたときにできるくぼみ。人差し指でやさしく押します。胃痛の緩和にも効果的です。

押すところはココ!

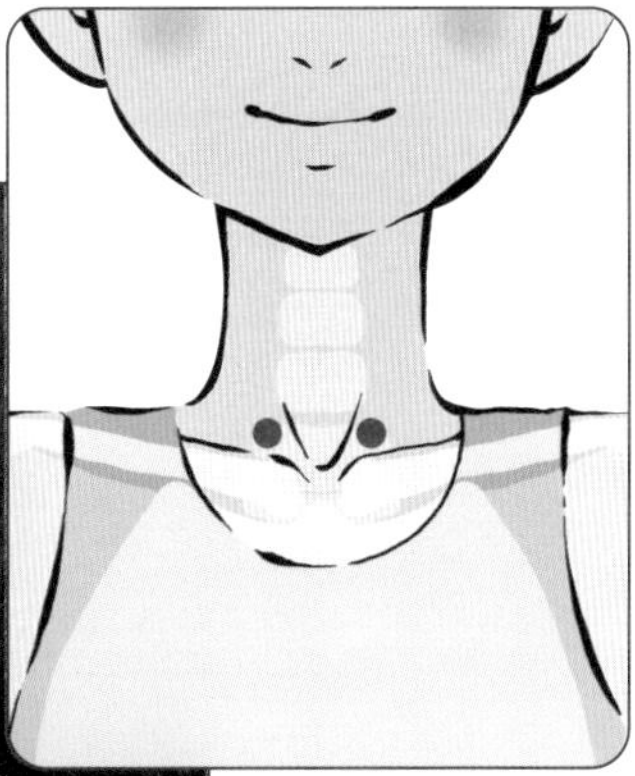

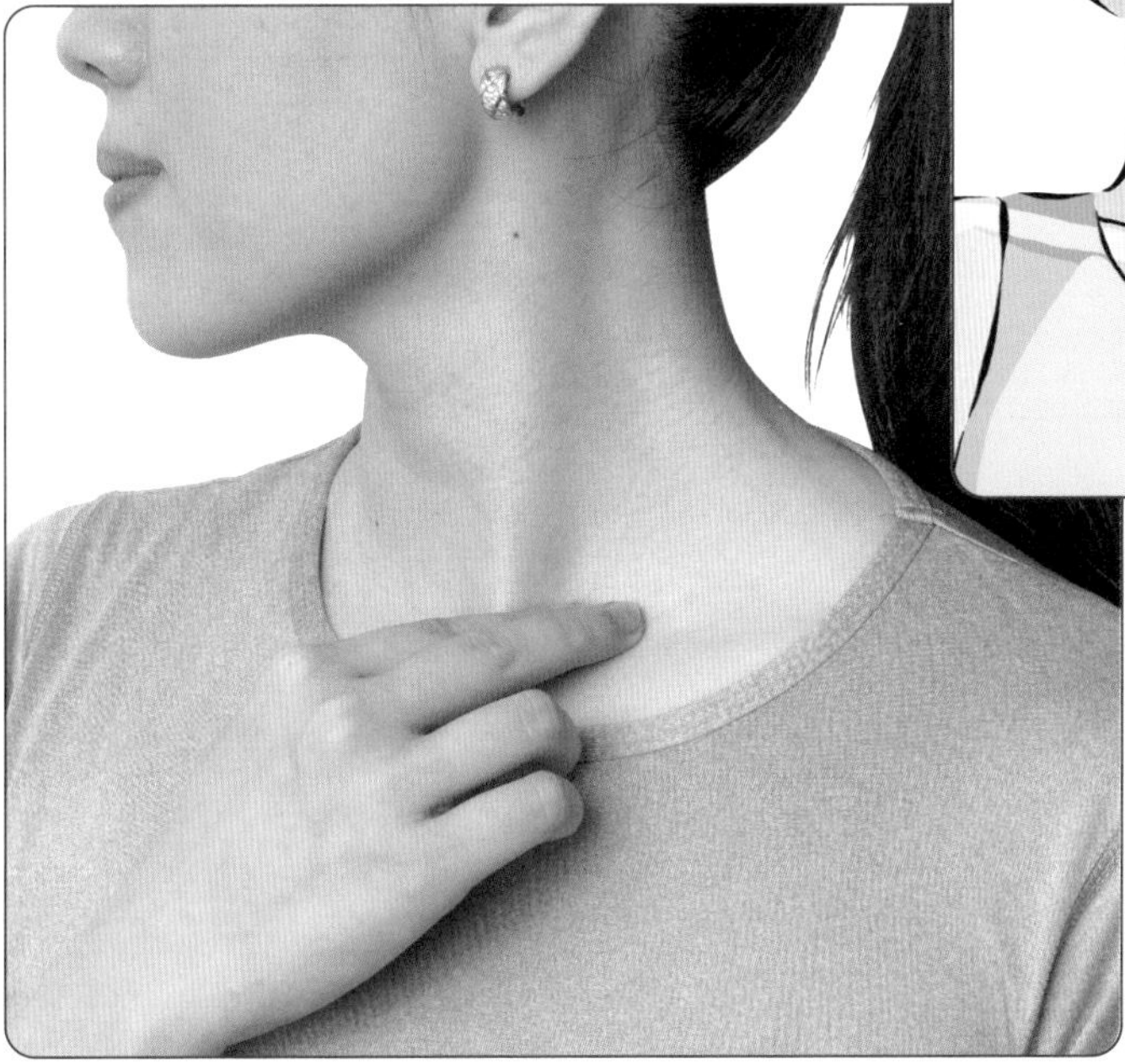

気舎《きしゃ》

胸やけすると咳込むことがあります。それは逆流性食道炎により胃液が気管支に流れ込んだことが原因です。

逆流性食道炎は、食道と胃を隔てる弁(筋肉)の老化などが原因となります。高齢者の場合は誤嚥性肺炎のきっかけになることもあります。

若い人の場合は、ストレスが原因となることが多いようです。ストレスによって胃酸の酸性度が高くなり、分泌量が増えるため、逆流性食道炎が起こりやすくなるのです。

気舎は、ストレスによって発症した胃痛や胸焼けの緩和に有効なツボです。

巨闕で横隔膜のけいれんを止める

しゃっくり

動画はコチラ

一番下の肋骨と肋骨の間のくぼみ（みぞおち）から指幅2本分下のところを親指、または4本の指を揃え、押し込むようにゆっくり圧を加えていきます。

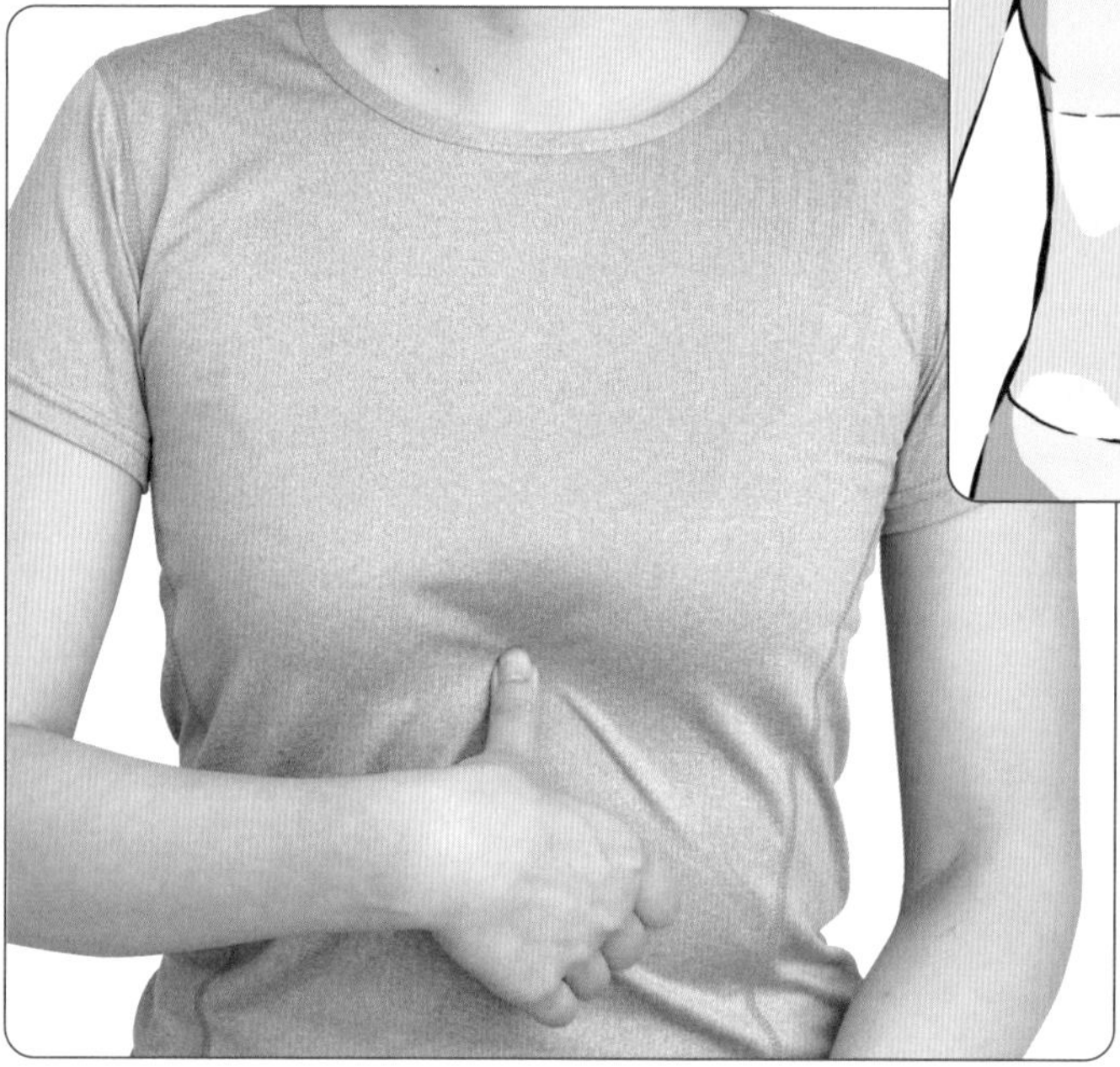

押すところはココ！

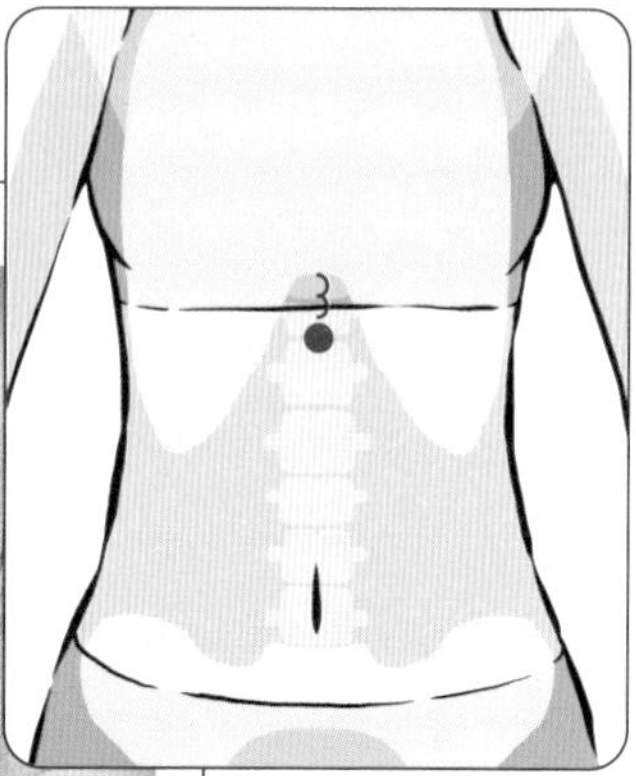

巨闕

こけつ

しゃっくりは肺の下にある横隔膜という筋肉がけいれんすることで発生します。

その原因は、熱いものや刺激のある飲食物、アルコールの摂りすぎ、暴飲暴食、喫煙、逆流性食道炎などさまざまです。

巨闕は横隔膜のけいれんを抑える効果のあるツボです。ほかに、胸焼け、吐き気、食欲不振といった胃の不調の改善にも効果を発揮します。

息を止めることで横隔膜のけいれんを抑えられることもあります。ストレスが原因となることもあるため、しゃっくりをしていることに意識を集中しないことも有効です。

太衡を押してガスだまりを解消！

動画はコチラ

げっぷ

足の甲側、親指の付け根の関節と人差し指の骨の間を、人差し指または親指でやさしく押しましょう。お腹のガスだまりの改善にも有効です。

押すところはココ!

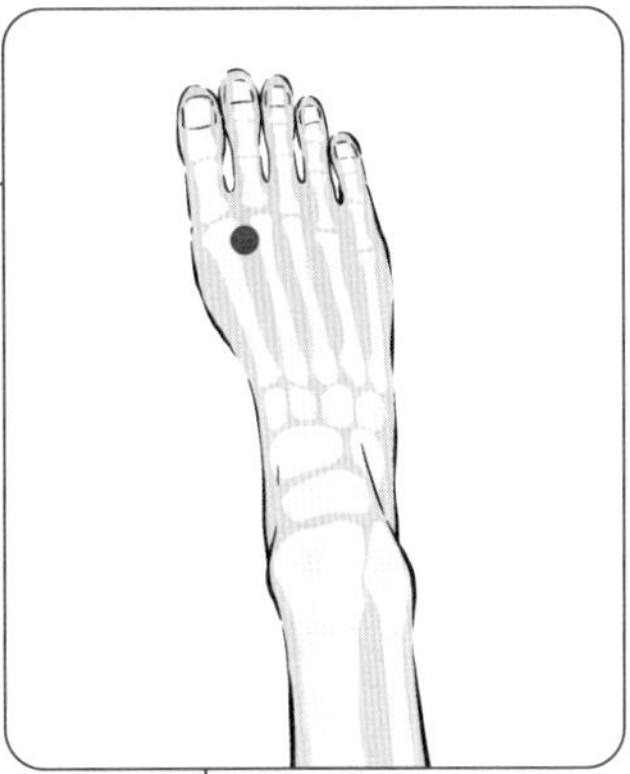

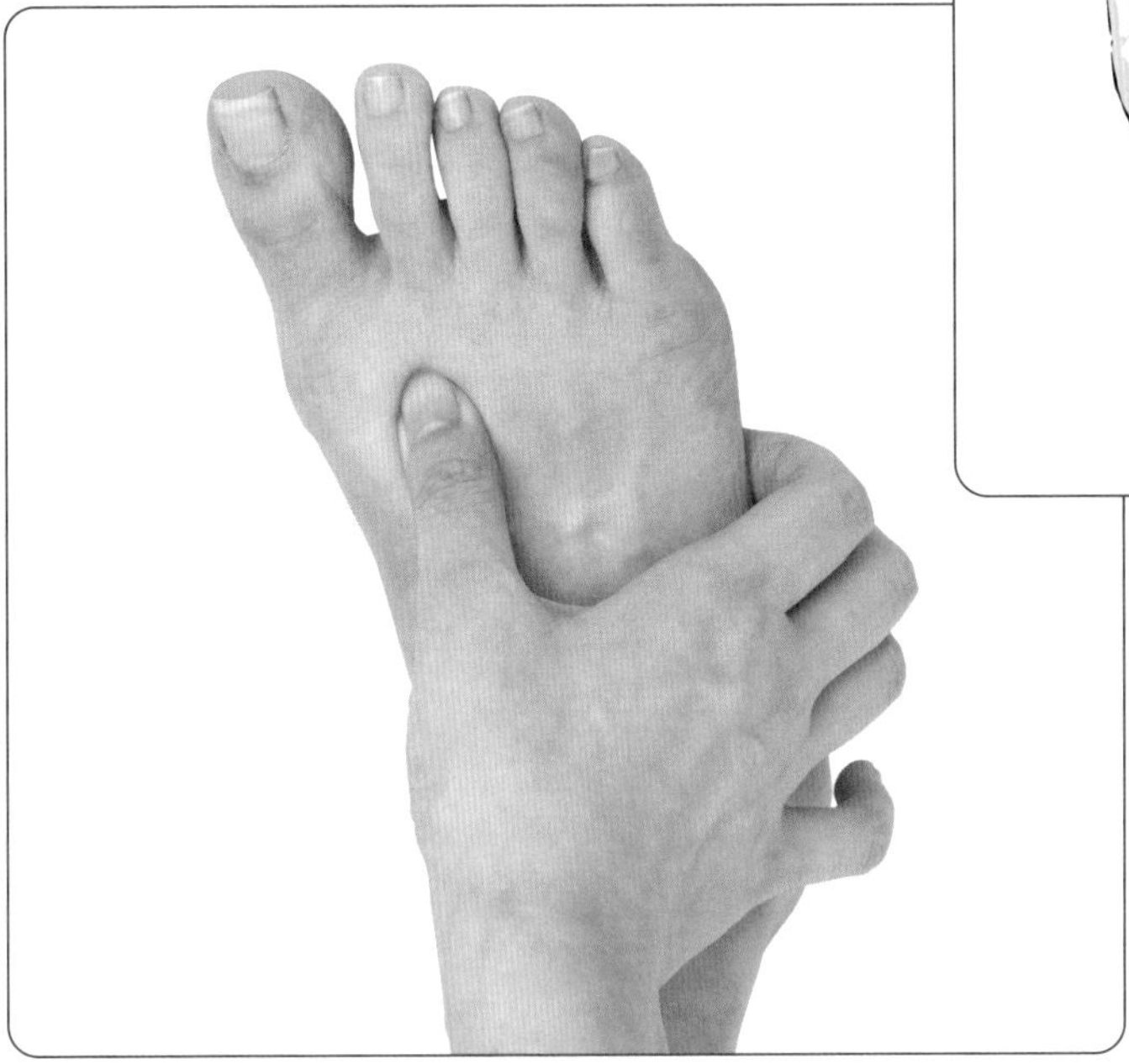

太衡

たいしょう

げっぷは、ストレス、胃腸の不調、逆流性食道炎、便秘、姿勢の悪さなど、さまざまな原因で発生します。

ストレスがたまると過呼吸気味になり、自然にガスが体内にたまってしまい、げっぷが増えることも考えられます。

東洋医学では、気と水の巡りが悪いと体にガスがたまりやすくなると考えられています。それを改善する特効ツボが太衡です。太衡はすべての巡りをよくする効果があるため、下半身のむくみ、疲れ目、のぼせなどの改善にも有効です。P55の気舎とあわせてツボ押しを行うと効果が高まります。

消化器官全般の不調を感じたら中脘を即押し!

動画はコチラ

胃痛・吐き気

みぞおちとおへそを結んだ線の中間点を親指で押し込むように圧を加えます。カイロや温タオルで温めるのも効果的です。満腹時の施術は避けましょう。

押すところはココ!

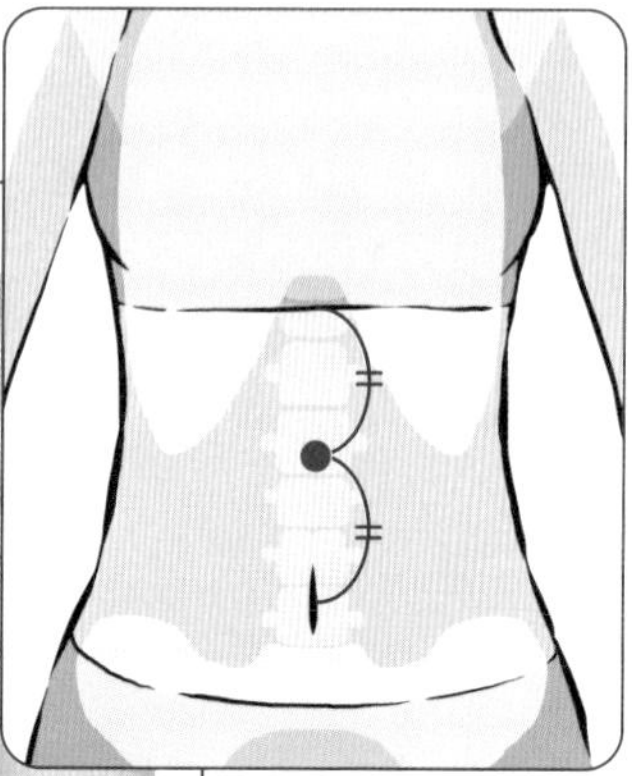

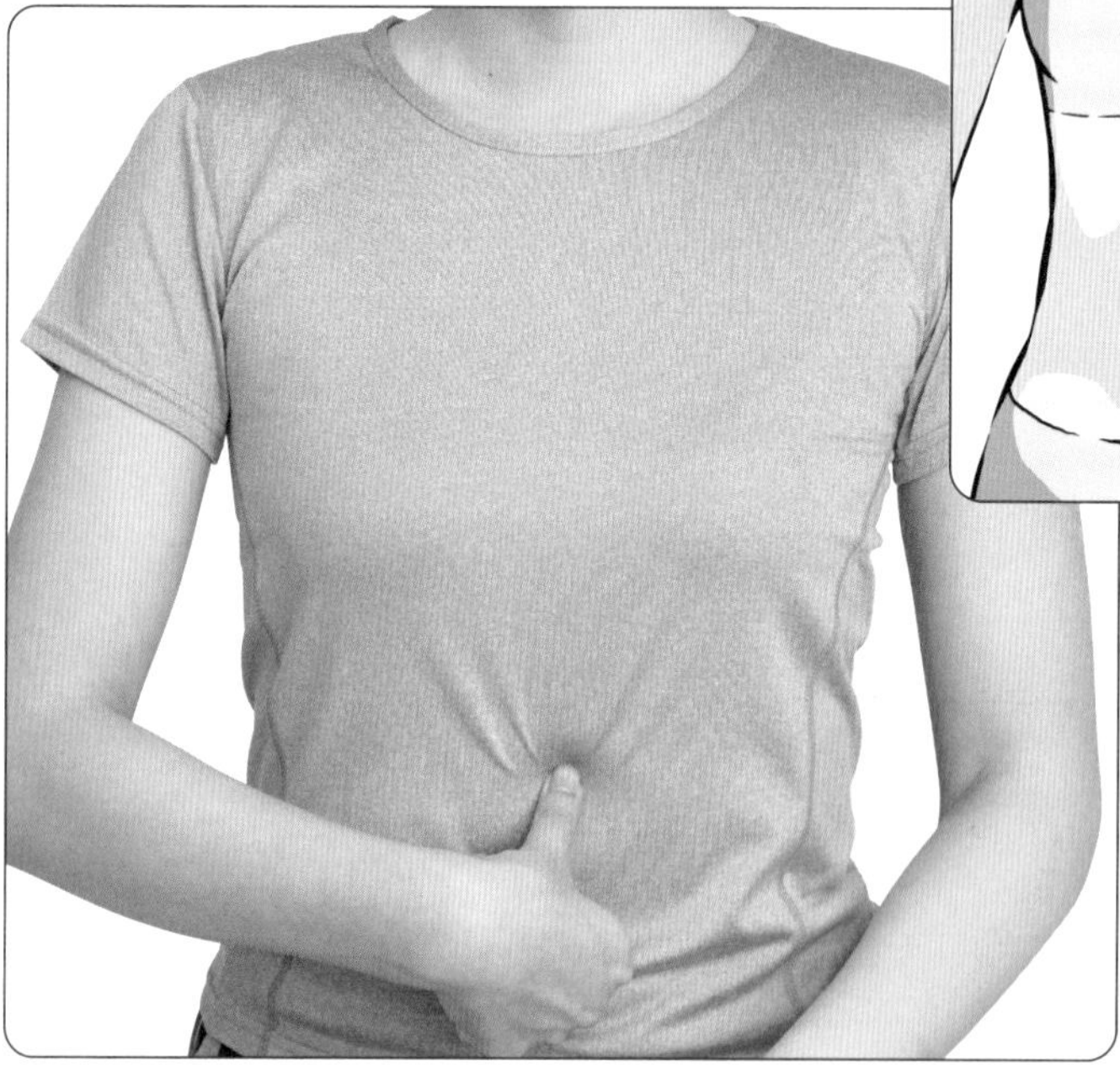

中脘

ちゅうかん

ここでいう胃痛とは上腹部痛のことですが、上腹部痛の場合は、吐き気をともなうことが多いのが特徴です。ストレス、睡眠不足、刺激の強い飲食物の摂りすぎ、喫煙、暴飲暴食など、原因はさまざまです。

中脘は、消化器官全般の不調への特効ツボです。とくに胃腸の働きを活性化する効果が高く、食べすぎによる胃もたれや食欲不振時にもおすすめです。

POINT

ツボ押し習慣で慢性疲労を改善

中脘は食物の消化吸収力を高める作用があるため、エネルギー不足による倦怠感の改善に役立ちます。

太衝との合わせ技でガスの過剰発生を抑える

動画は
コチラ

おなら・膨満感

骨盤のライン上で背骨から左右に指幅2本分のところを親指で強めにもみます。ツボを押したまま腰を後ろへ反らすとより効果的です。

押すところはココ!

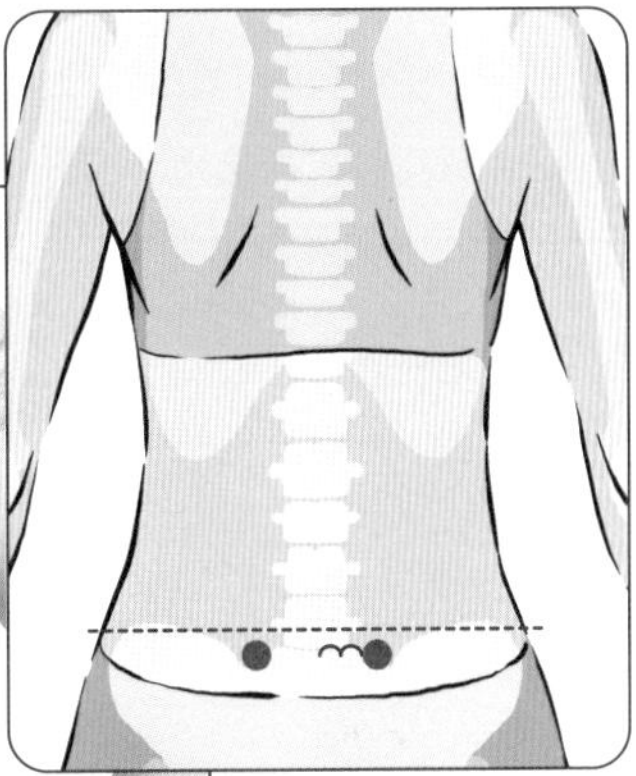

大腸兪

だいちょうゆ

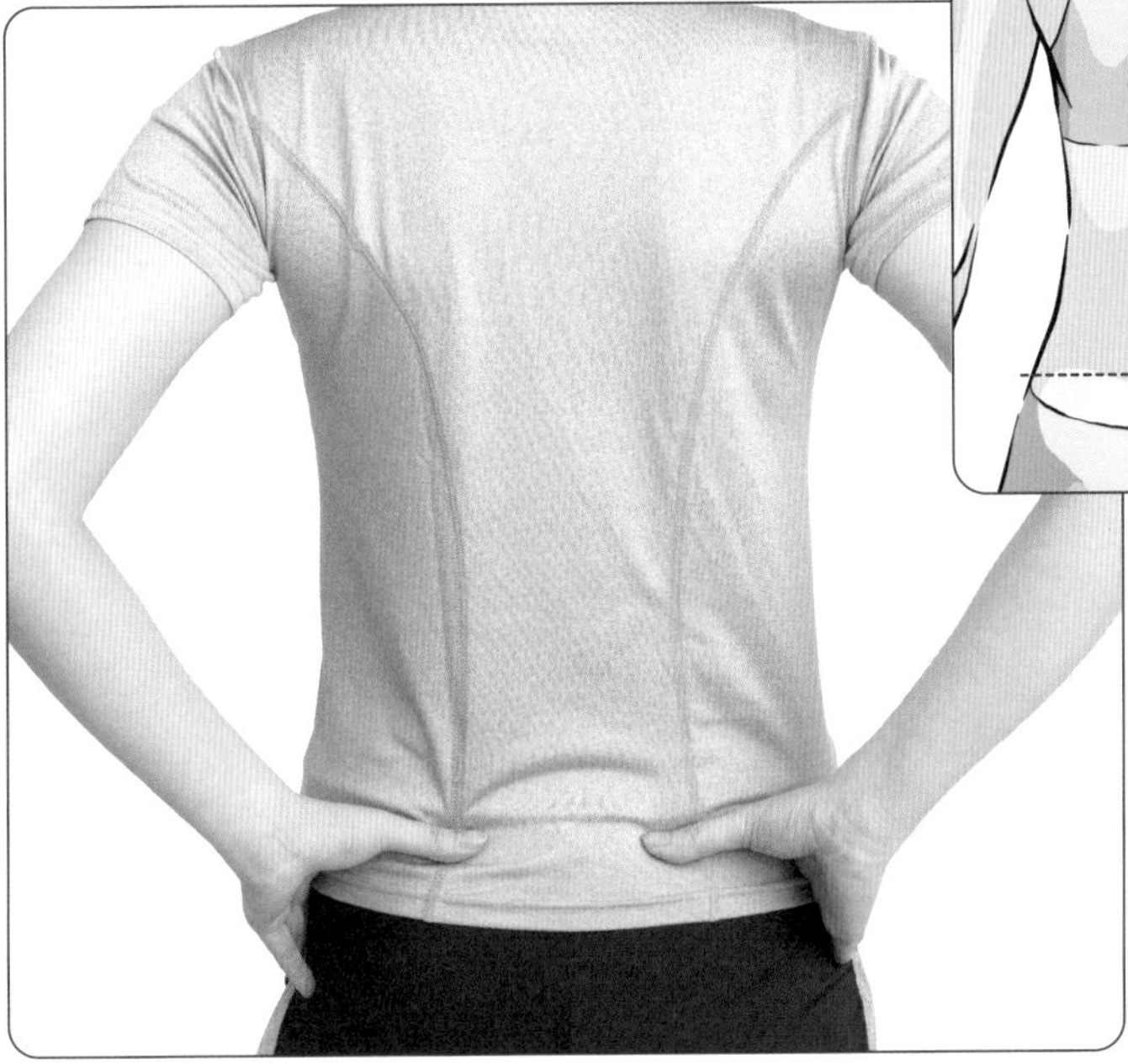

POINT

テニスボールで押してもOK!

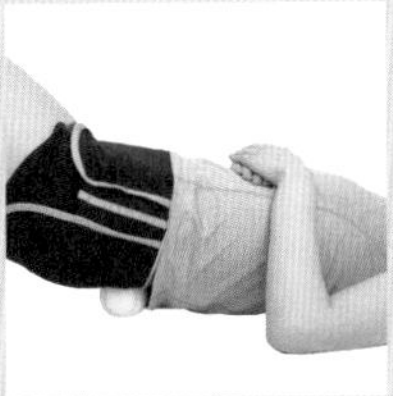

膨満感やおならが頻繁に出る原因は、消化管内で発生するガスの量と排泄するガスの量のバランスが崩れてガスが腸内にたまりすぎることです。

おならの臭いがきつい場合は要注意。善玉菌が減り、悪玉菌が増えて腸内環境が悪化しているサインだからです。

大腸兪はその名のとおり、大腸のコンディションを整える効果の高いツボです。

下痢は水分をたっぷりとって自然治癒を待つ

下痢をともなう腹痛

動画はコチラ

おへそから指幅1本分上のところを親指で押し込むように圧を加えます。全身のむくみが気になるときにも効果的です。

押すところはココ!

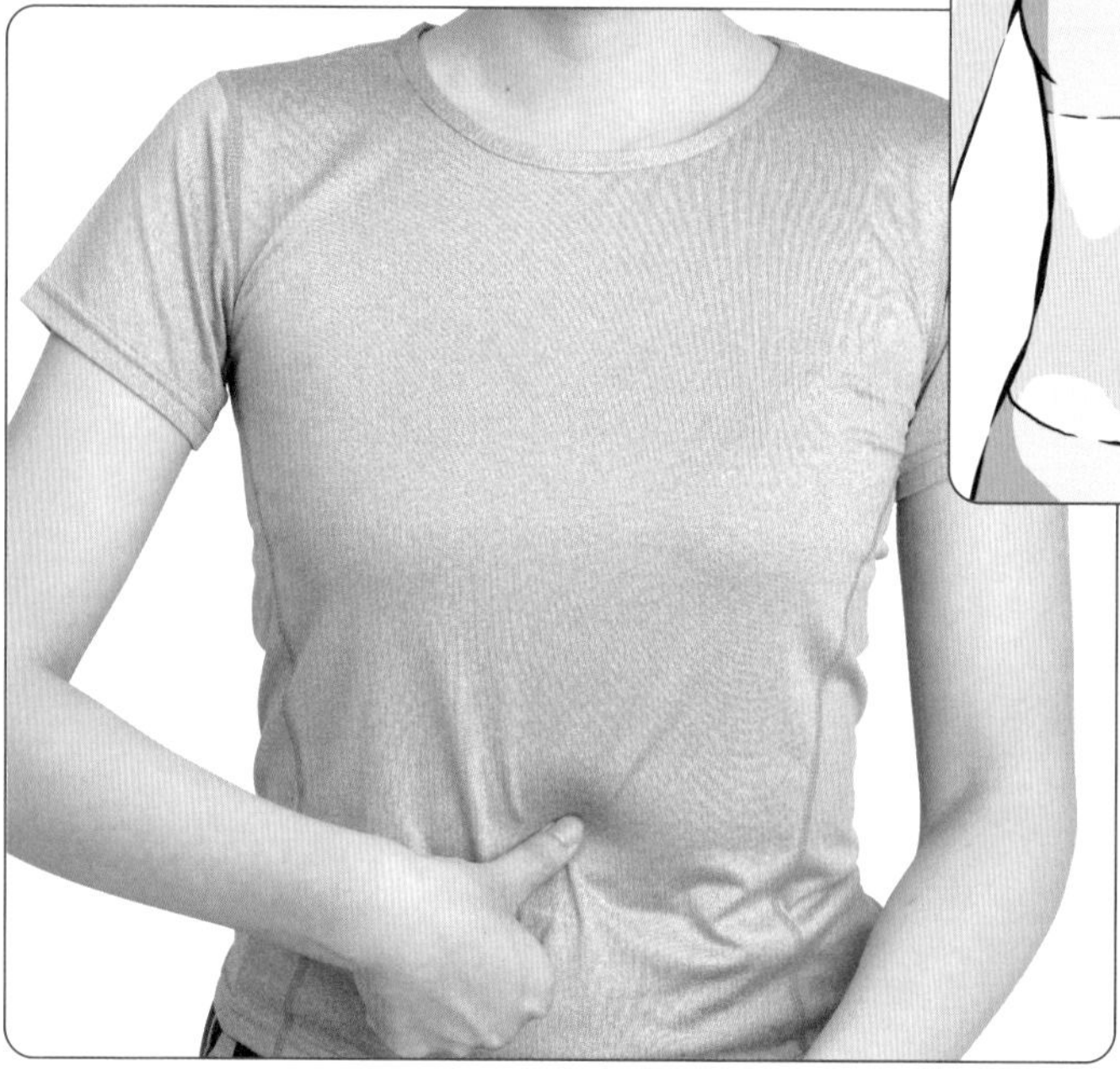

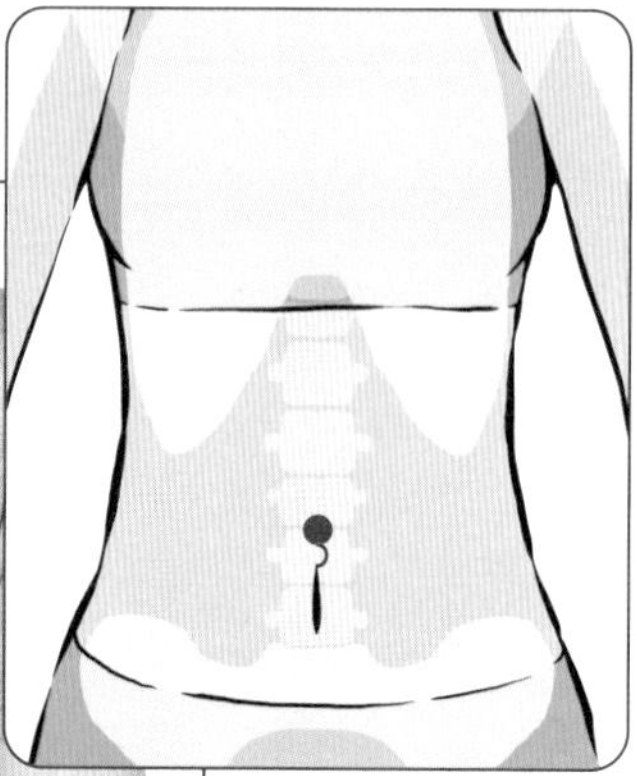

水分

すいぶん

便通異常は水の出入りのバランスの崩れが原因です。とくに、下痢は水が出すぎる状態なので、体は脱水状態に陥ってしまいます。そのため、症状があるうちは水分をたくさん摂ることが必須です。

水分は水分代謝を調整するツボで、下痢による脱水を防ぐ作用もあります。

下痢は体内にたまった毒素を出そうとする体の防御反応のため、下痢を無理に止める必要はありません。下痢止めを飲んでしまうと腸内に毒素がたまったままとなってしまい、腸内環境のさらなる悪化をもたらす恐れがあります。

便秘薬の乱用は腸内環境を乱す！

便秘をともなう腹痛

動画は
コチラ

おへそから左右に指幅3本分外側を親指で押します。お腹が軽くへこむ程度の強さで。息を吐きながら圧をかけ、息を吸いながら圧をゆるめましょう。

押すところはココ！

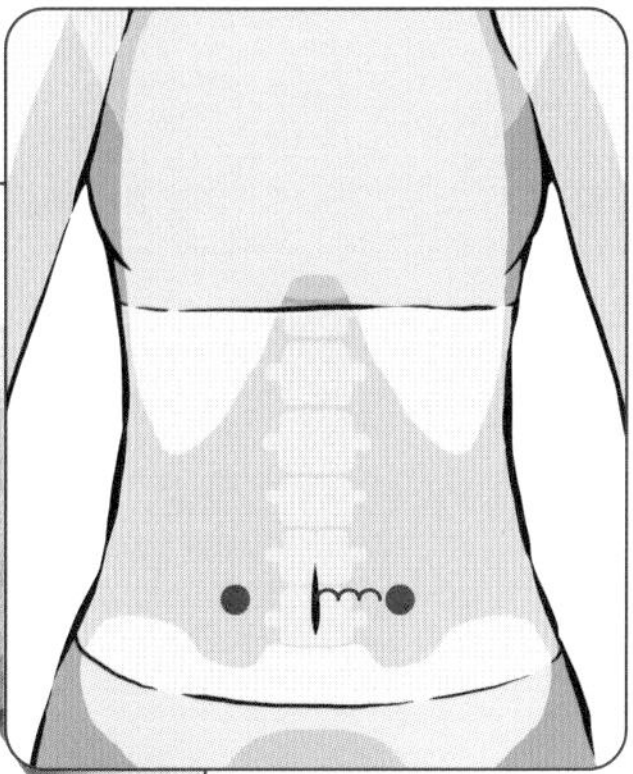

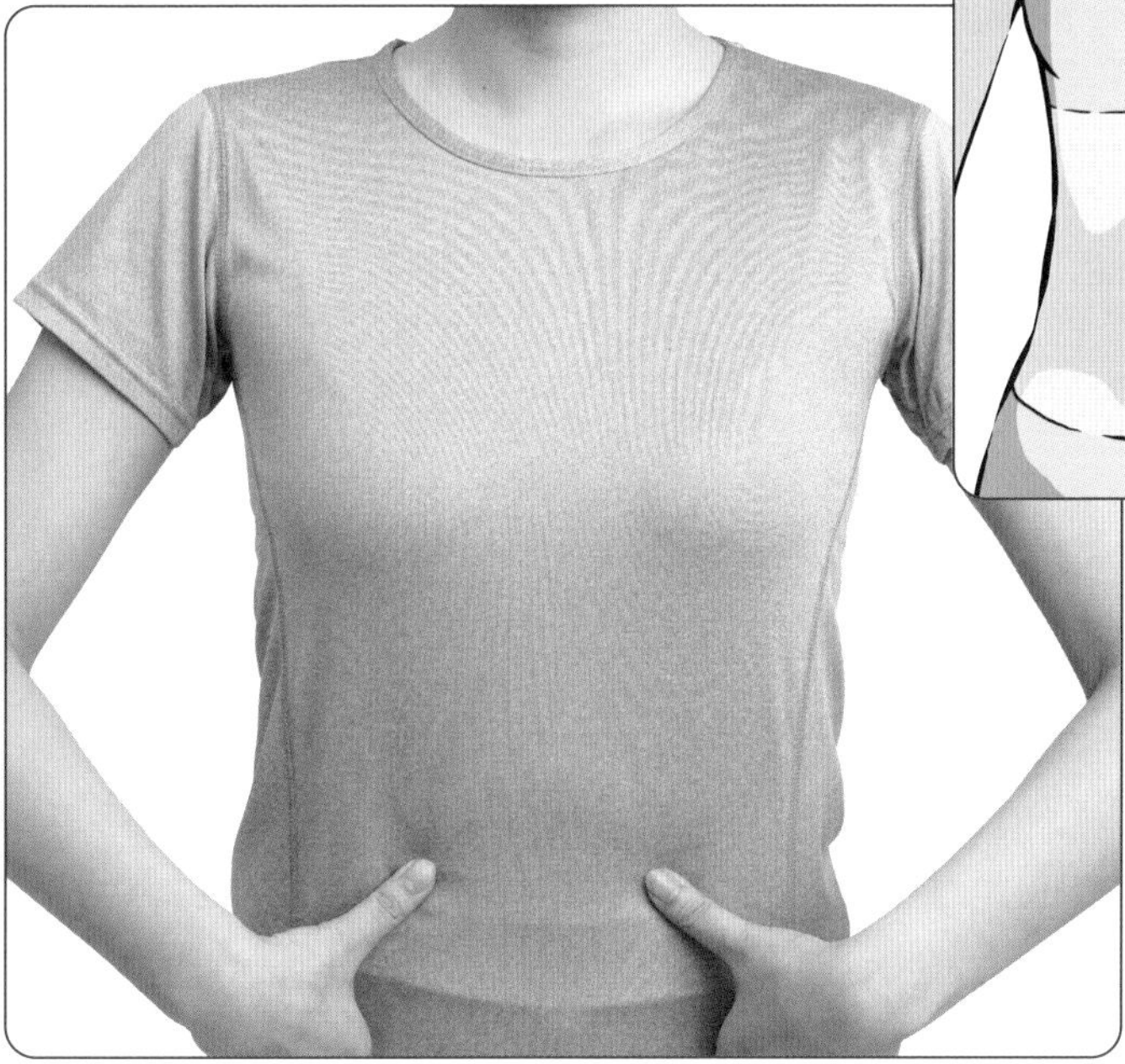

天枢

てんすう

便秘は運動不足、水分や食物繊維の摂取不足、腹筋力の低下などが直接的な原因となります。ただ、毎日排便がないと便秘といわれることもありますが、人間の排便のサイクルはまちまちです。そのため、1～2日排便がないくらいなら便秘薬を飲む必要はありません。

また、酸化マグネシウム含有の便秘薬の長期服用は腸内環境を悪化させ、結果的に便秘を悪化させることも。慢性便秘の改善には、麻《ま》子《し》仁丸《にんがん》という漢方がおすすめです。

天枢は、消化器系の機能促進に効果があるツボのため、下痢の改善にも効果的です。

腎兪を押して腰まわりの筋肉の緊張をとる

腰痛

動画はコチラ

ウエストのくびれのラインで、背骨から指幅2本外側のところを円を描くように回転させながら刺激します。テニスボールを転がして刺激してもOKです。

押すところはココ!

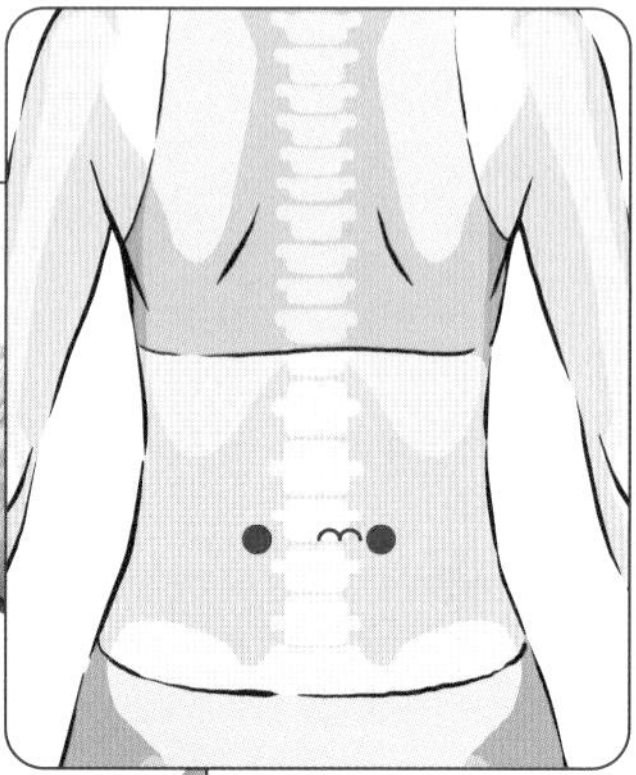

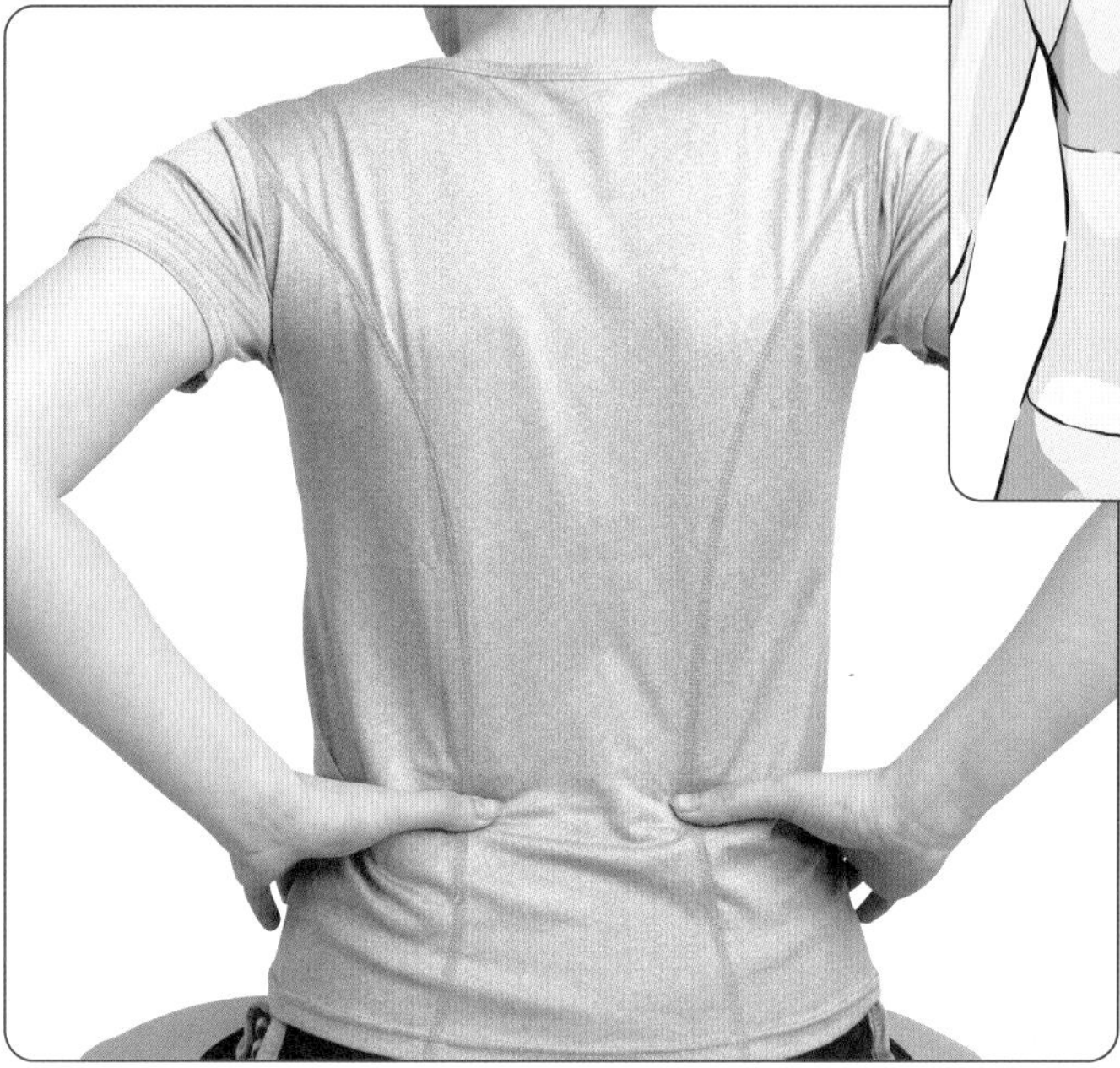

腎兪

じんゆ

POINT

テニスボールで効果アップ

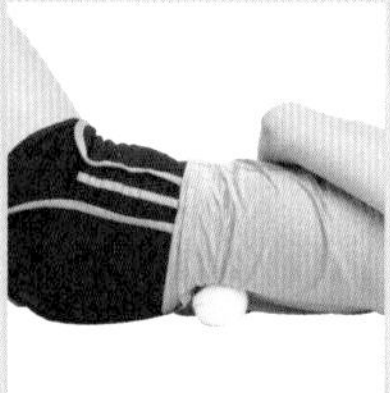

腰は負担が大きい部位のため、痛みの原因をひとつに特定できないことが多いのが腰痛の特徴です。ただし、姿勢の悪さによる背骨のカーブの崩れは大きな原因となります。

慢性化を防ぐためには姿勢を正すことが第一。それにプラスして、腎兪を刺激しましょう。腎兪は腰まわりの筋肉の血流を促して緊張をゆるめ、背骨を整える効果があるツボです。

ぎっくり腰は安静第一ではない!

動画は
コチラ

ぎっくり腰

膝裏の横じわの中央を親指でイタ気持ちいいくらいの強さで押し、5秒キープします。さらにゆっくり円を描くようにもむと効果が高まります。

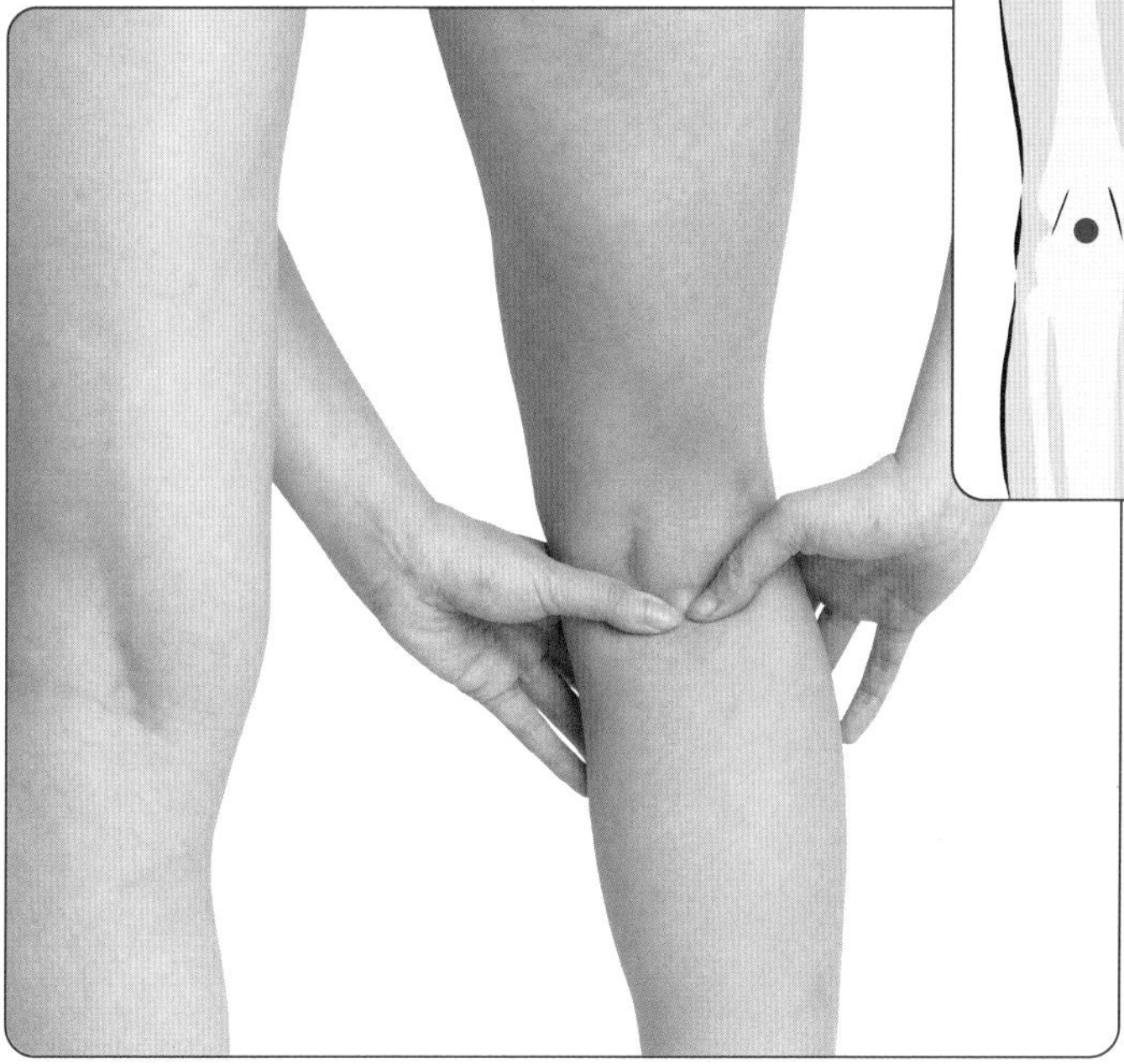

押すところはココ!

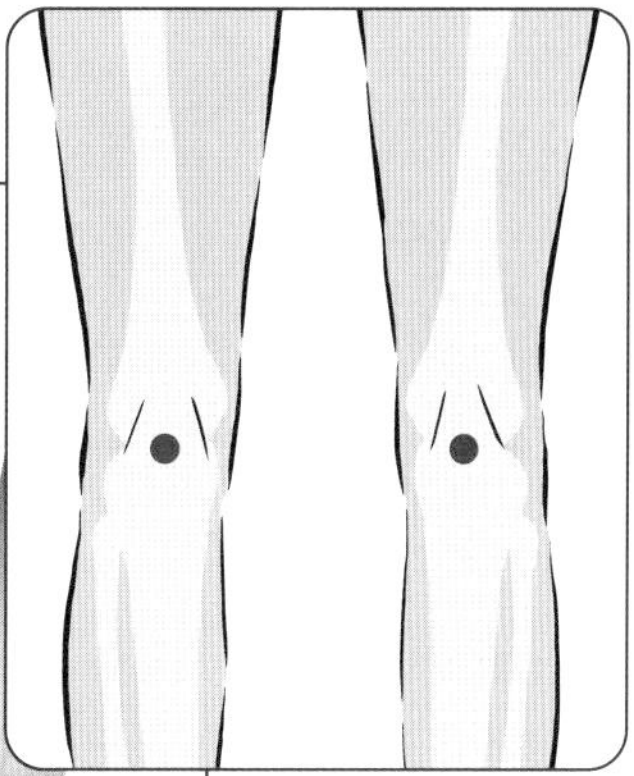

委中

いちゅう

ぎっくり腰は強い痛みをともなう急性の腰痛のことです。1〜2週間ほどで回復しますが、その間、じっとしすぎると治りが悪くなります。強い痛みがとれてきたら少々痛みが残っていても動かすことが大切です。

委中は腰から足にかけての関節や筋肉のこりをとり、痛みをやわらげる作用があるツボです。腰痛以外にも、足の筋肉痛やこむら返りにも効果的です。

POINT

テニスボールを膝裏で転がす

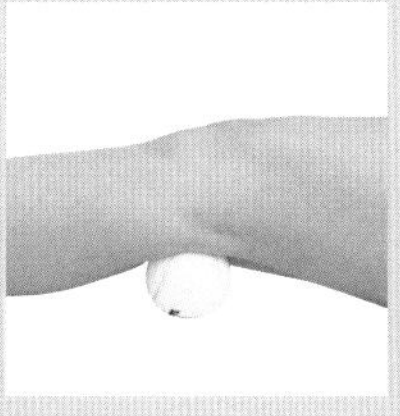

内臓の冷えを改善して免疫力を高める

お腹・手足の冷え

みぞおちとおへそを結んだ線の中間点を親指で押し込むように圧を加えます。カイロや温タオルで温めるのも効果的です。満腹時の施術は避けましょう。

押すところはココ！

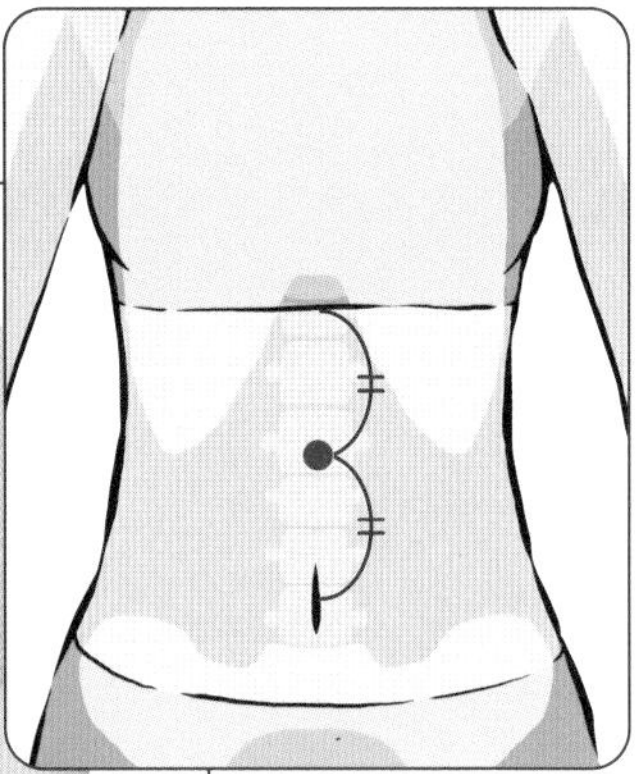

中脘

ちゅうかん

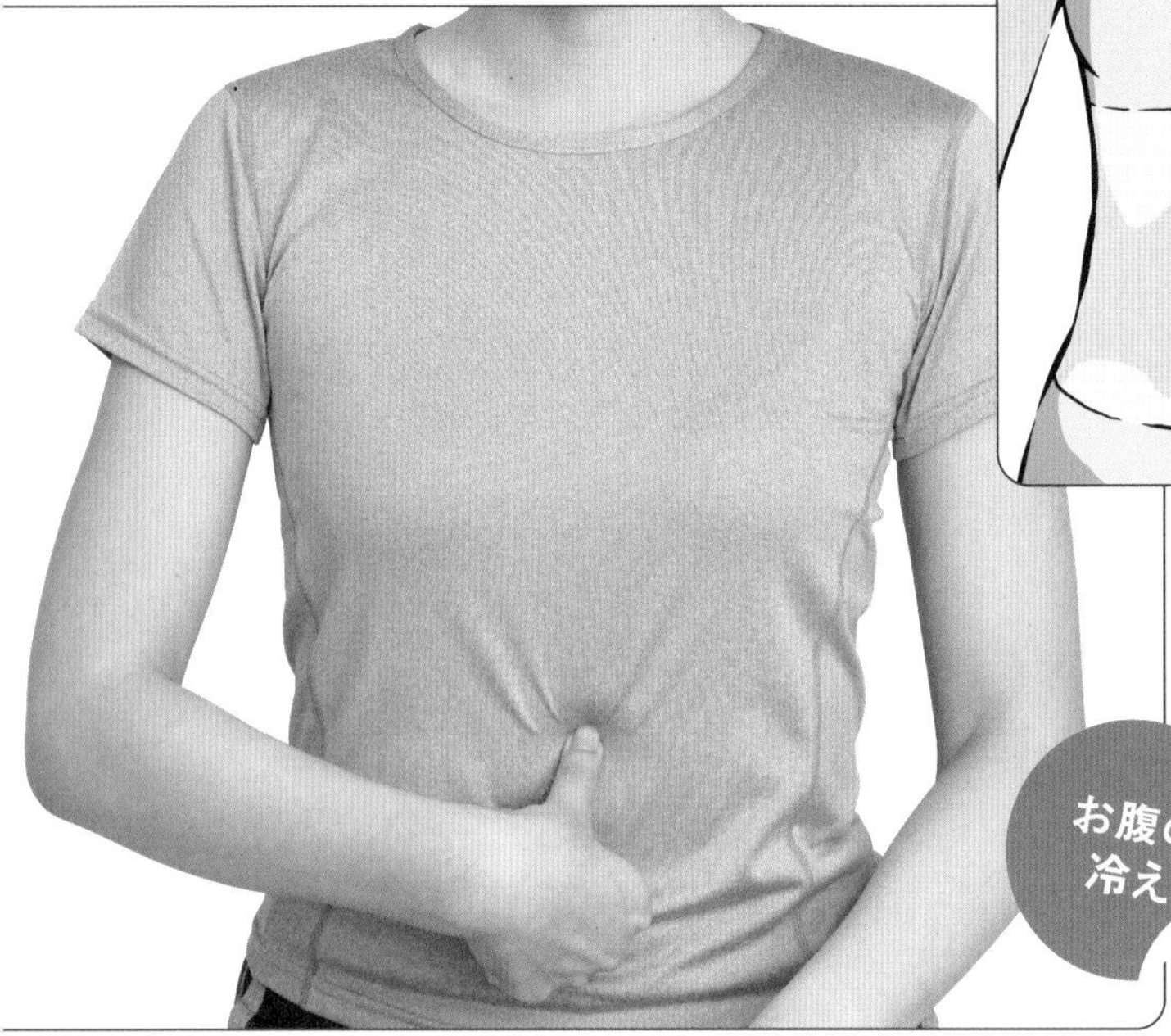

お腹の冷え

自律神経の乱れや血流の滞り、筋肉量の減少など、さまざまな要因が重なり、体温調節機能がうまく働かなくなってしまうことで冷えが発生します。

東洋医学では、体を動かす気（エネルギー）の巡りが悪くなることが原因と考えられています。手足などの末端の冷えより問題なのは内臓の冷えです。内臓が冷えると免疫力が落ち、さまざまな病気にかかりやすくなってしまうからです。

P58でも紹介しているように、中脘は胃腸の調子を整えるだけではなく、エネルギーの巡りをよくして内臓の冷えを改善する作用もあるツボです。

手の冷え

動画は
コチラ

手の甲側で、手首を反らせたときにできる線の真ん中あたりにできるくぼみの部分を、親指で1分間ほどグリグリと強めにもみましょう。

押すところはココ!

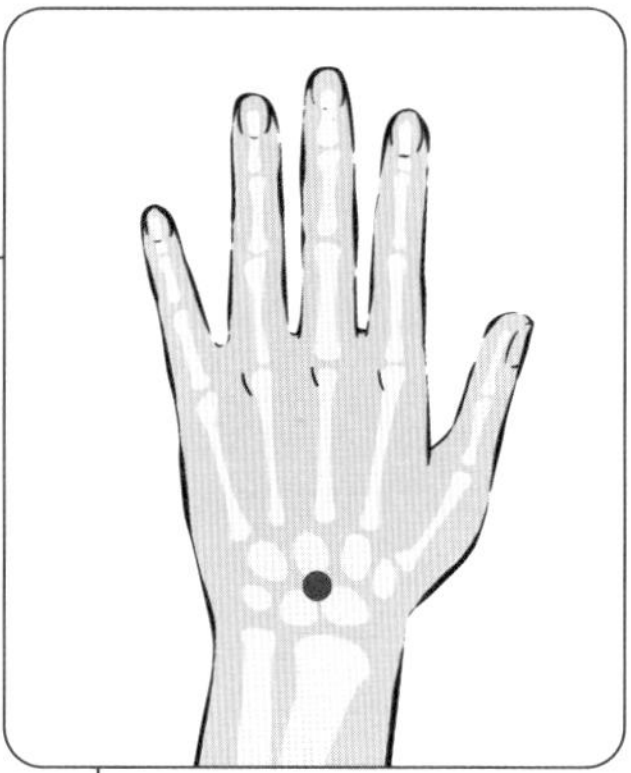

陽池

ようち

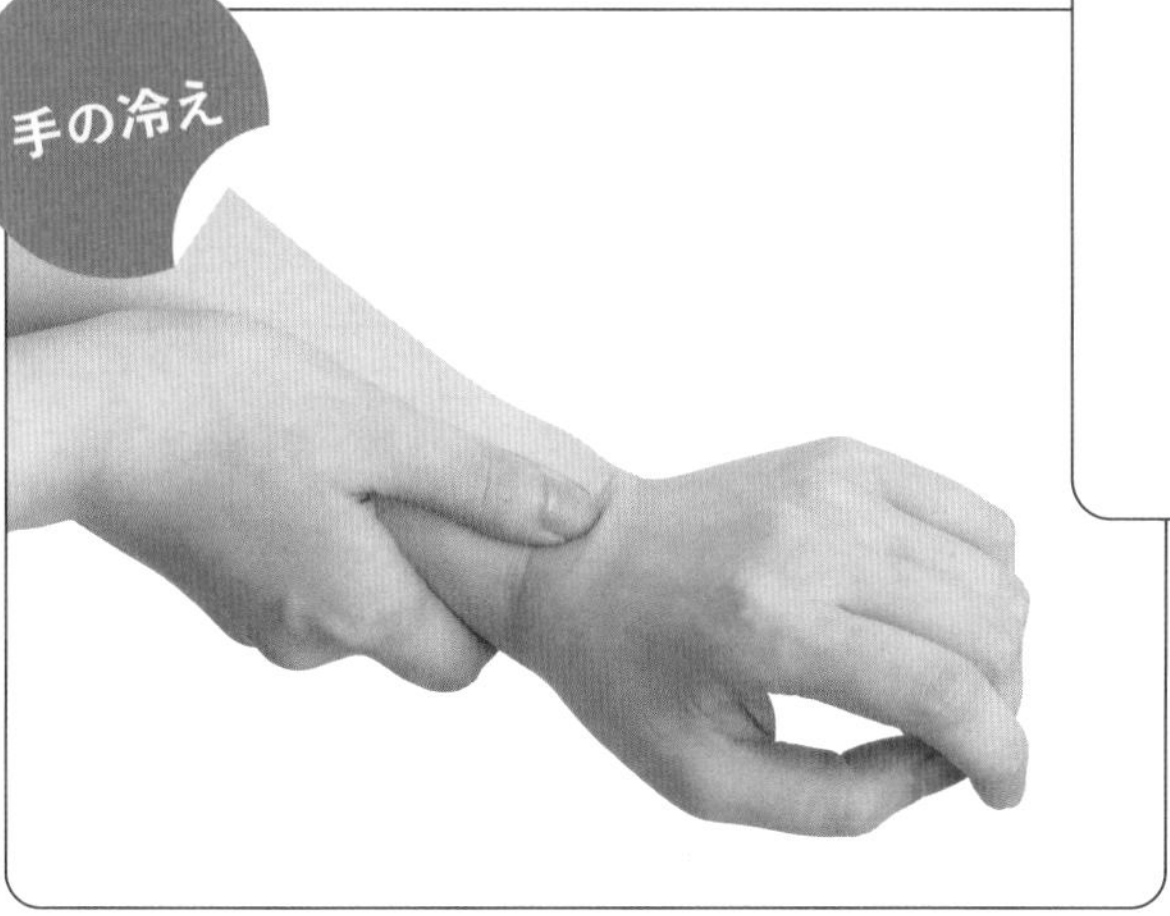

足の冷え

動画は
コチラ

内くるぶしの頂点から指幅4本分上、すねの骨の内側のくぼんでいるところを親指で押します。少し強めに押す場合は、両親指を重ねて押しましょう。

押すところはココ!

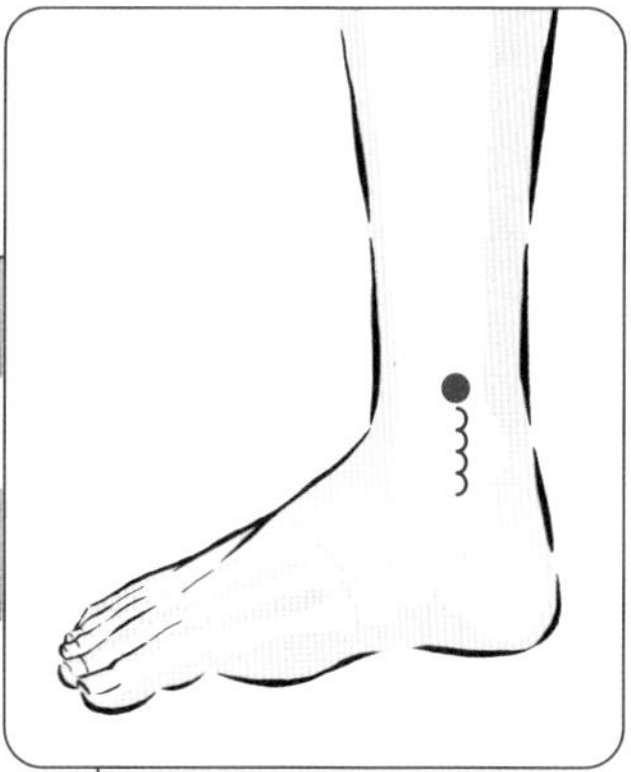

三陰交

さんいんこう

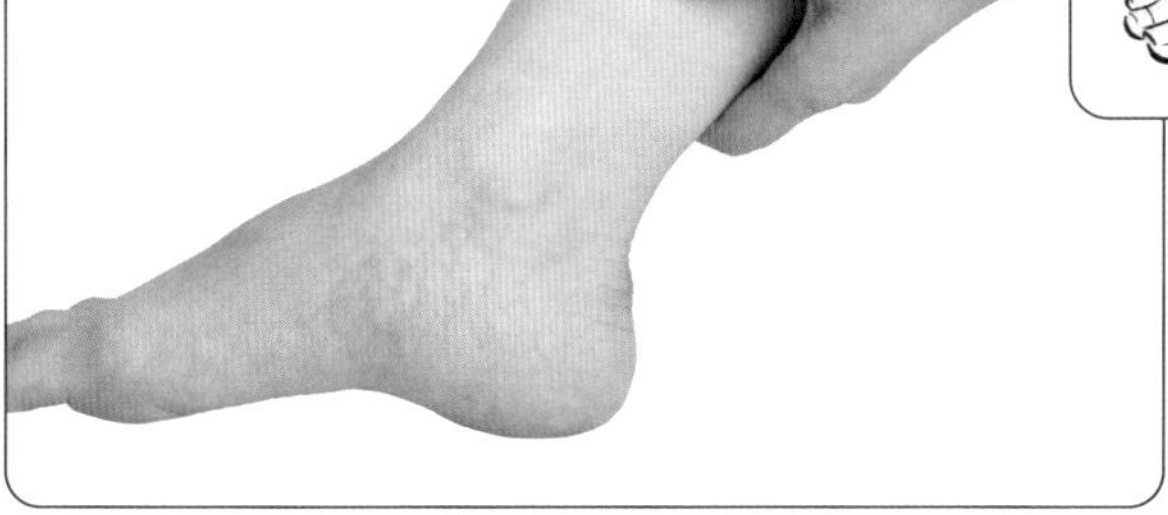

陽谷を押して手指の血行を良好に保つ

指の痛み

動画はコチラ

手の甲側の手首の小指側にある骨の出っ張りの上にあるくぼみを親指で押します。ツボの上に米粒をテープで貼り、ときどき押しもむのも効果的です。

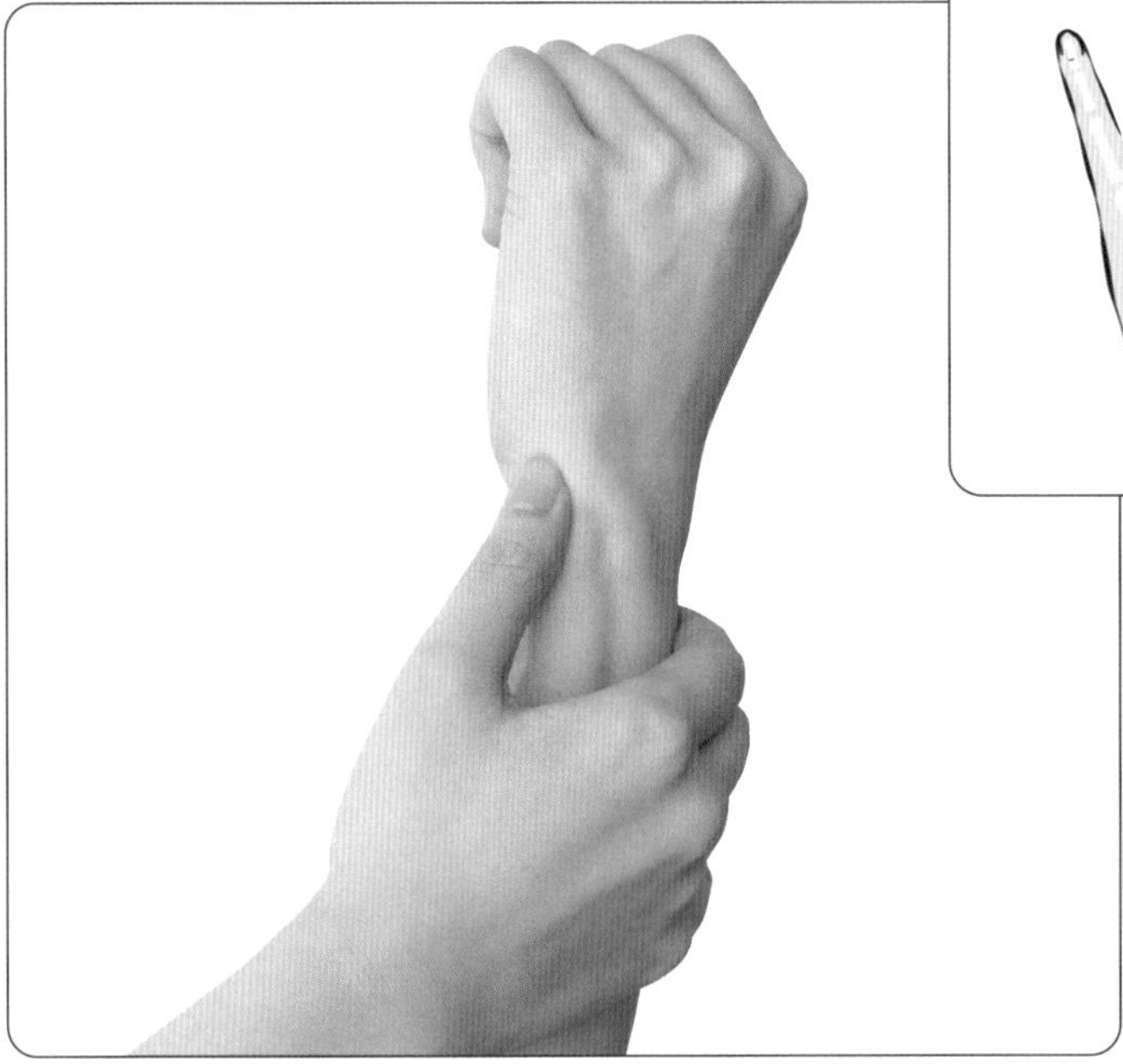

押すところはココ!

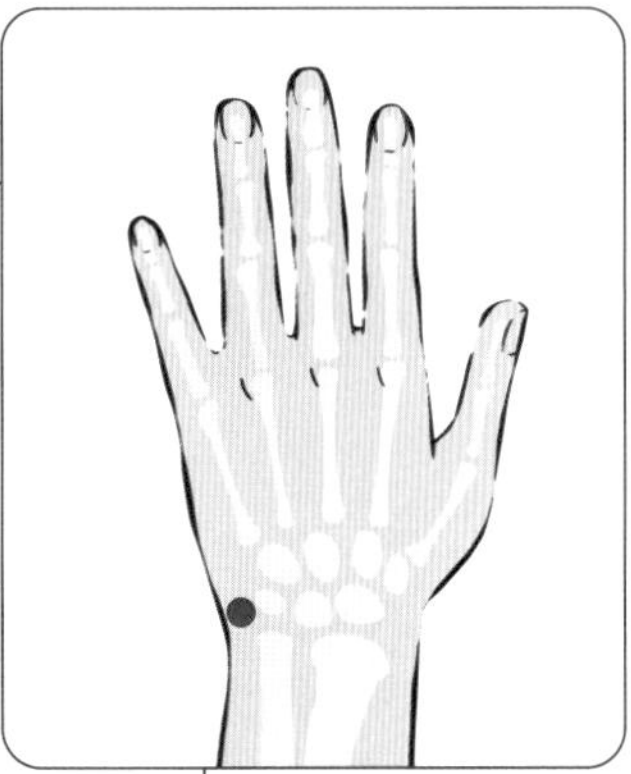

陽谷

ようこく

手指の関節の痛みは使いすぎがおもな原因です。さらに加齢によって軟骨がすり減ると発症頻度が高まります。一度すり減った軟骨は元には戻せないので、使いすぎを避ける、血行をよくするなどの対症療法で対応することになります。

陽谷は手指の痛みをやわらげるツボです。五十肩、腱鞘炎、関節リュウマチにともなう痛みの緩和にも有効です。

POINT

熱ごもりを解消!熱中症にも効く

陽谷は熱を冷ますツボでもあり、熱中症のときに押すと体にこもった熱を放散することができます。

ツボ押しで女性ホルモンのバランスを整える

指関節の引っ掛かり

動画はコチラ

手のひら側の手首を曲げたときにできるしわの中間点を親指で左右各10回、ごく軽い圧で押します。息を吐きながら押し、吸いながら圧を抜きましょう。

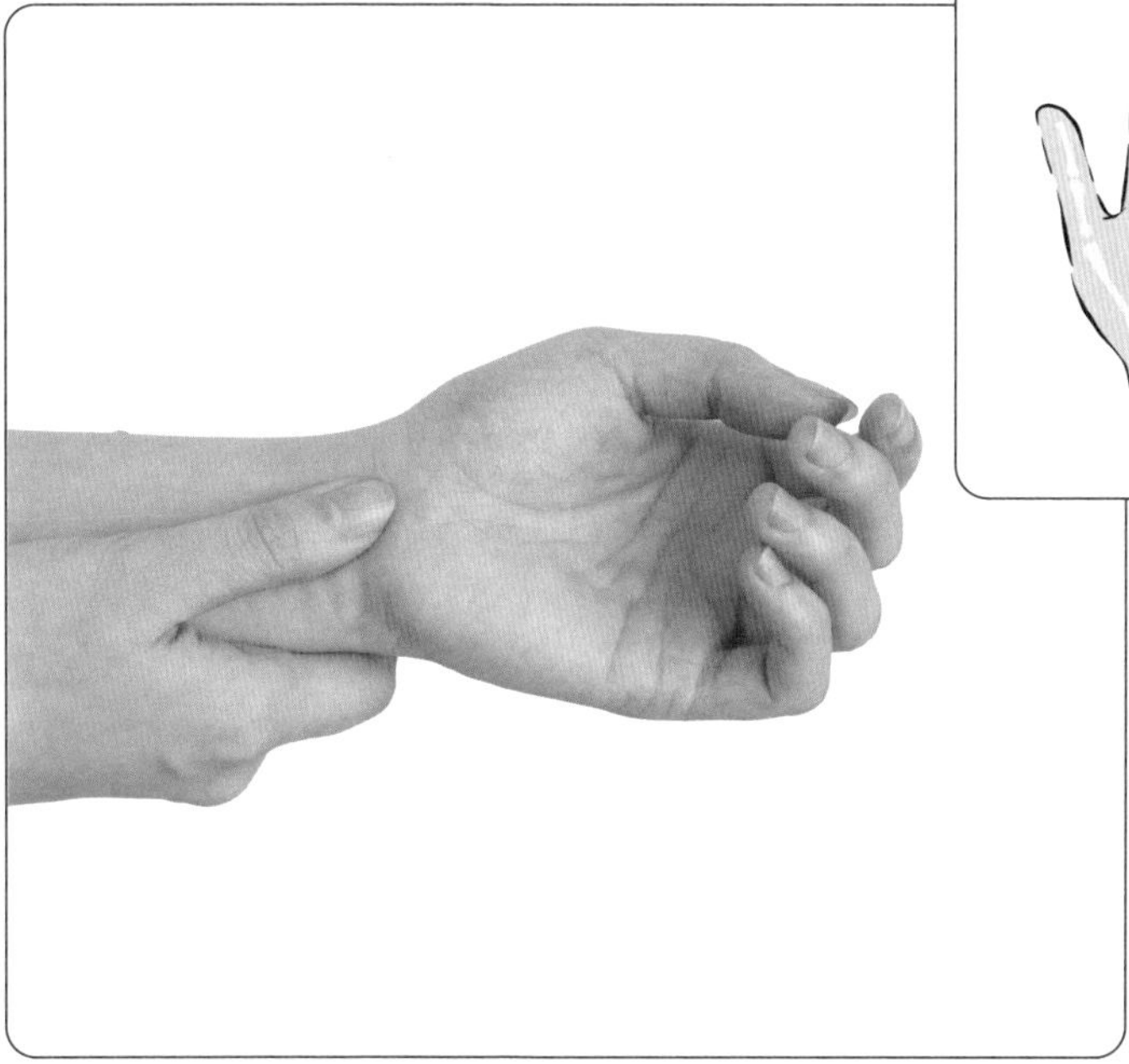

押すところはココ!

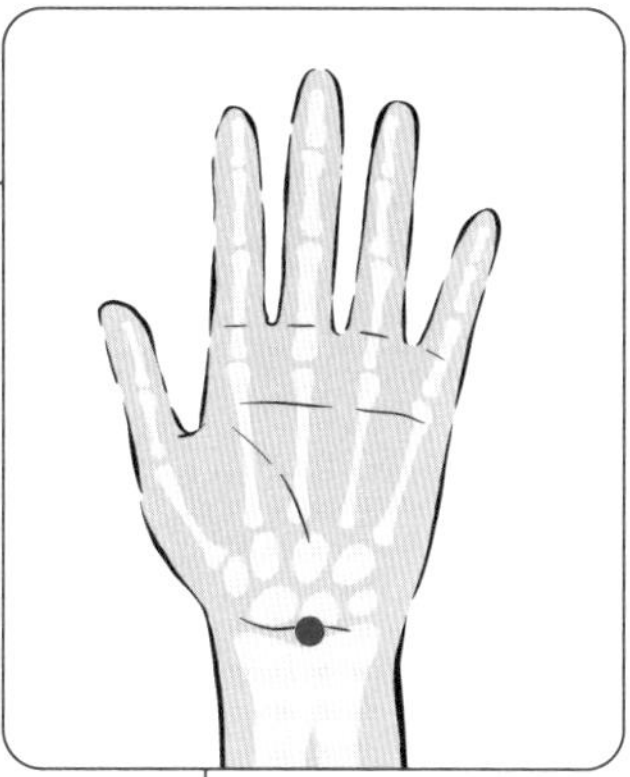

大陵

だいりょう

病院を受診するとバネ指と診断されることが多い症状です。とくに妊娠・出産時や更年期の女性の罹患率が高いとされています。これは、女性ホルモンのバランスの崩れが原因と考えられています。

　大陵は女性ホルモンのバランスを整える効果の高いツボです。定期的にツボ押しをすることで女性特有の症状の緩和も期待できます。

POINT

グーパー運動で指関節を柔軟に

P71の指を思い切り伸ばし、強く握る動作を繰り返すグーパー運動はバネ指の予防にも効果的です。

血と水の巡りを整え、炎症を鎮める

指関節の腫れ

動画はコチラ

手のひらのほぼ真ん中のくぼみを親指で左右各10回、気持ちよいと思う程度の圧で押します。息を吐きながら押し、吸いながら圧を抜きましょう。

押すところはココ!

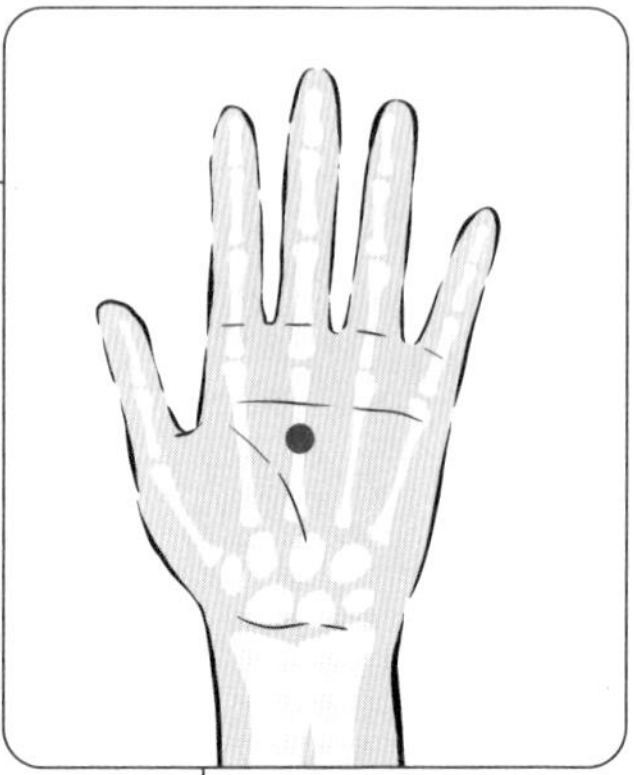

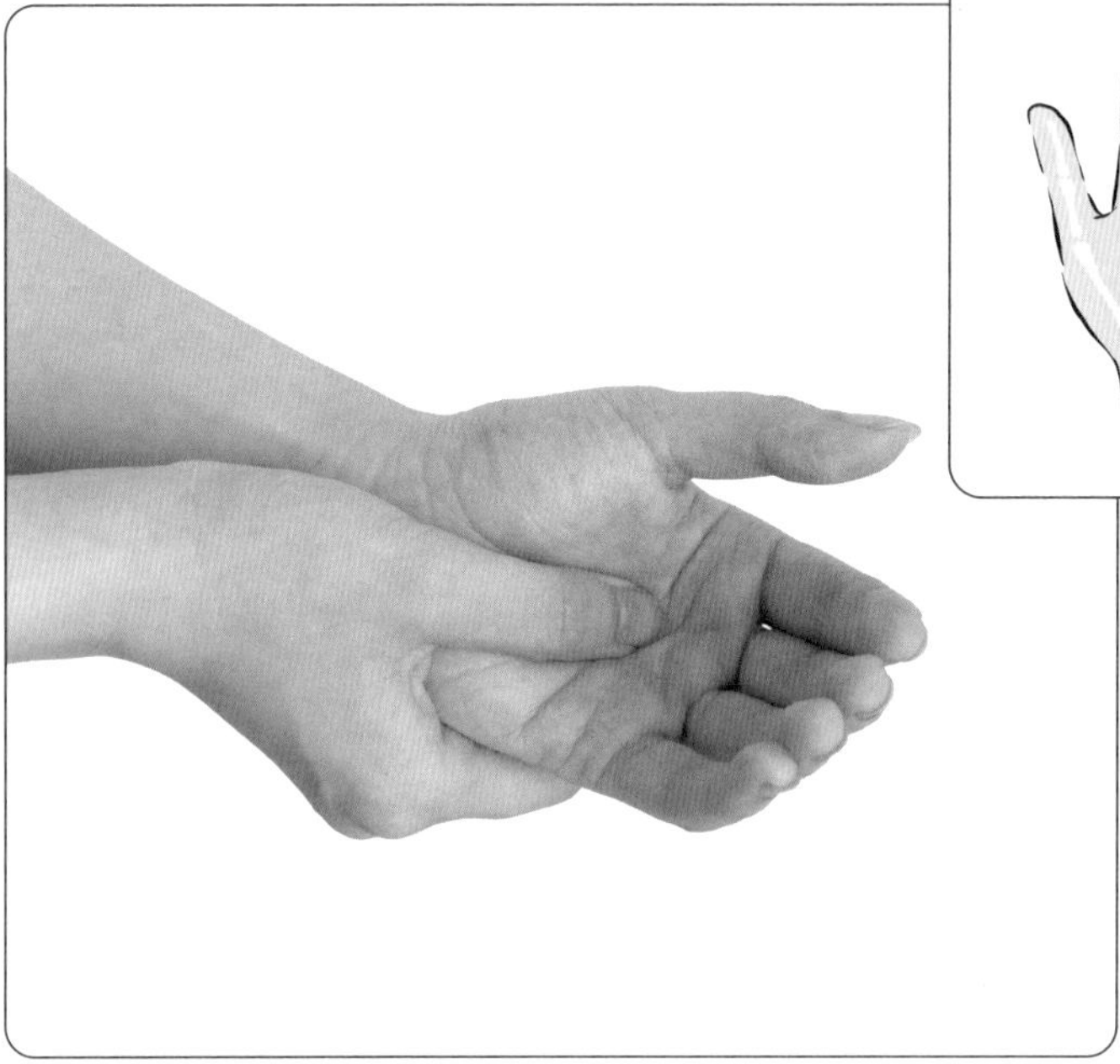

労宮

ろうきゅう

指関節の腫れがともなう疾患は、リュウマチ、腱鞘炎などさまざまです。腫れがひどい場合は細菌感染が疑われるので医療機関を受診しましょう。使いすぎで関節に炎症が起きている場合も腫れが生じます。

東洋医学では、腫れは水と血、炎症は血の滞りが原因と考えられています。それを改善できるのが労宮で、血の巡り、余分な水分の排出を促します。

POINT

労宮は心を癒すツボ

労宮は、自律神経を整え、高ぶった神経を鎮めるリラクゼーションのツボとしても知られています。

血と気（エネルギー）の流れをスムーズに

動画は
コチラ

手足のしびれ

手のひら側の手首を曲げたときにできるしわの中間点を親指で左右各10回、ごく軽い圧で押します。息を吐きながら押し、吸いながら圧を抜きましょう。

押すところはココ!

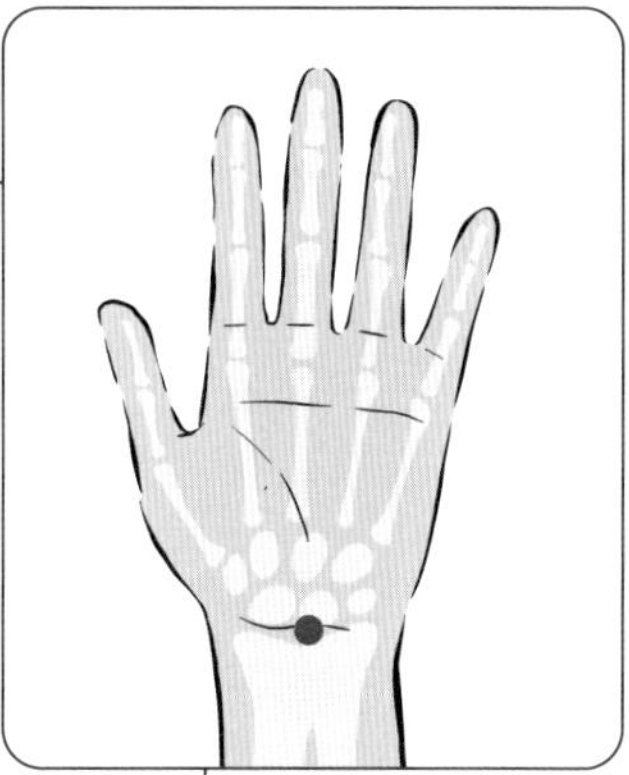

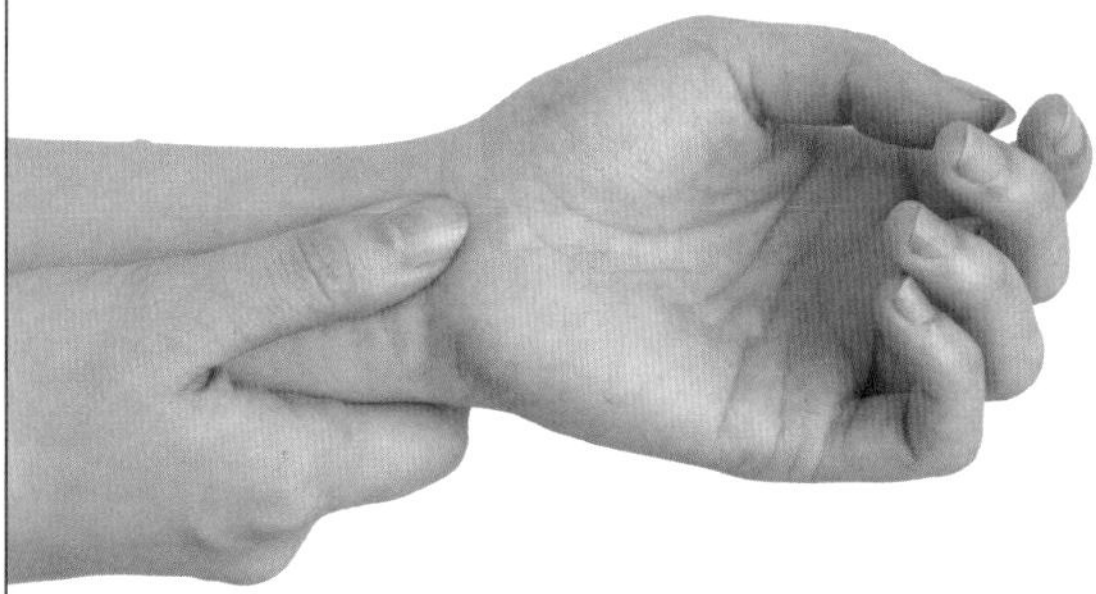

大陵

だいりょう

手足のしびれは血行不良や末梢神経の障害がおもな原因です。ただし、突然しびれが発生したり、手足の色が変わってきたといった場合には脳梗塞などの脳血管障害の恐れもあるため、すみやかに医療機関を受診するようにしましょう。

東洋医学では、気（エネルギー）や血の滞りが原因とされています。大陵はそれらの巡りを改善する特効ツボです。

POINT

気持ちの落ち込みにも!

大陵は気持ちを前向きにしてくれるツボでもあります。気持ちが落ち込んだときに押しましょう。

ツボ押し＋ふくらはぎトレでむくみを改善

動画はコチラ

手足のむくみ

手の甲側で親指と人差し指の骨が合流する部分から人差し指寄りを親指と人差し指を挟むようにして、イタ気持ちいいくらいの強さで押しましょう。

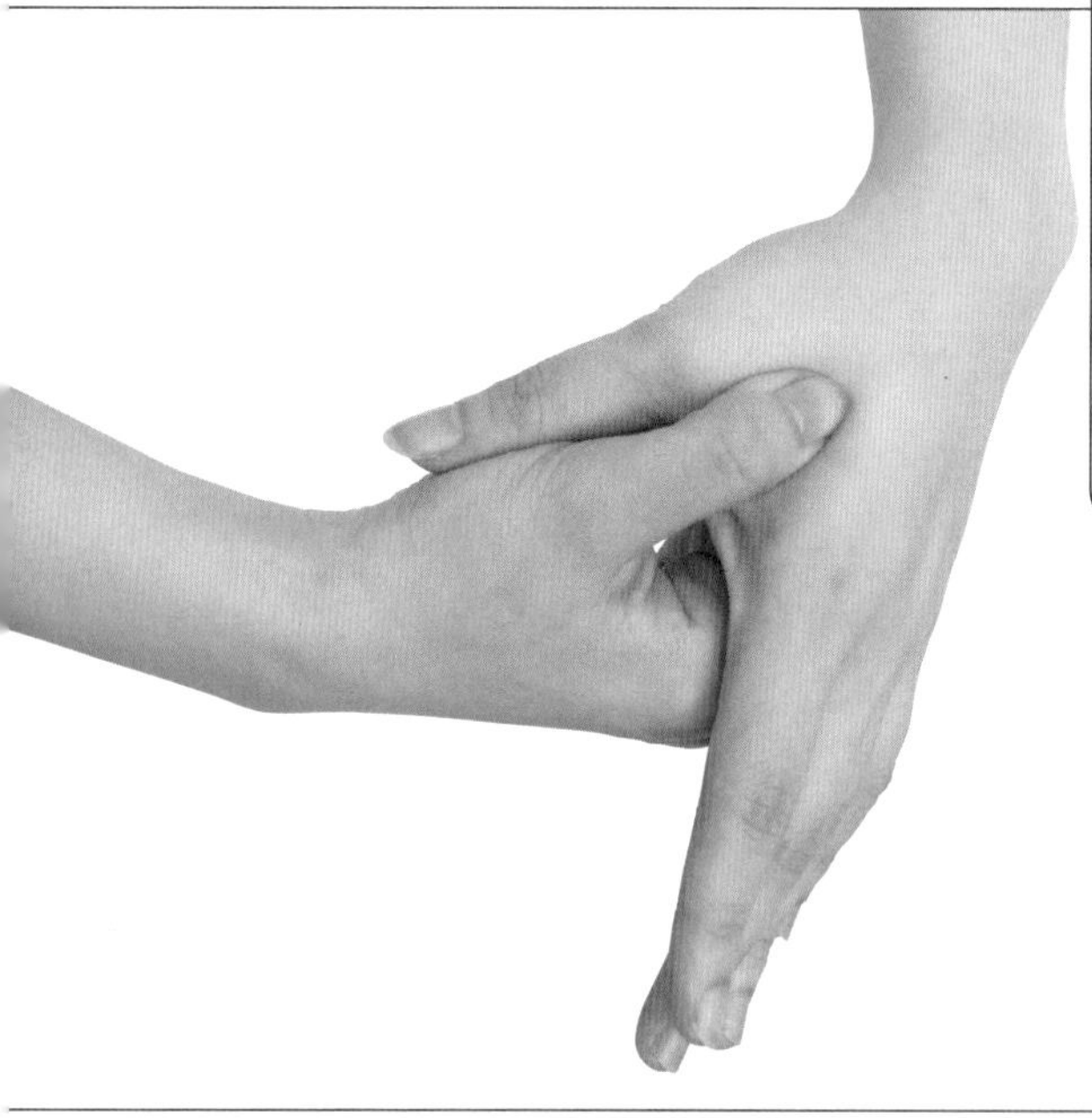

押すところはココ!

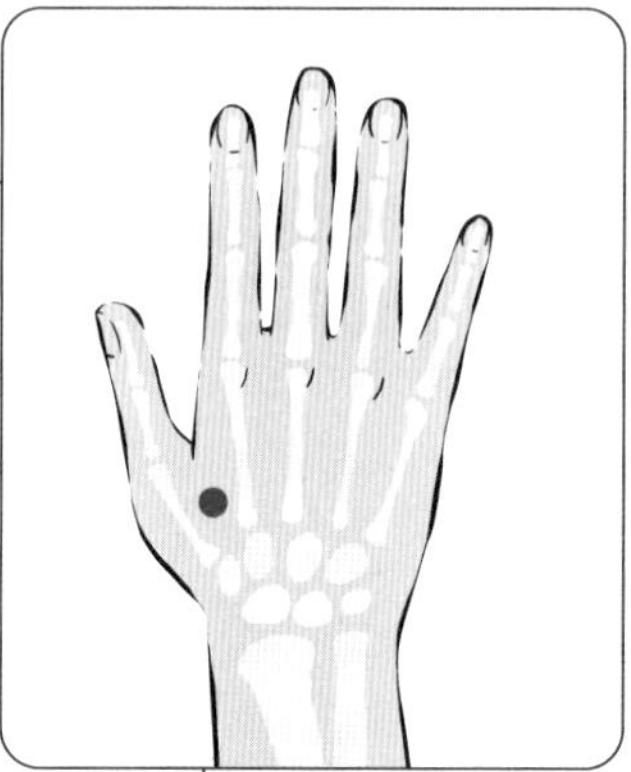

合谷

ごうこく

手

手足のむくみは体の余分な水分がうまく排出されず滞留してしまっていることで発生する症状です。

とくに足のむくみは、ふくらはぎの筋肉の衰えとそれにともなう静脈とリンパ管の流れの滞りが原因となります。静脈の弁が正常に働かないと血液が逆流してむくみが発生します。

手のむくみは合谷、足のむくみは三陰交がおすすめです。いずれも血や水の巡りをよくして余分な水分の排出を促す効果が高いツボです。左ページで紹介しているグーパー運動とカーフレイズが、手や足のむくみ改善には効果的です。

動画は
コチラ

内くるぶしの頂点から指幅4本分上、すねの骨の内側のくぼんでいるところを親指で押します。ツボだけではなく、まわりも押すと効果が高まります。

押すところはココ!

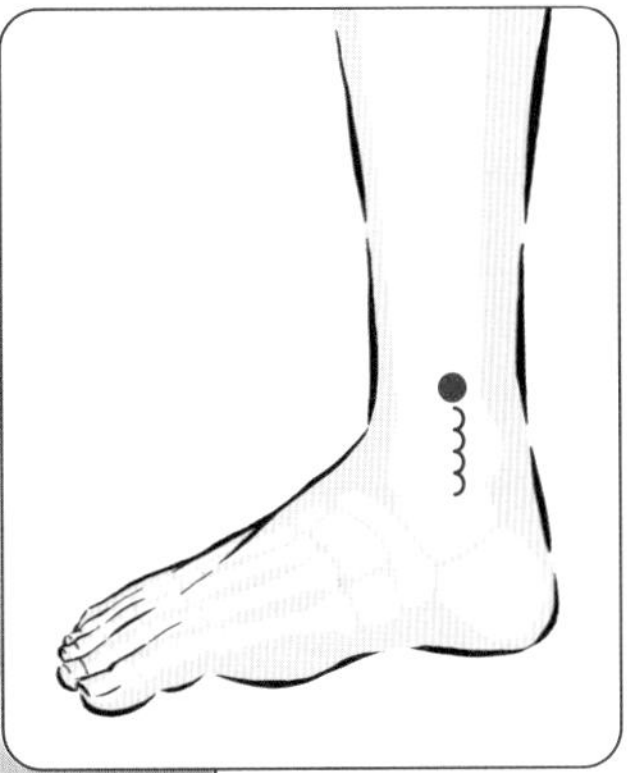

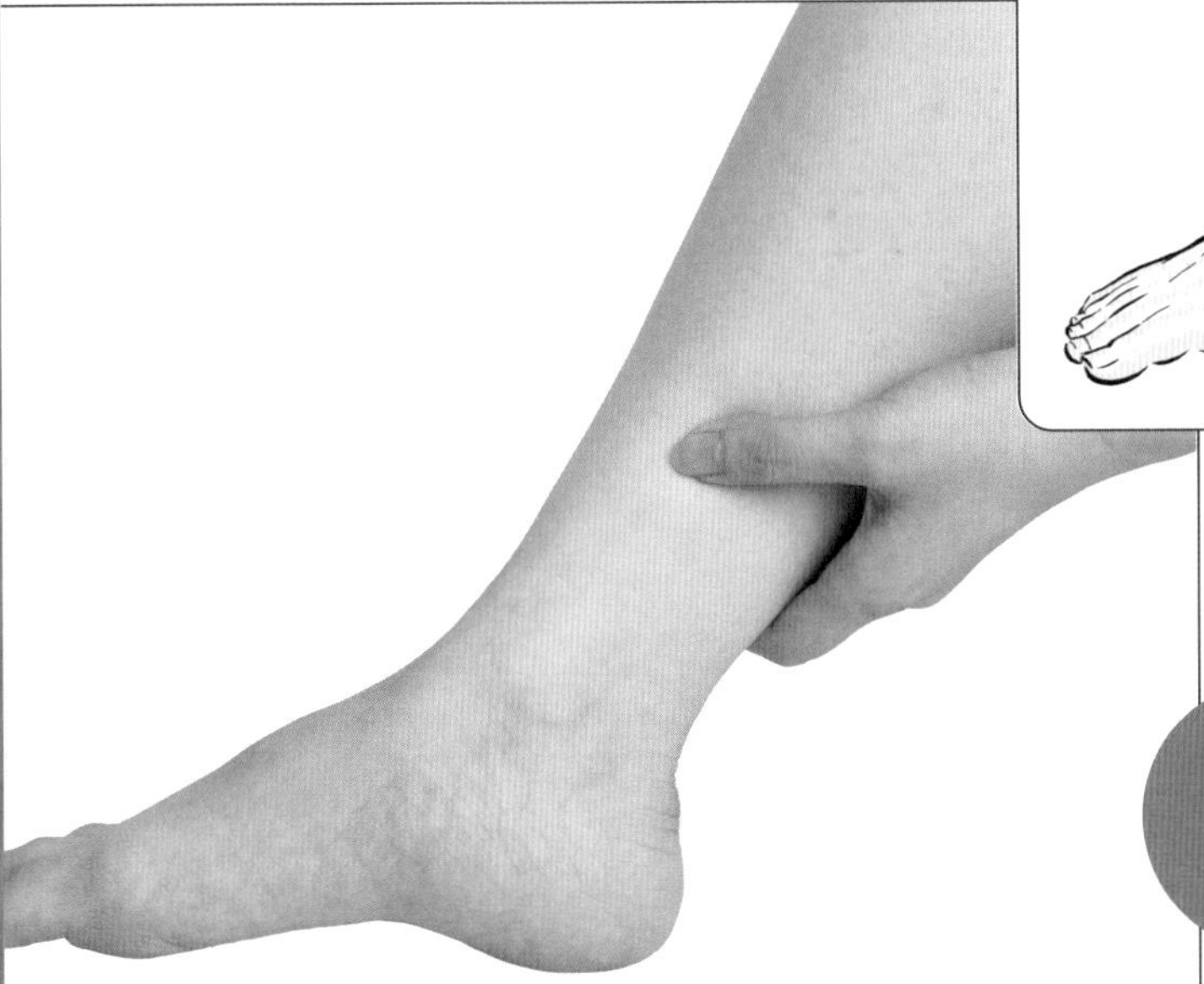

三陰交《さんいんこう》

足

改善

手足のむくみ改善運動

手のむくみには、グーパー運動を。大きく手を広げて指の関節を伸ばすことを強く意識します。足のむくみにはカーフレイズ（カカトの上げ下ろし運動）が有効です。それぞれ1日2回、1回あたり5回程度行いましょう。

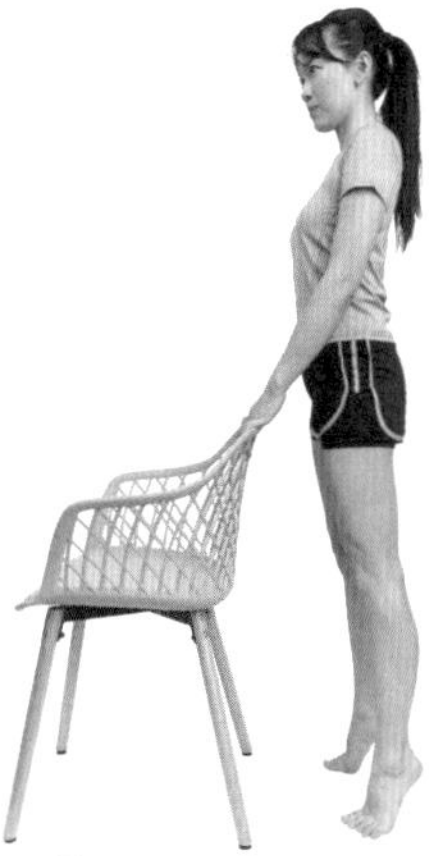

足 カーフレイズ

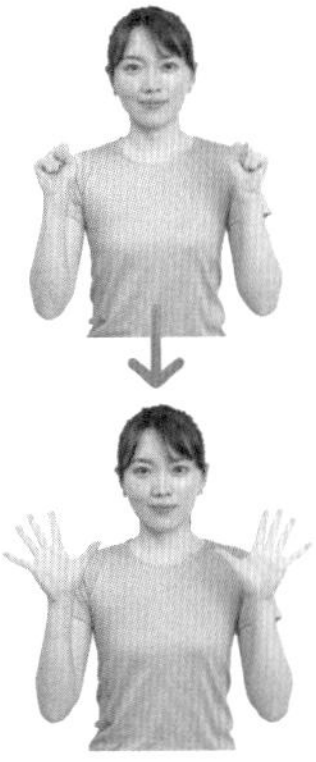

手 グーパー運動

酷使される膝は定期的なケアが必須

膝の痛み

動画はコチラ

膝の皿の内側の上端から指幅3本分上の血海と皿の外側の上端から指幅3本分上の梁丘に3秒かけて圧をかけ、3秒かけて圧を抜いていきます。

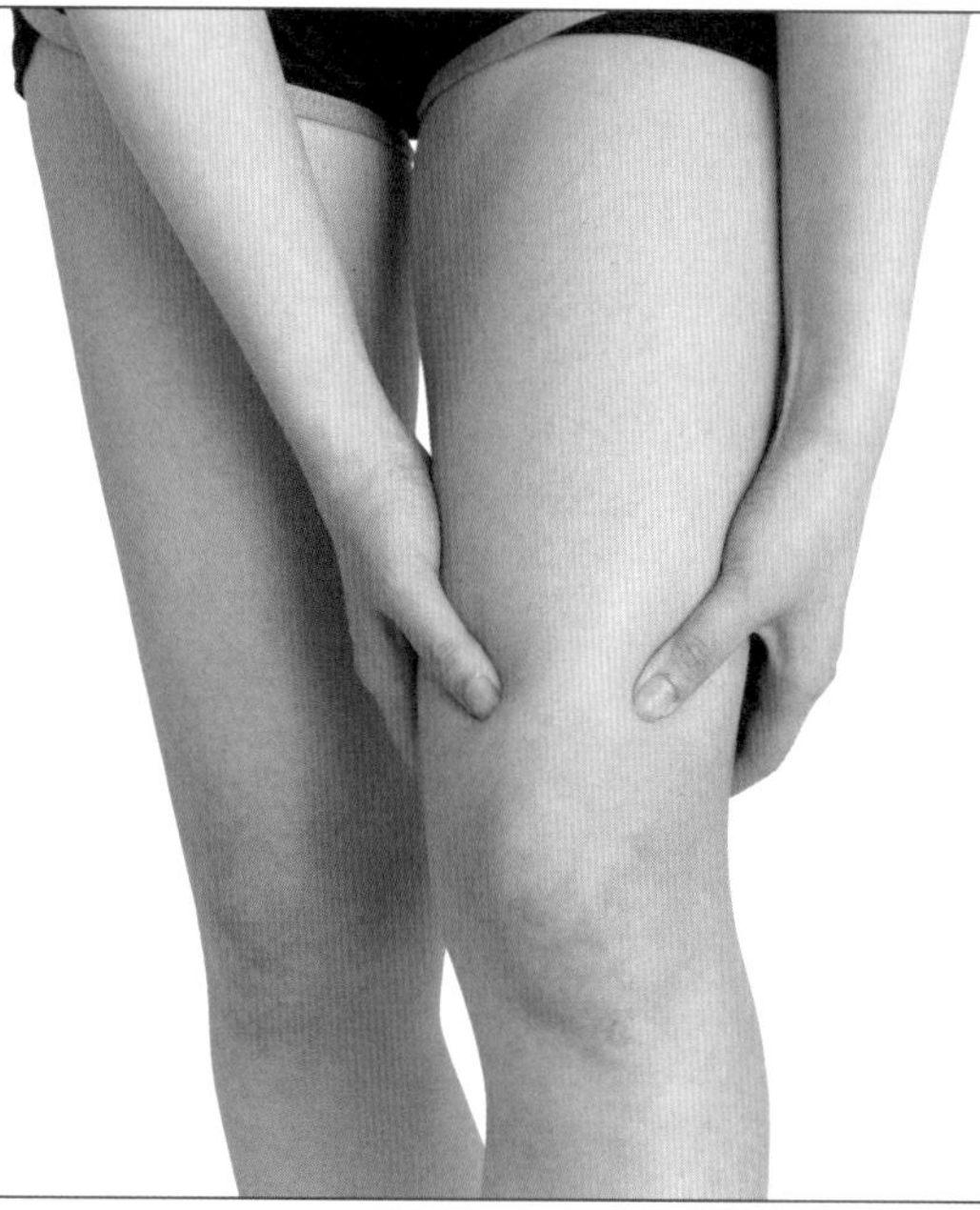

伸ばしたとき

押すところはココ!

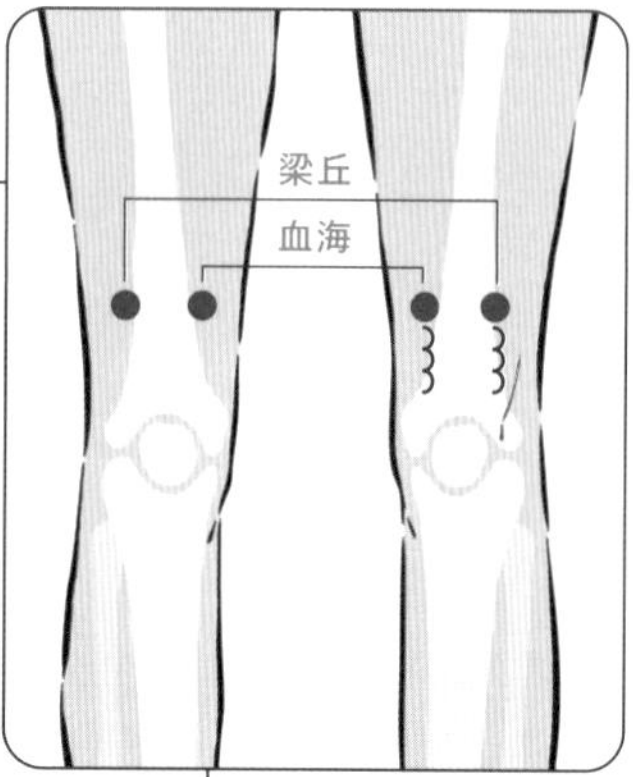

血海・梁丘

けっかい・りょうきゅう

加齢とともに痛みが発生しやすくなる部位が膝です。膝は体のバランスをとるため絶え間なく動いています。そのため関節同士の潤滑油の役割をもつ軟骨のすり減りが早く、痛みが出やすくなるのです。また、膝を支える太腿の筋肉不足も膝痛の原因となります。

膝の痛みを緩和するツボは伸ばすときに痛む場合と、曲げるときに痛む場合で異なります。伸ばすときに痛む場合は血海・梁丘を、曲げるときに痛む場合は内膝眼・外膝眼を押します。いずれも急性期の強い痛みを緩和する効果があります。膝裏の痛みには委中がおすすめです。

動画は
コチラ

膝を曲げたときにできる皿の真下のくぼみの左右を親指で優しくもみましょう。痛みが外側にある場合は外側を、内側にある場合は内側を重点的に。

押すところはココ!

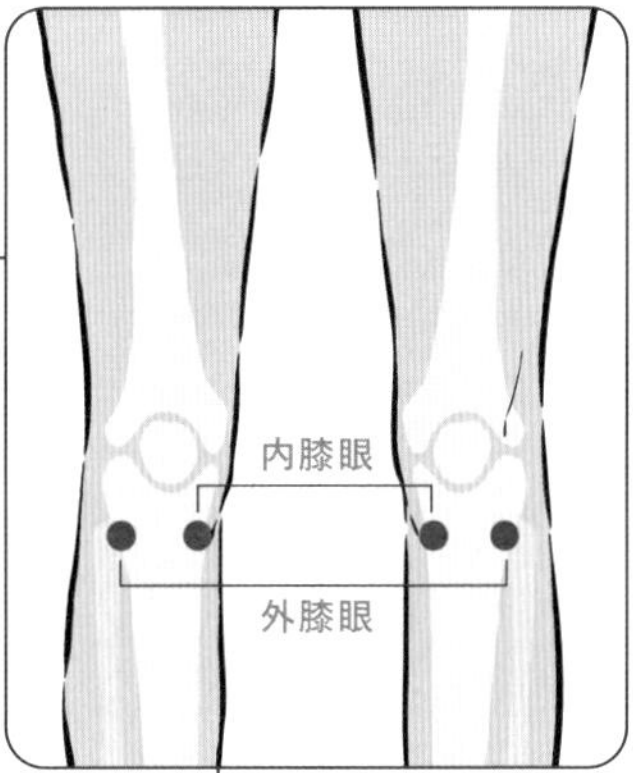

内膝眼
外膝眼

ないしつがん
がいしつがん

曲げたとき

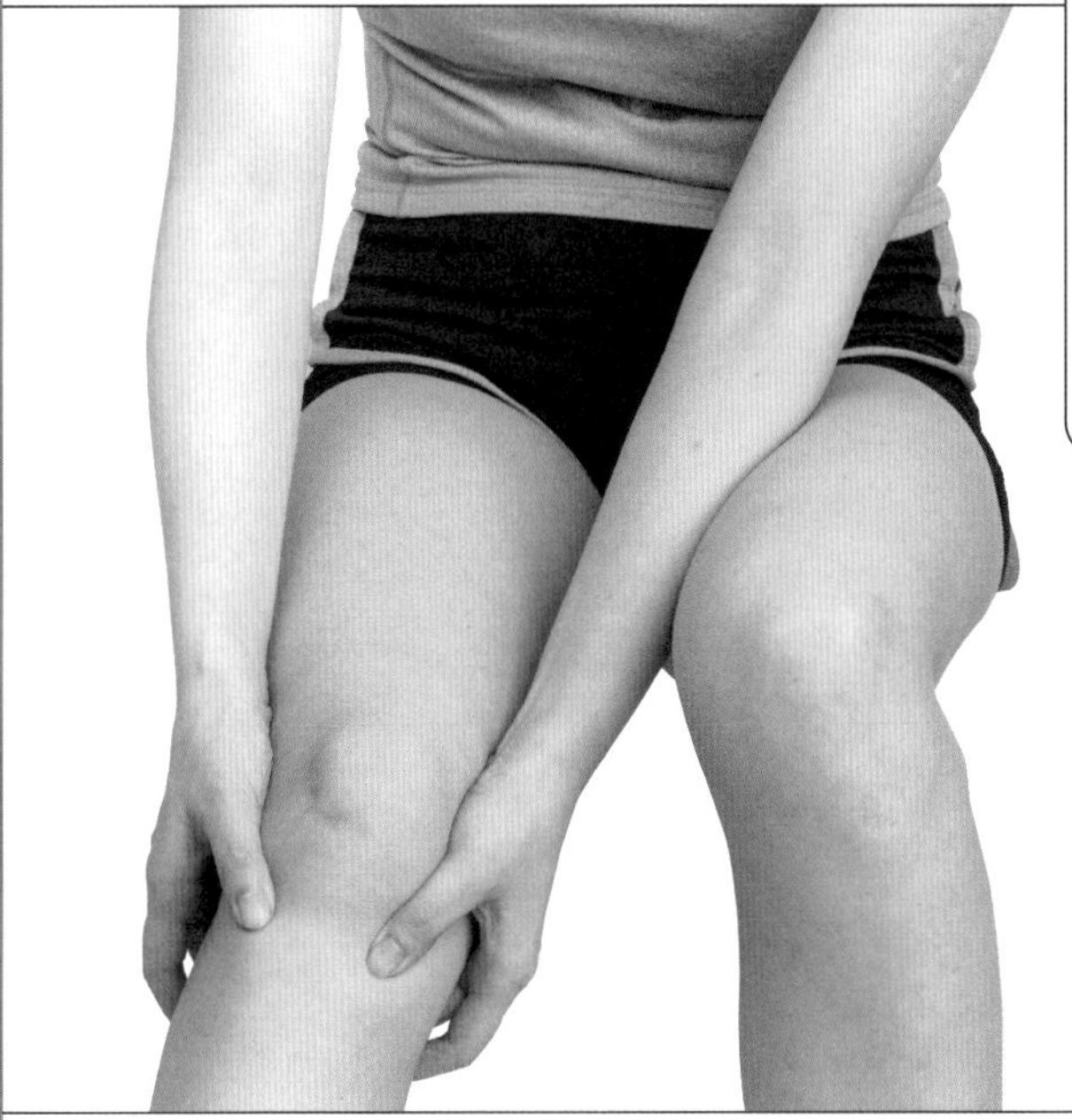

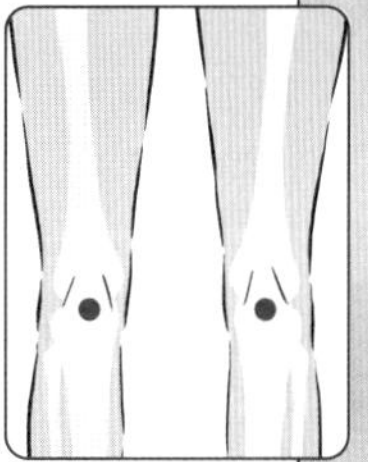

押すところはココ!

委中

いちゅう

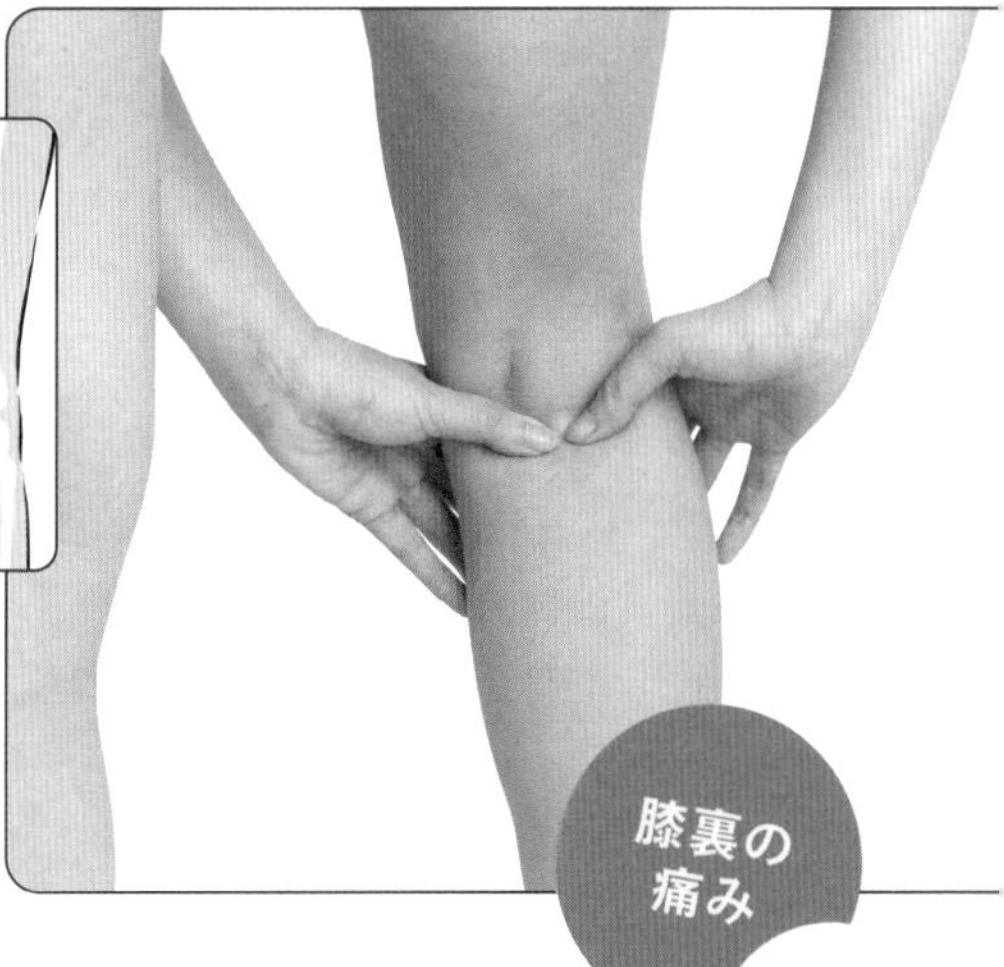

動画は
コチラ

膝裏の横じわの中央を親指でイタ気持ちいいくらいの強さで押し、5秒キープします。さらにゆっくり円を描くようにもむと効果が高まります。

膝裏の痛み

股関節まわりの筋肉をほぐして痛みをとる

股関節の痛み

動画はコチラ

お尻のやや外側、力を入れるとくぼみができるところを親指で強めに押しましょう。テニスボールをツボに置いて3～5分刺激するとより効果的です。

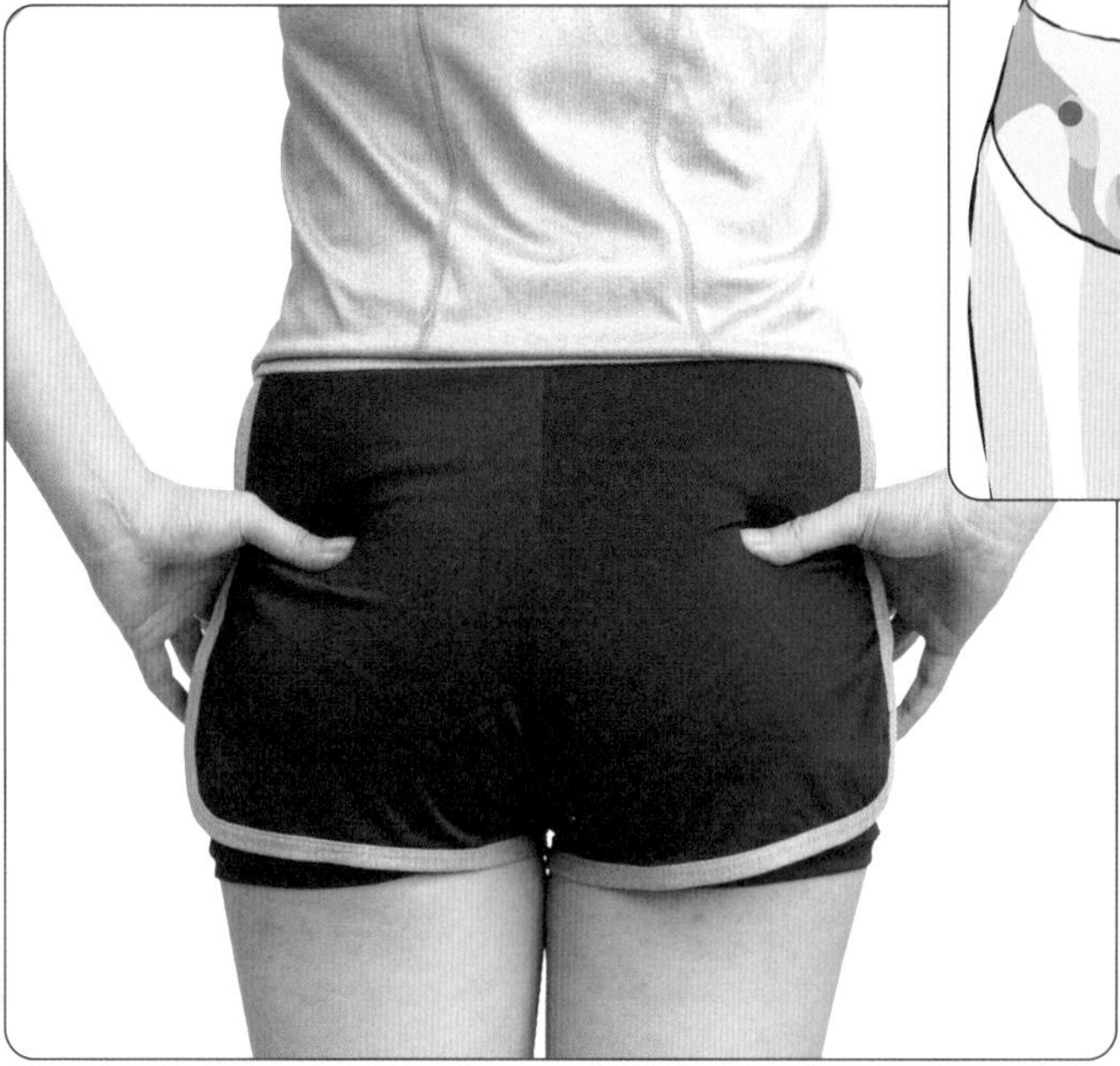

押すところはココ!

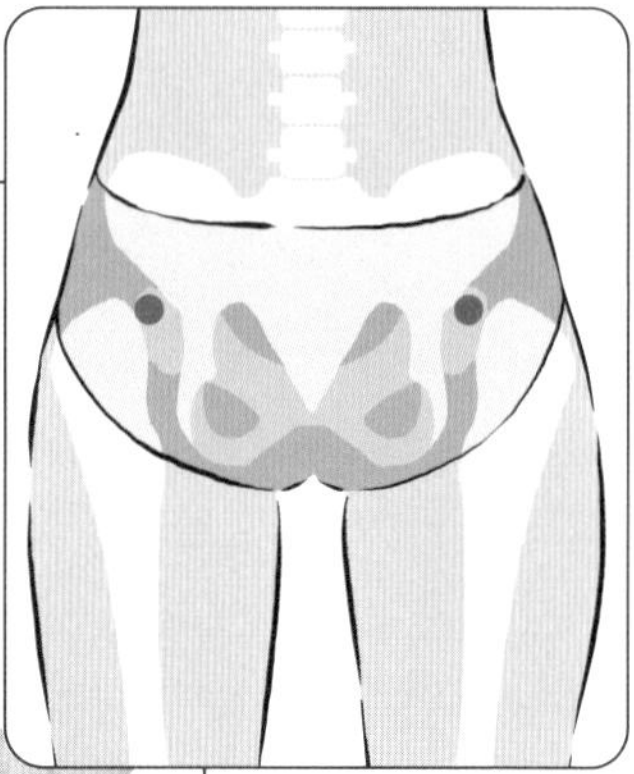

環跳

かんちょう

POINT

テニスボールで圧を強める

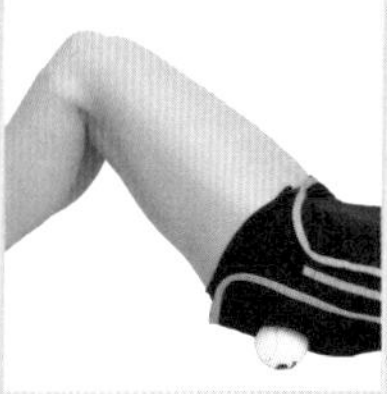

股関節の痛みの最大の原因は股関節まわりの筋肉の硬さにともなう血行不良です。

股関節は足の動きと上半身の動きのバランスをとる部位のため負担が大きく、硬くなりやすいのです。

環跳は股関節まわりの筋肉の柔軟性を保ち、血行を改善する効果の高いツボです。また、腰痛やお尻の痛みや足のしびれの緩和にも効果があります。

筋肉の疲れをとり、たっぷりの水分補給を

足がつる（ふくらはぎ・足裏）

動画は
コチラ

膝の裏とくるぶしの中間、アキレス腱から真上にたどった筋肉の分かれ目を両方の親指でゆっくり圧をかけていきます。ぎっくり腰の痛みの緩和にも。

押すところはココ!

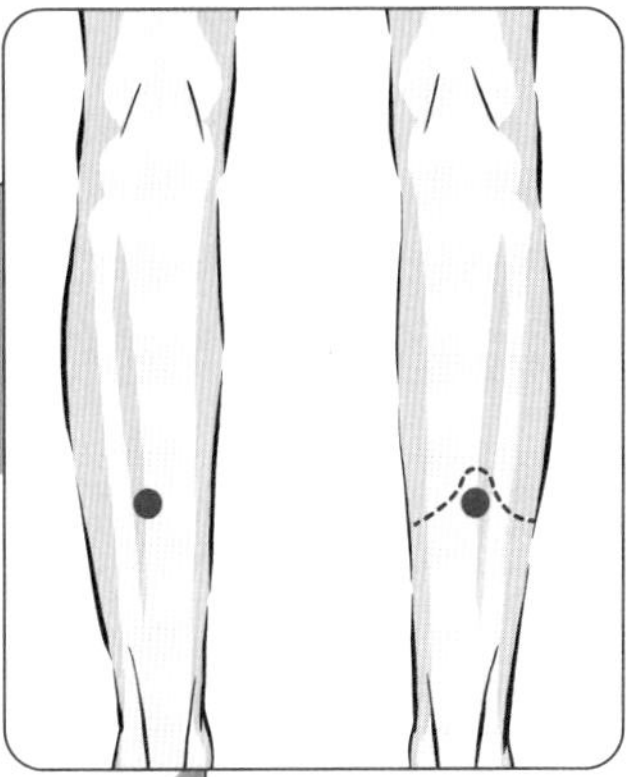

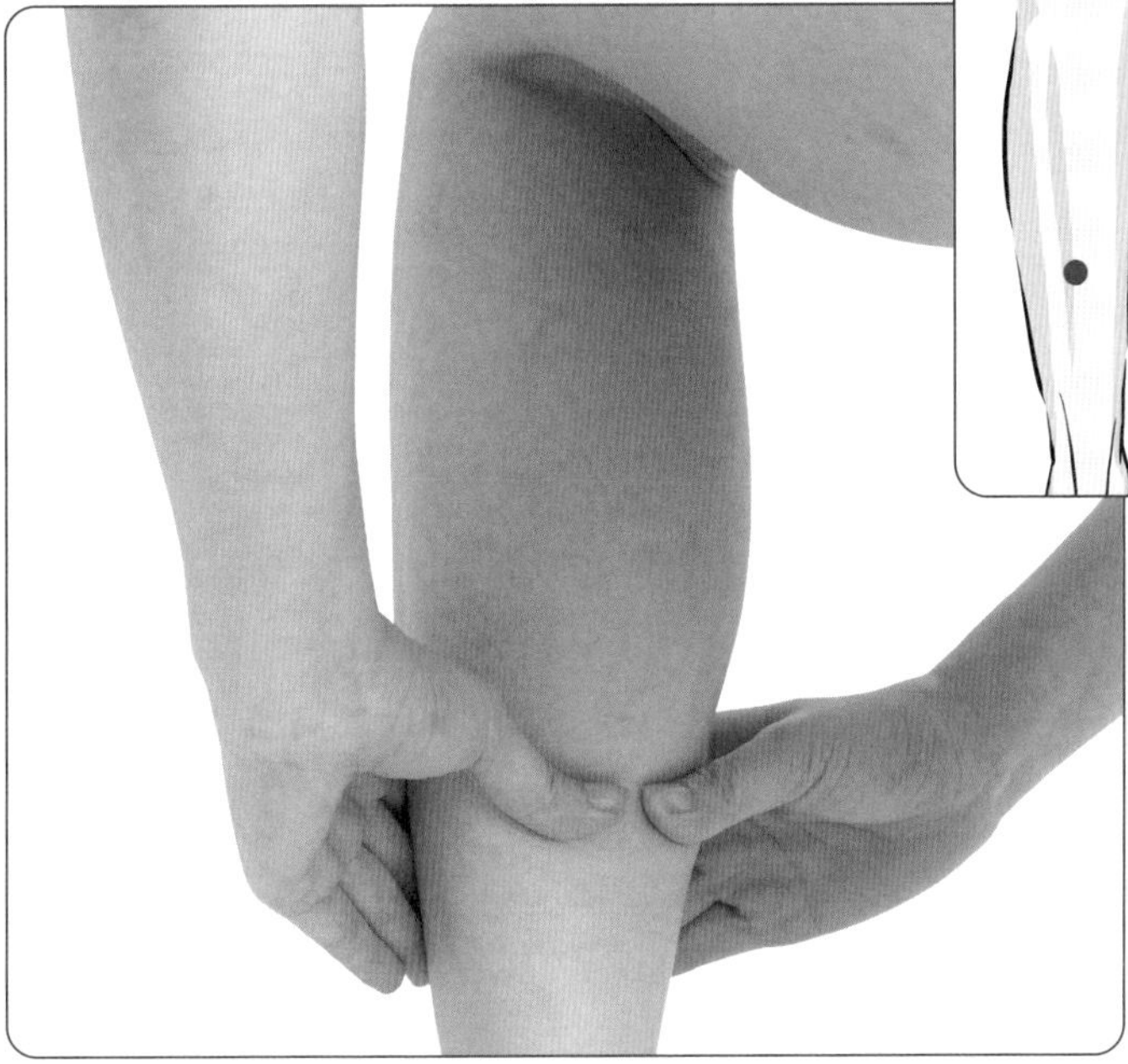

承山

しょうざん

つりとは筋肉のけいれんのことで、そのメカニズムについては未だ謎が多いのですが、少なくとも筋肉疲労や血行不良、脱水、栄養の偏りがあると発症しやすいことはわかっています。

承山は筋肉のけいれんを鎮める即効性のあるツボです。また、腰から足にかけての関節や筋肉の疲れを癒す効果も高いため、足の疲労回復促進や腰痛の緩和にも効果を発揮します。

また、足のつりは睡眠中に発生しやすく、これは脱水が関与しているといわれています。夜に足がつりやすいという人は就寝前にコップ1杯の水を飲むようにしましょう。

定期的なツボ押しで疲労をためない

足首・アキレス腱痛

動画はコチラ

内くるぶしとアキレス腱の間のくぼみを親指と人差し指で挟んで親指で押します。足が冷えている場合、入浴して温めてから押すと、より効果的です。

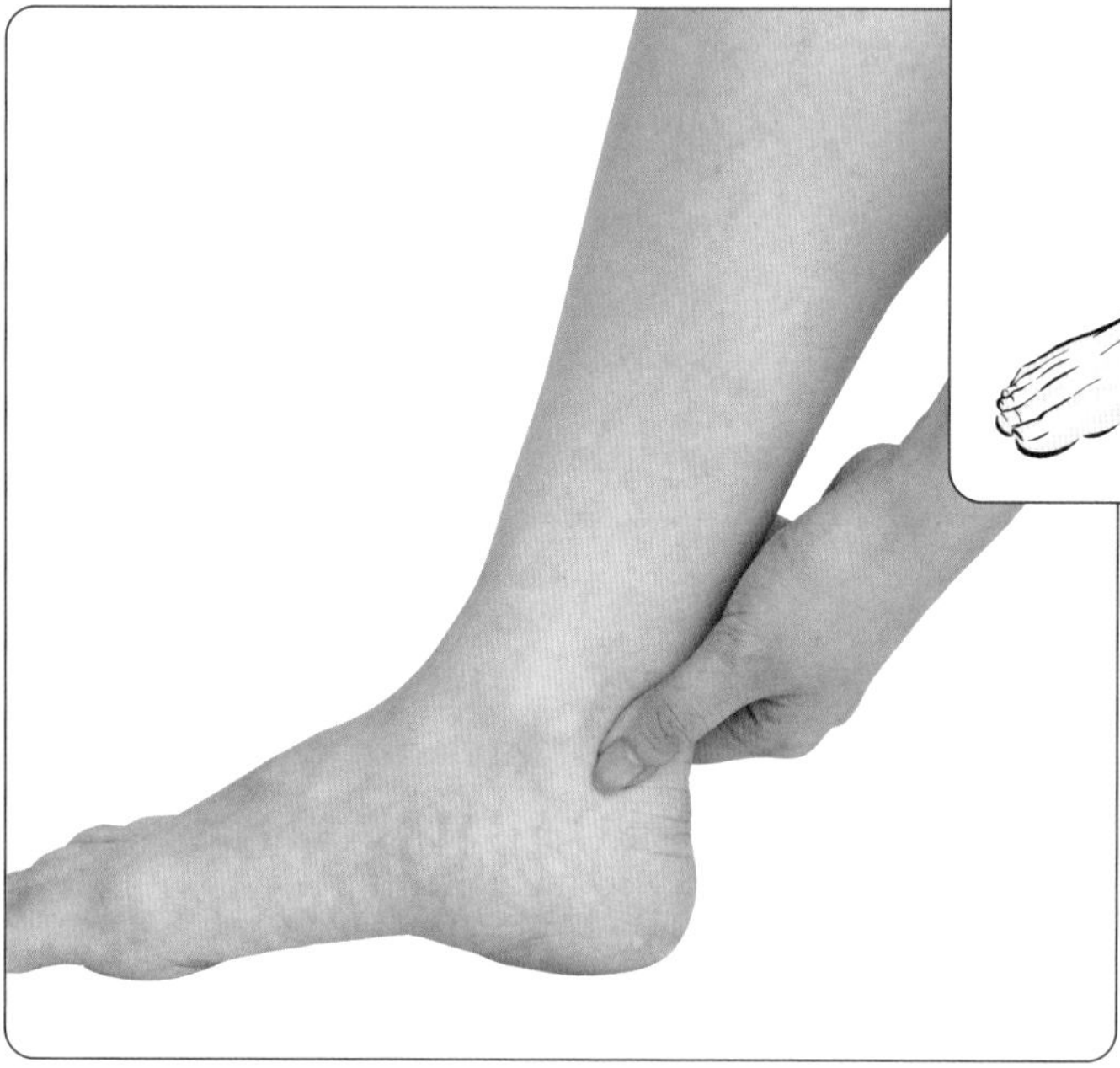

押すところはココ！

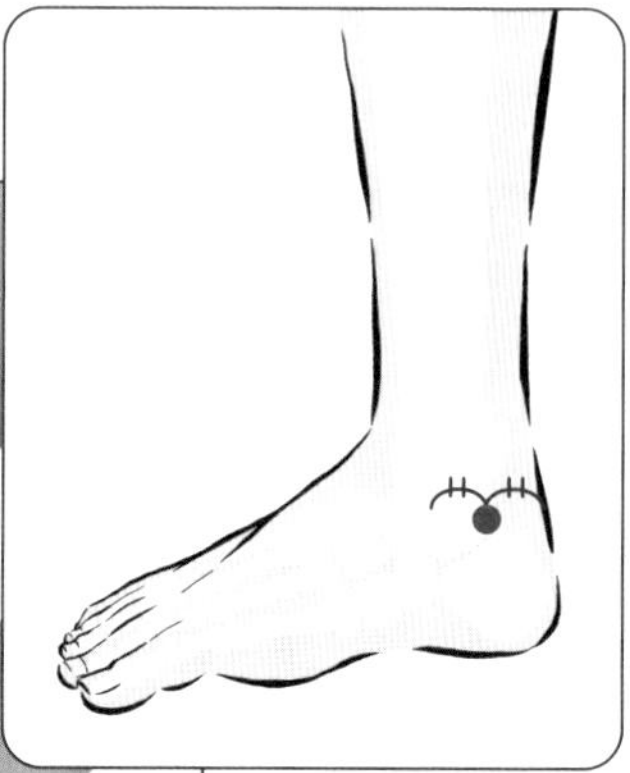

太渓

たいけい

足首やアキレス腱の痛みの最大の原因は疲労の蓄積です。足首やアキレス腱は歩行時の地面からの衝撃をダイレクトに受ける部位のため、疲労がたまりやすく、繰り返される負担により炎症を起こしてしまうのです。とくに、普段運動しない人は要注意です。

太渓は関節炎の痛みの癒し&予防効果が高いツボです。また、足がつったときにも有効です。

POINT

柔軟性を維持しよう

歩く前や運動前には足首まわりを柔軟にするストレッチを。アキレス腱伸ばしがおすすめです。

痛みがあるうちは安静に。ツボ押しで痛みを分散

動画は
コチラ

ねんざ

外くるぶしの真下の少し前側にあるくぼみに親指でゆっくり圧をかけていきます。捻挫後に長く残る痛みの緩和にとくに効果的です。

押すところはココ!

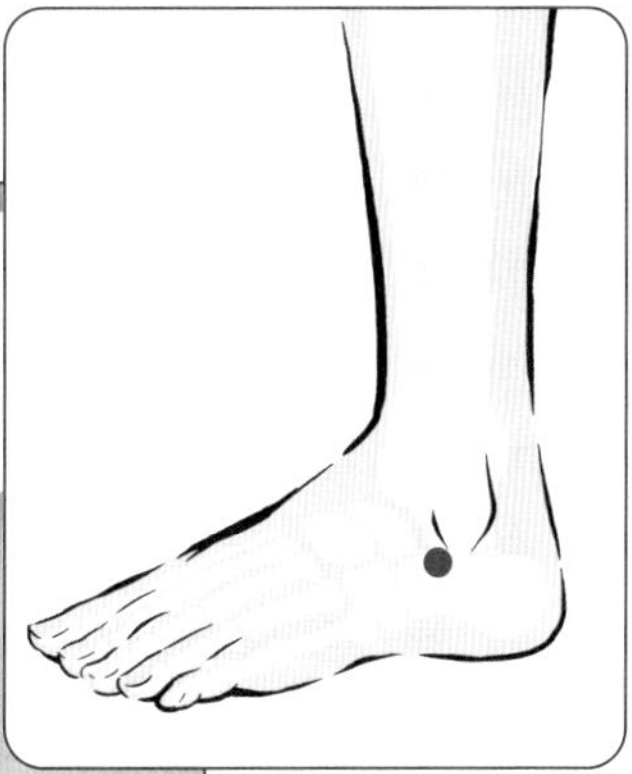

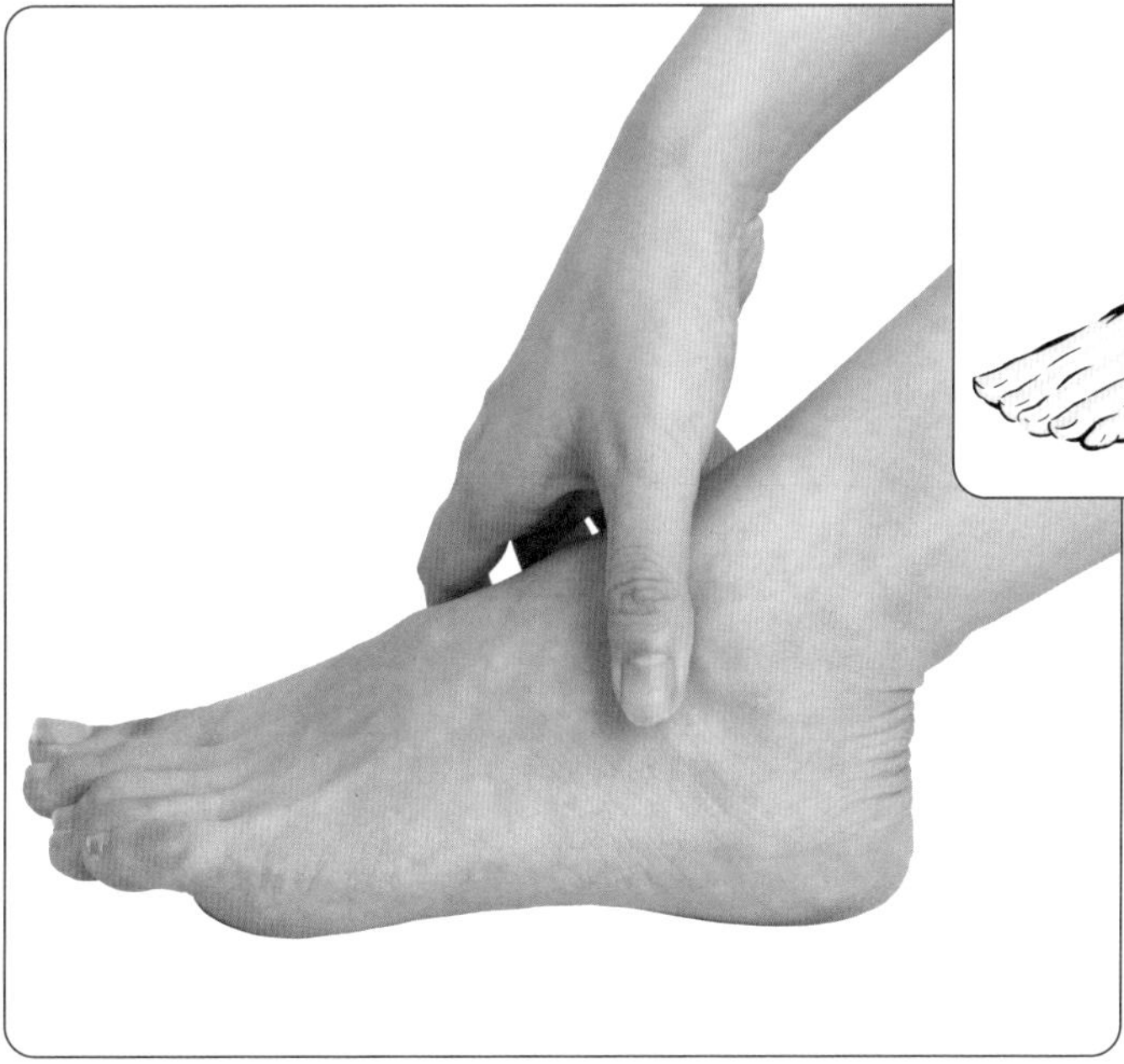

丘墟

きゅうきょ

ねんざは、転倒などにより関節に無理な力がかかり、可動域を超えて曲がりすぎたり、伸ばされることで発生します。痛みが強いうちは安静にしていることが重要です。

　丘墟は、痛みを分散させる効果のあるツボです。また、ねんざ特有の長く残る痛みの改善に有効なので、強い痛みがひいた後も継続的に刺激することをおすすめします。

POINT

ねんざ癖をつけないために

一度ねんざをした部位をサポーターやテーピングで固定すると繰り返しのねんざを予防できます。

足裏にたまった疲労物質の排出を促す

足裏の痛み

動画は
コチラ

内くるぶしとかかとの中間点を親指と人差し指で挟み、イタ気持ちいいくらいの強さで5秒押します。さらに円を描くように親指を動かしましょう。

押すところはココ!

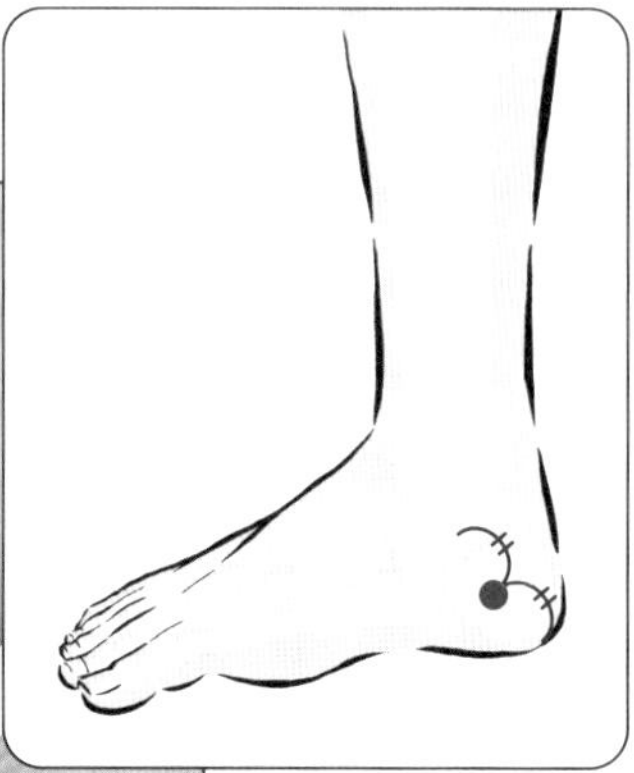

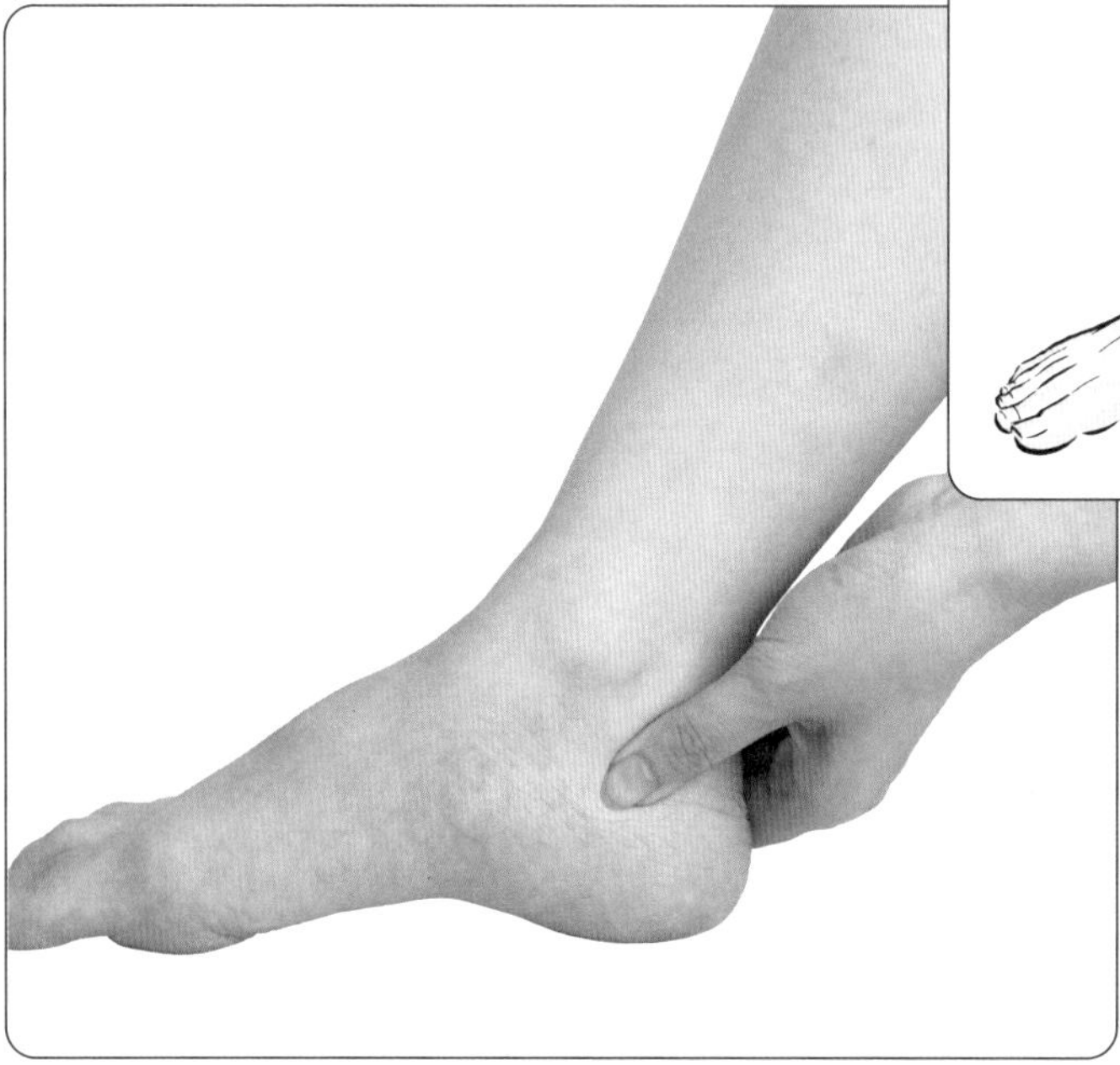

水泉

すいせん

足裏の痛みの原因は使いすぎによる疲労の蓄積です。更年期を迎えた運動不足の人、足がむくみやすい人、立ち仕事が多い人は症状が出やすい傾向があります。悪化すると足底腱膜炎に罹患することもあります。

痛みの改善・予防策は、足裏の筋肉の緊張をほぐして、たまった疲労物質（老廃物）の排出を促すことです。

水泉は、足裏にたまった老廃物の排出を促すツボで、足底腱膜炎の痛みの緩和にも有効です。また、足のむくみや筋肉疲労にも効果的です。立ち仕事に従事する人や更年期を迎えた人は定期的な刺激をおすすめします。

PART 2

メンタル・全身
+女性のための
症状別
ツボ図鑑

心の不調や更年期障害、PMSにともなう不調は
急性のものから慢性的なものまでさまざまです。
この章では、急性の症状を鎮めるだけではなく、
慢性化してしまった不調を
根本解決するためのツボも紹介します。

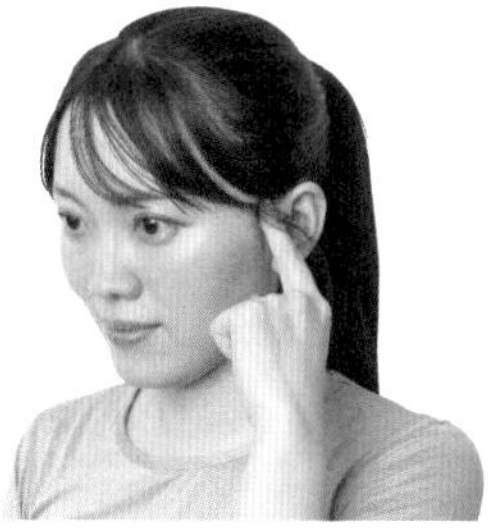

深い呼吸とツボ押しで交感神経を鎮める

不安・緊張（気分が落ち込む）

動画は
コチラ

左右の乳首を結んだ線の真ん中、硬い骨がある部分をゆっくりと呼吸をしながら親指で2～3回押します。手を握って軽く数回叩いてもOKです。

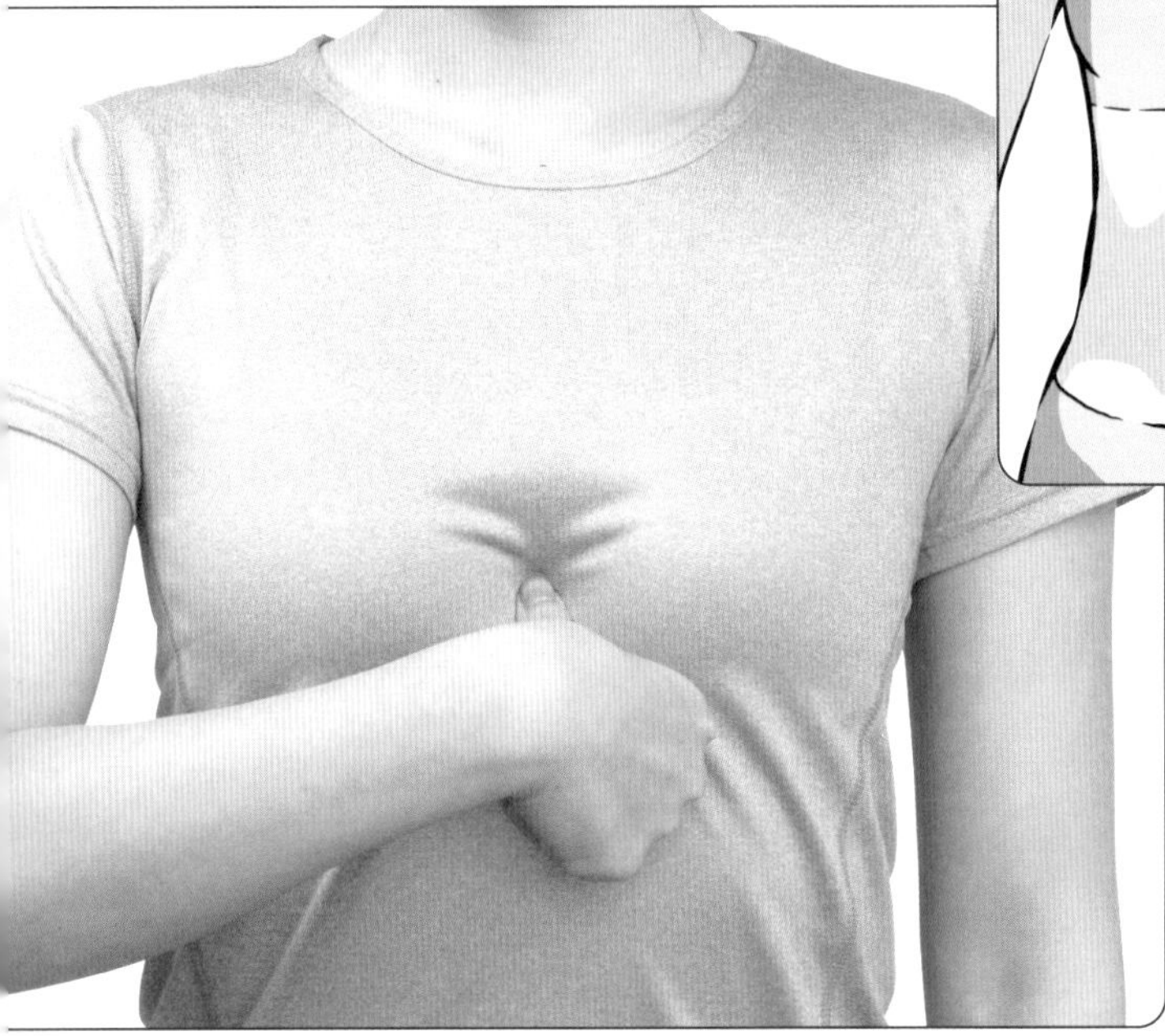

押すところはココ!

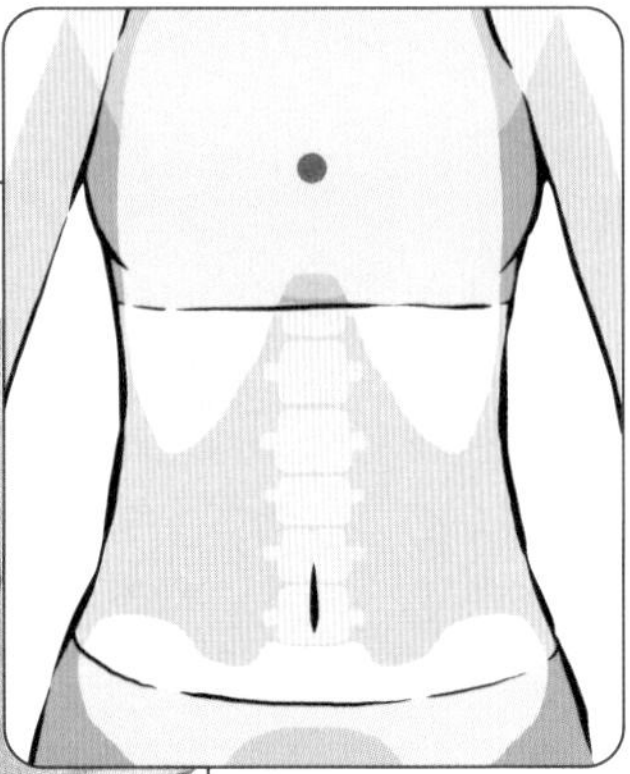

膻中

だんちゅう

誰しも不安や緊張は感じるものですが、過度になると自律神経のバランスが崩れて体にさまざまな不調が発生します。

不安や緊張を悪化させるのが浅い呼吸です。呼吸が浅くなると神経を高ぶらせる交感神経が活発となり、不安や緊張がよりいっそう増してしまうのです。

不安や緊張を感じたら、その場で深呼吸を。あわせて、膻中と内関を押すと、興奮状態となっている交感神経が鎮まり、自律神経のバランスが整い、心が落ち着きます。

口呼吸はNGです。自然に呼吸が浅くなり、交感神経の興奮を誘発してしまいます。

動画は
コチラ

手のひら側、手首のしわから指幅3本分ほど肘寄りを親指で強めに押します。精神を安定させる効果が高いため、定期的に押すことをおすすめします。

押すところはココ!

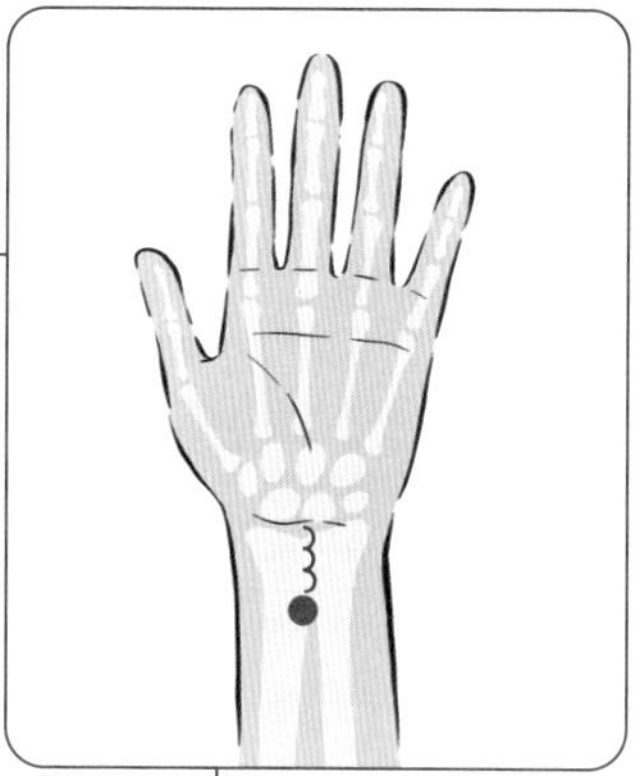

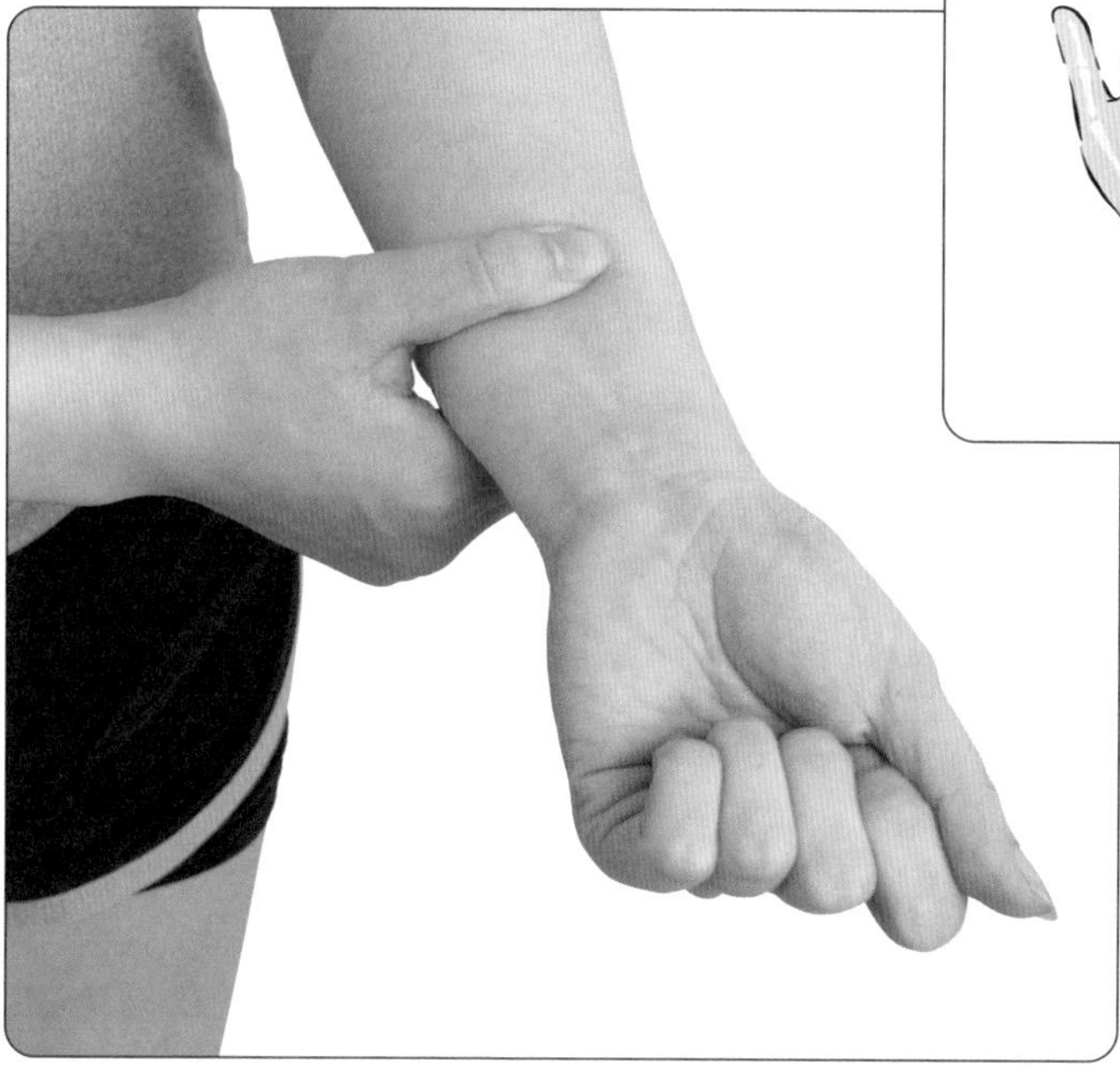

内関

ないかん

改善

心が落ち着く呼吸法

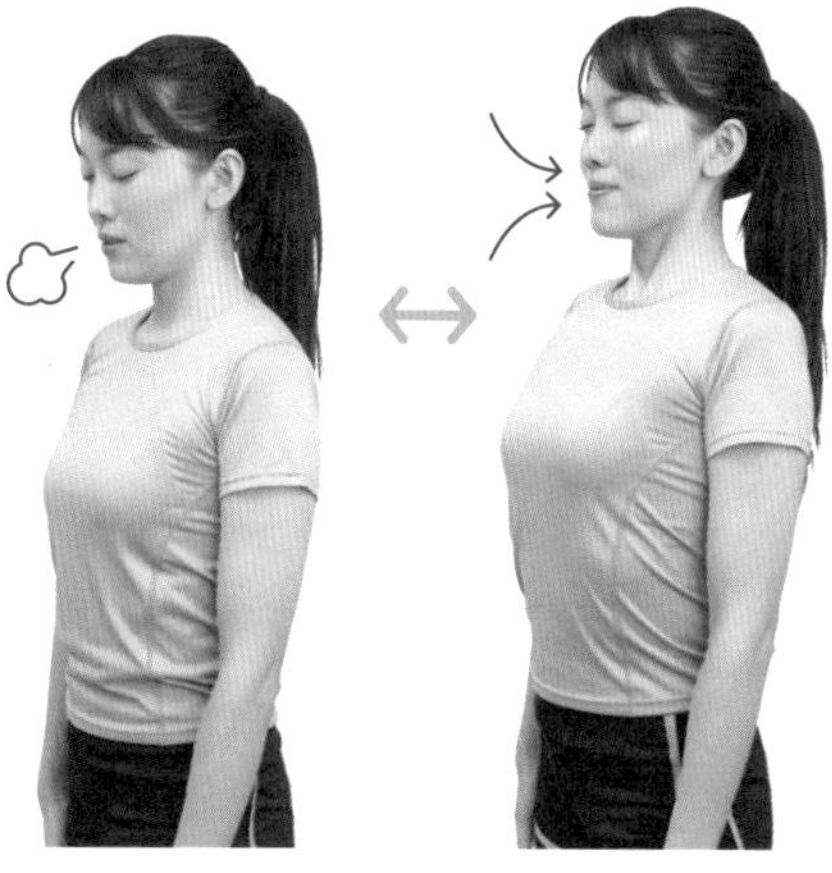

深呼吸は想像以上に即効性があります。不安や緊張を感じたら、すぐに深呼吸を。口から息を吐ききり、その後、鼻からゆっくり、深く息を吸い、吸いきったら今度は口から息をゆっくり吐ききります。これを心が落ち着くまで繰り返しましょう。

イラッとしたら速攻で合谷を押す！

イライラ（落ち着かない）

動画は
コチラ

手の甲側で親指と人差し指の骨が合流する部分から人差し指寄りをやや強めにもみましょう。左右各30回程度、押してはもむを繰り返します。

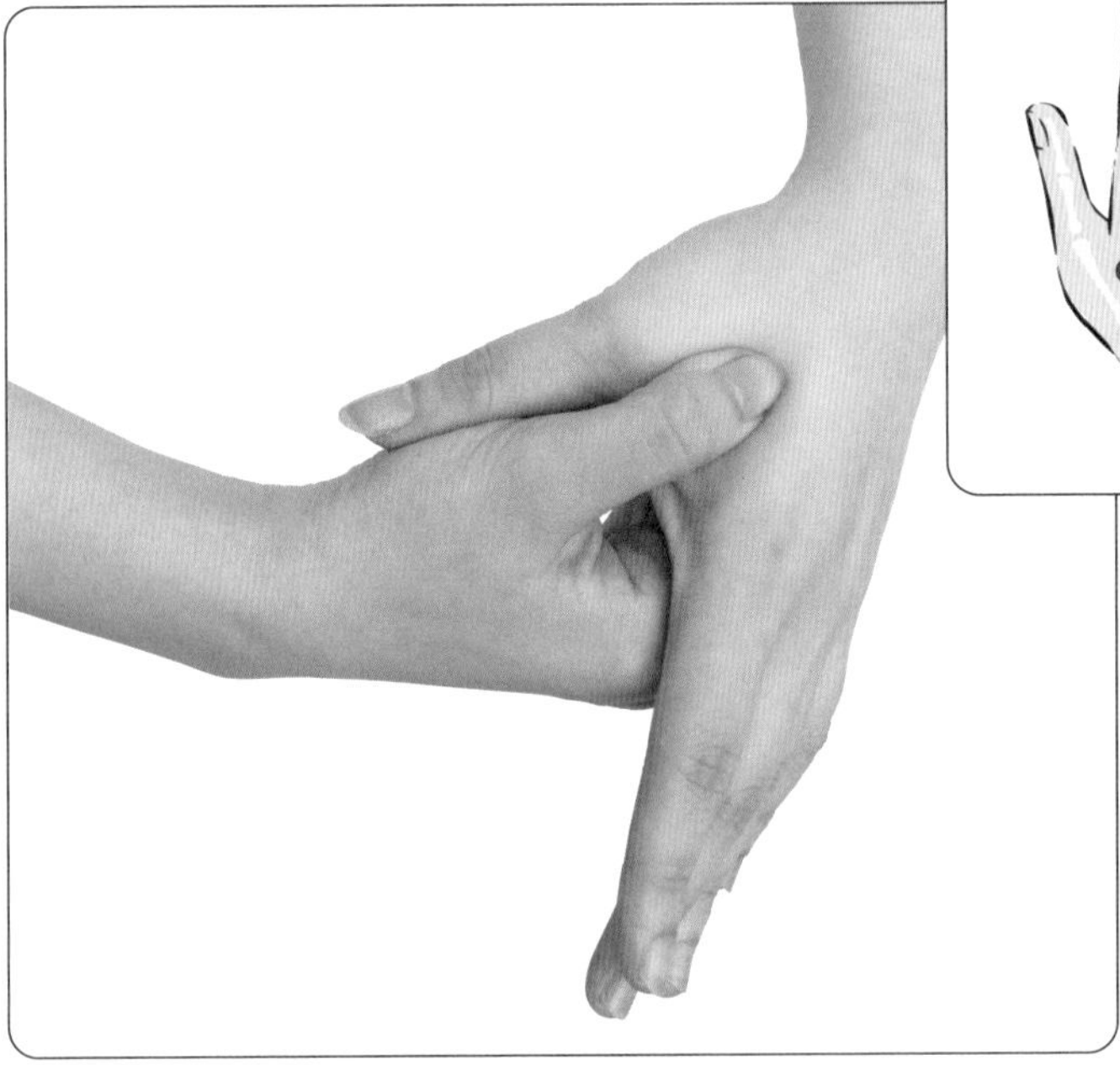

押すところはココ！

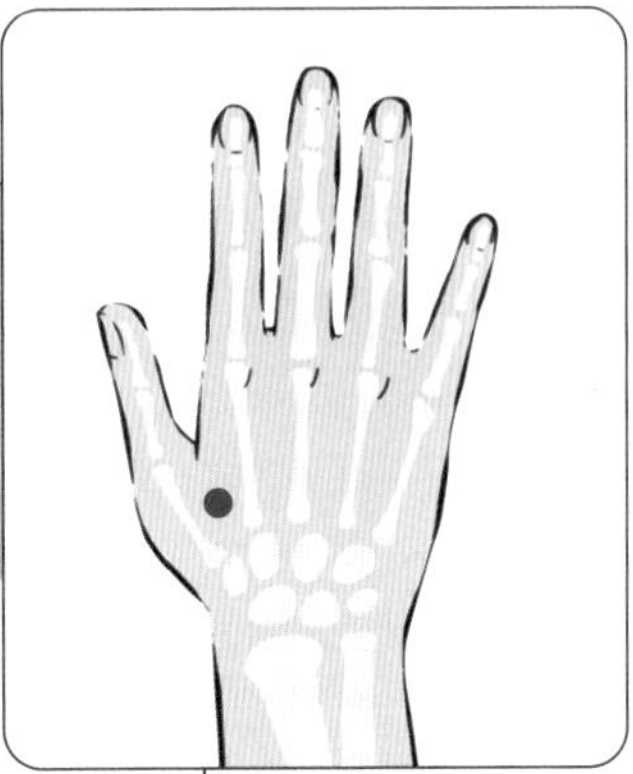

合谷

ごうこく

自律神経は交感神経と副交感神経からなり、バランスをとりあっています。ただし、P80の不安や緊張と同様、イライラすると交感神経が興奮状態となり、心身をリラックスさせる副交感神経の働きが低下して自律神経のバランスが崩れてしまいます。その結果、イライラが増幅されていきます。

　イライラを感じたらすぐに押してほしいのが合谷です。このツボには副交感神経を優位にして、ストレスで乱れた自律神経の機能を正常に戻す作用があります。押しているうちに徐々に気持ちが落ち着き、平常心に戻ることができるはずです。

風池を押して睡眠の質を高める

眠れない

動画はコチラ

うなじのすじの外側にあるくぼみを両手で頭をつかむようにし、親指を使って頭蓋骨を上にグッと押し上げるように1回1分を1日2回押しましょう。

押すところはココ!

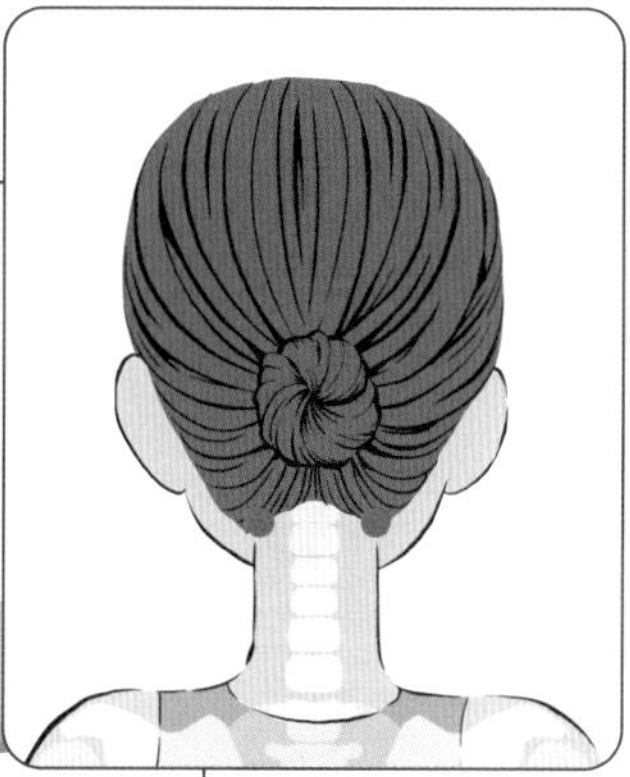

風池

ふうち

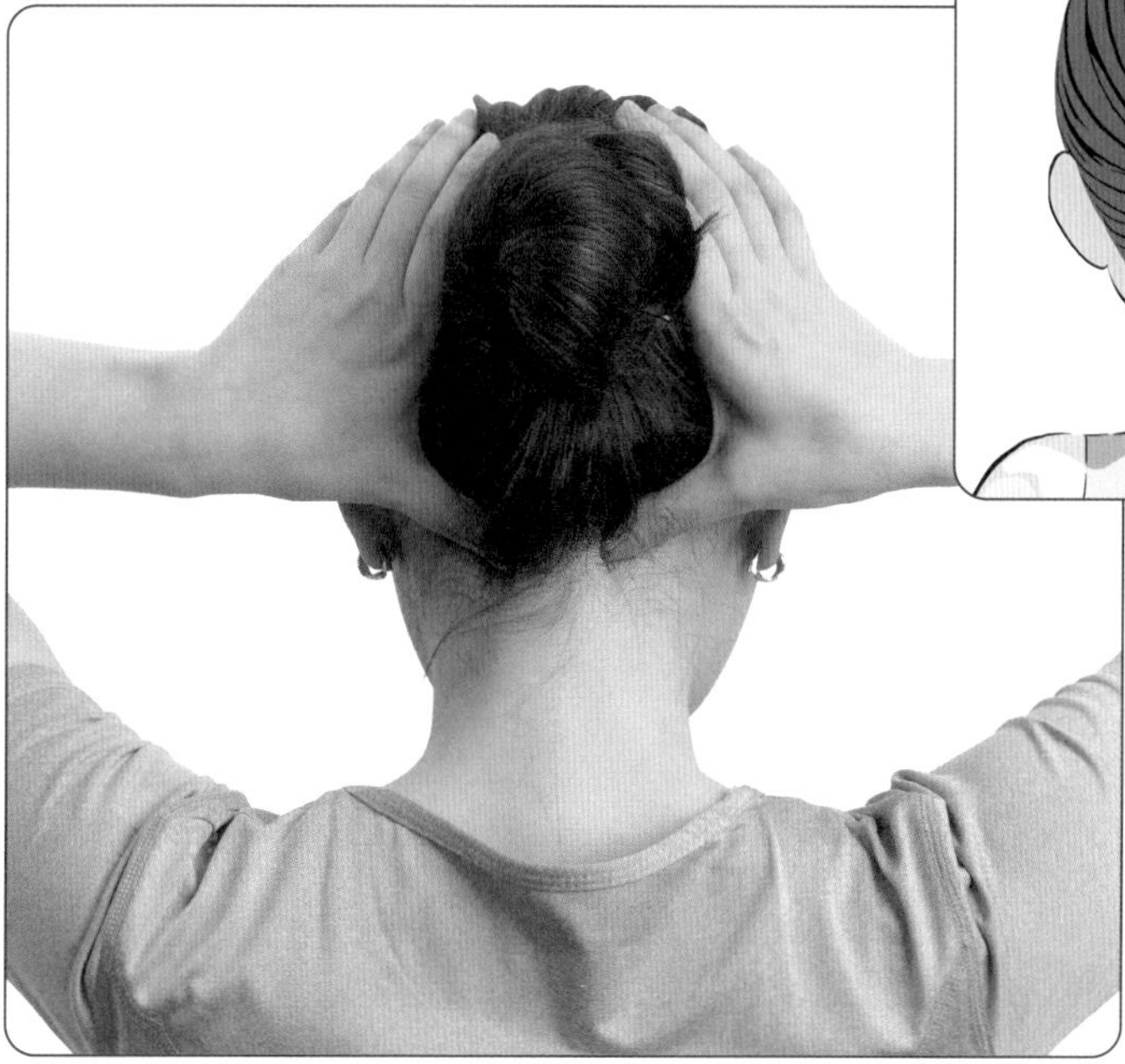

寝つきが悪い、熟睡できない原因は、過労、ストレス、心身の緊張などさまざまです。疲れすぎると肉体は寝ているものの脳は興奮して覚醒状態のままになるため、ちょっとした物音でも目覚めてしまうなど、睡眠の質が低下してしまうのです。風池は、睡眠のツボとも呼ばれていて、体の緊張をほぐして心を落ち着かせることにより、寝つきをよくして眠りの質を高めてくれます。

部屋を暗くする、就寝前にスマホを見ない、就寝の1時間前くらいに入浴をする、お酒を控える、寝室を快適な温度に調整することも有効です。

定期的なツボ押しで徐々に症状が軽くなる

PMS

動画はコチラ

内くるぶしの頂点から指幅4本分上、すねの骨の内側のくぼんでいるところを親指で押します。月経不順や月経痛の緩和にとくに効果的です。

押すところはココ!

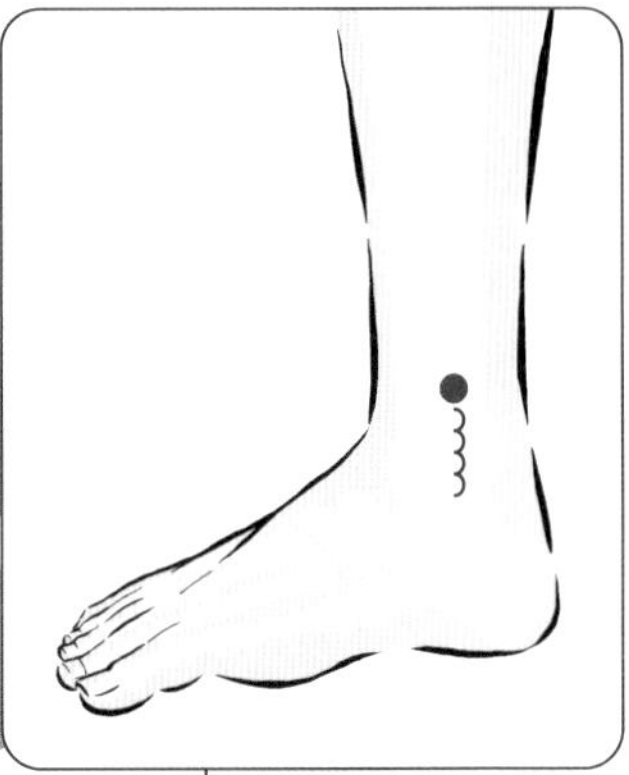

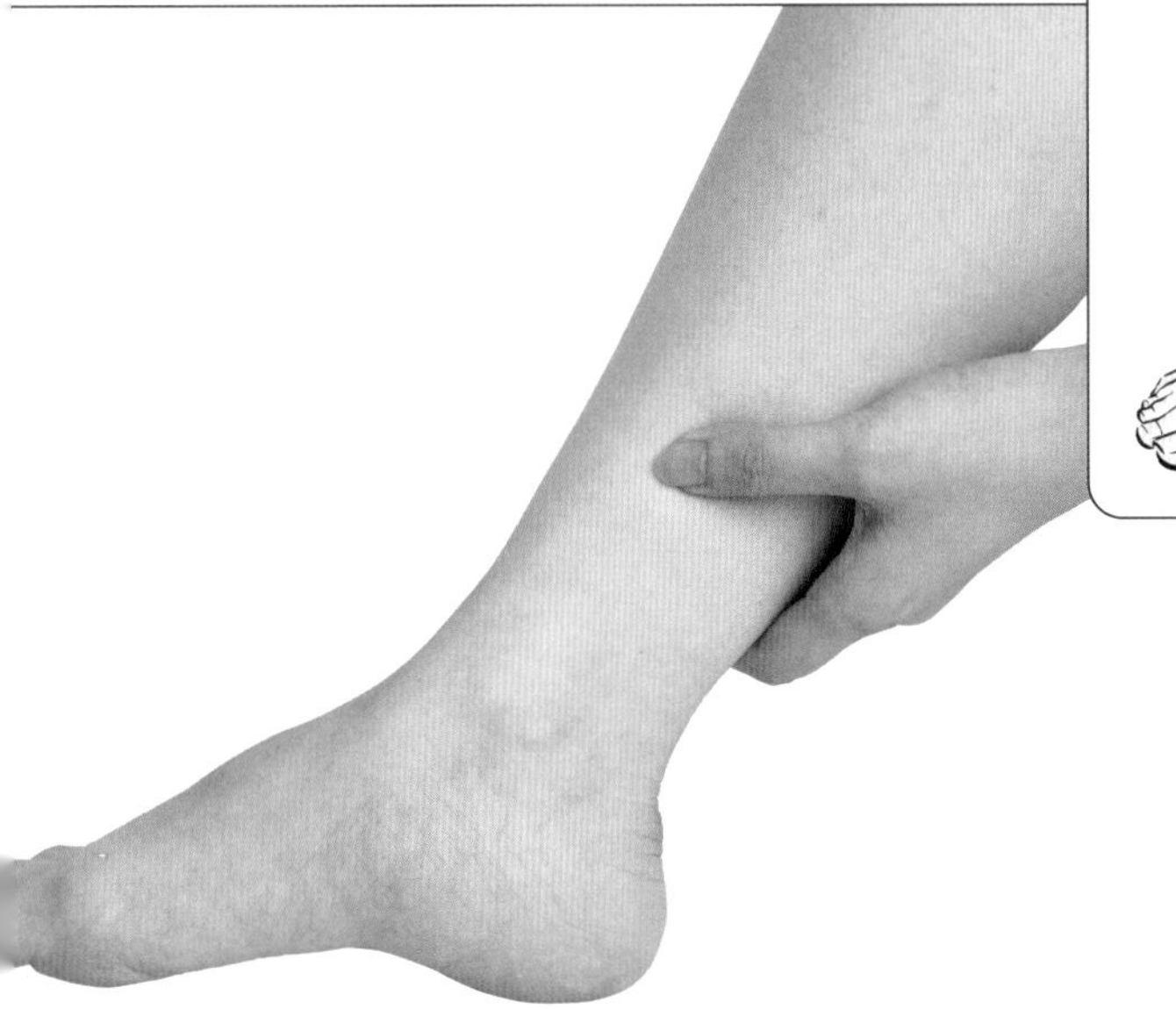

三陰交

さんいんこう

頭痛

　PMSとは、月経前症候群とも呼ばれ、月経の1週間ほど前から、頭痛や乳房の張りや痛み、お腹の張りや痛み、食欲旺盛、肌荒れ、落ち込む、イライラするといった心身に症状が出る現象です。月経が始まると症状は消えますが、また月経前には発症することを繰り返します。

　PMSはストレスや過労、生活のリズムの乱れ、栄養の偏りなどが発端となり、女性ホルモンや自律神経のバランスが崩れることで発症することがわかっています。ただ、要因はひとつではなく、いくつもの要因が影響し合うことで症状を引き起こしていると考えられています。

動画は
コチラ

足の甲側、親指の付け根の関節と人差し指の骨の間を、人差し指または親指でゆっくり押します。ホットフラッシュを鎮める作用が期待できます。

ホットフラッシュ&冷え

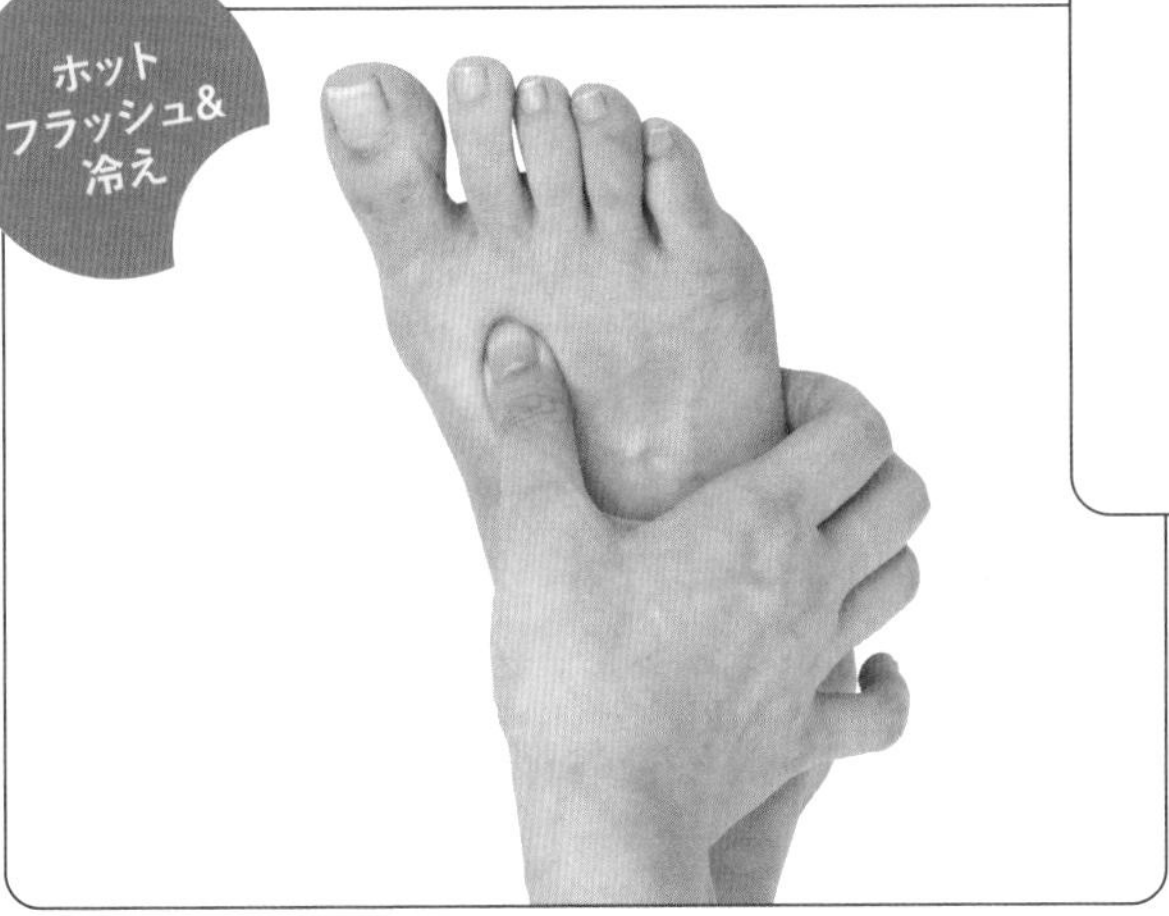

押すところはココ!

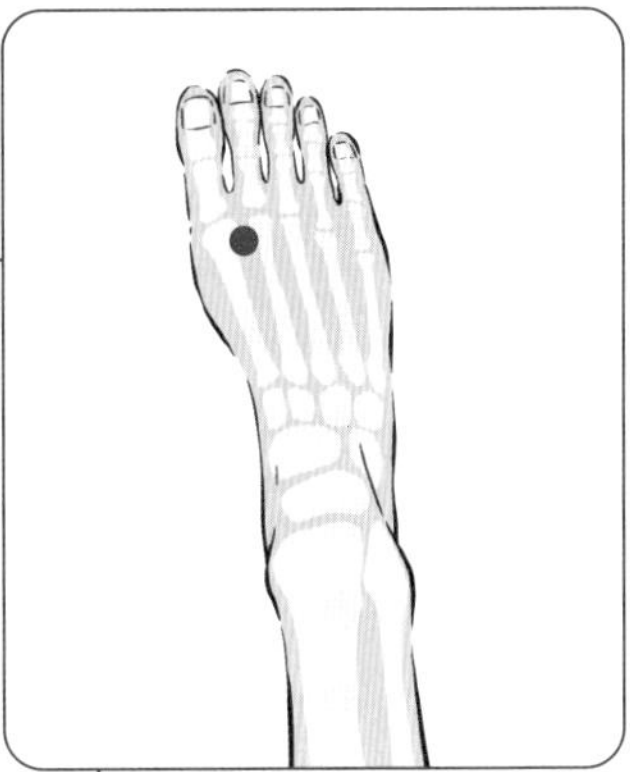

太衝

たいしょう

動画は
コチラ

手のひら側、手首のしわから指幅3本分ほど肘寄りを親指で強めに押します。定期的に行うことで更年期障害全般の症状の緩和と慢性化予防ができます。

慢性化予防

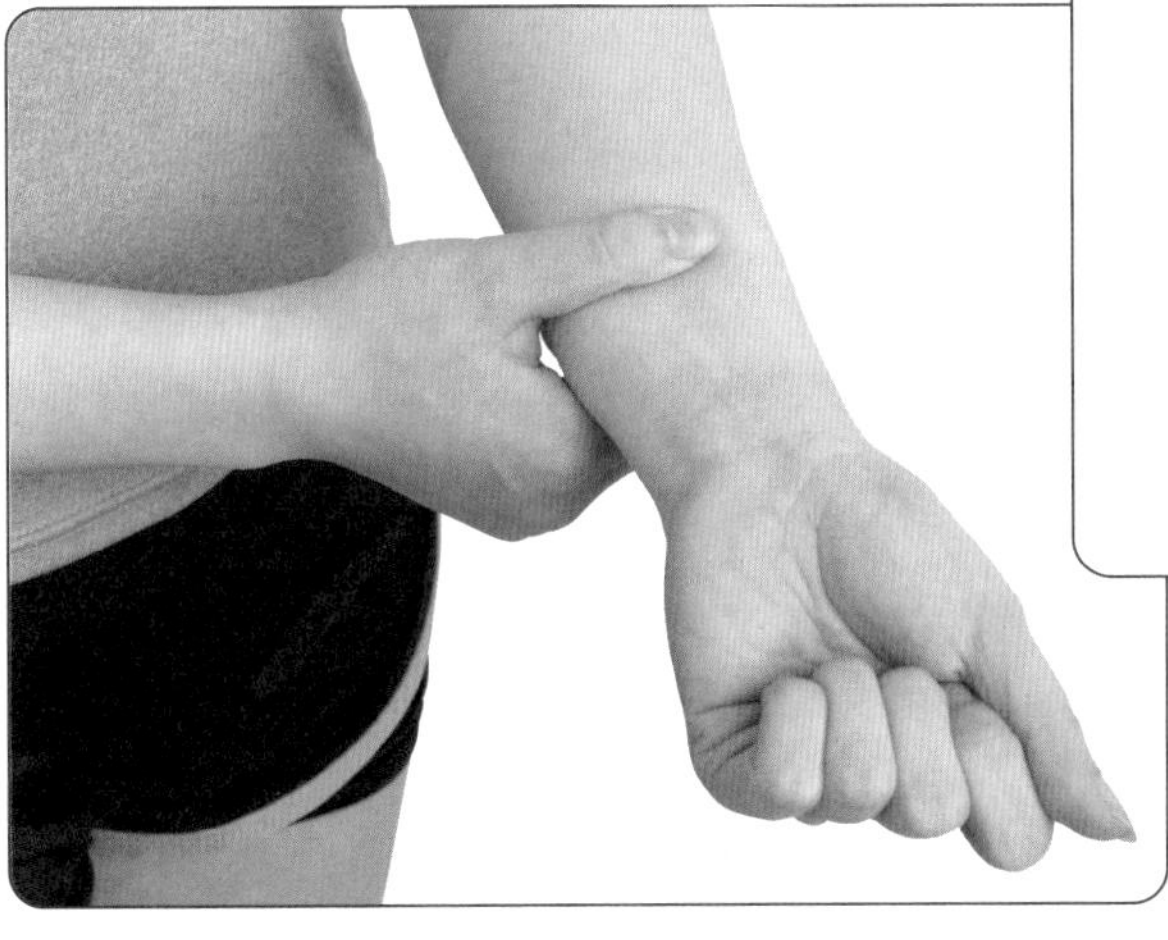

押すところはココ!

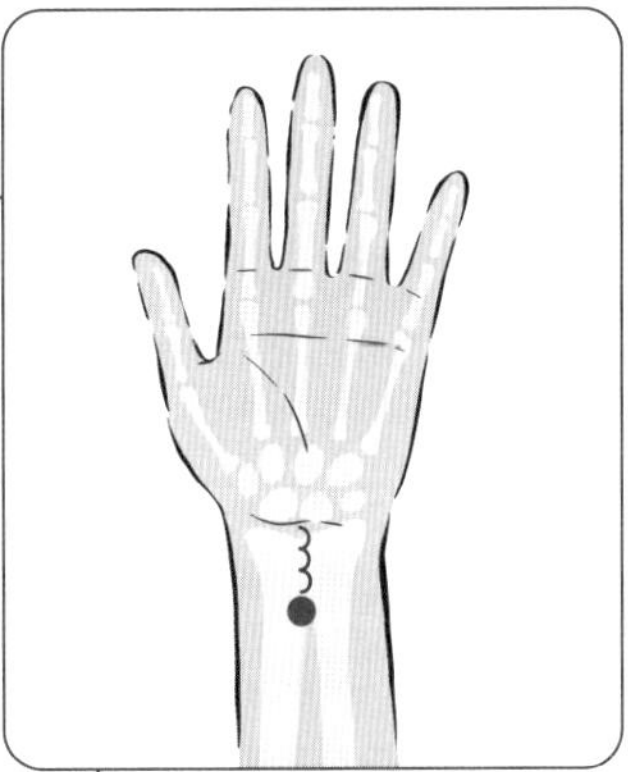

内関

ないかん

水の滞りを改善しておりものの分泌量を正常化

おりもの・デリケート臭

動画はコチラ

内くるぶしとかかとの中間点を親指と人差し指で挟み、イタ気持ちいいくらいの強さで5秒ずつ5回押します。

押すところはココ!

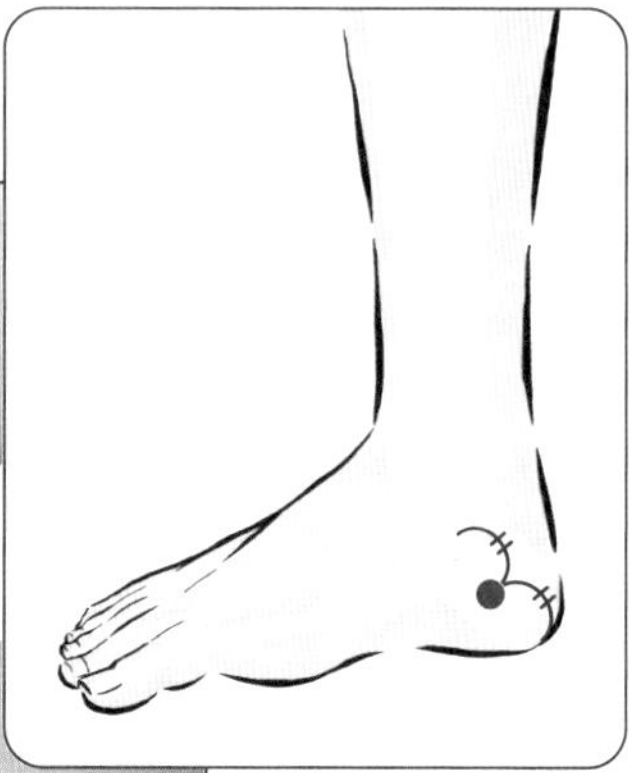

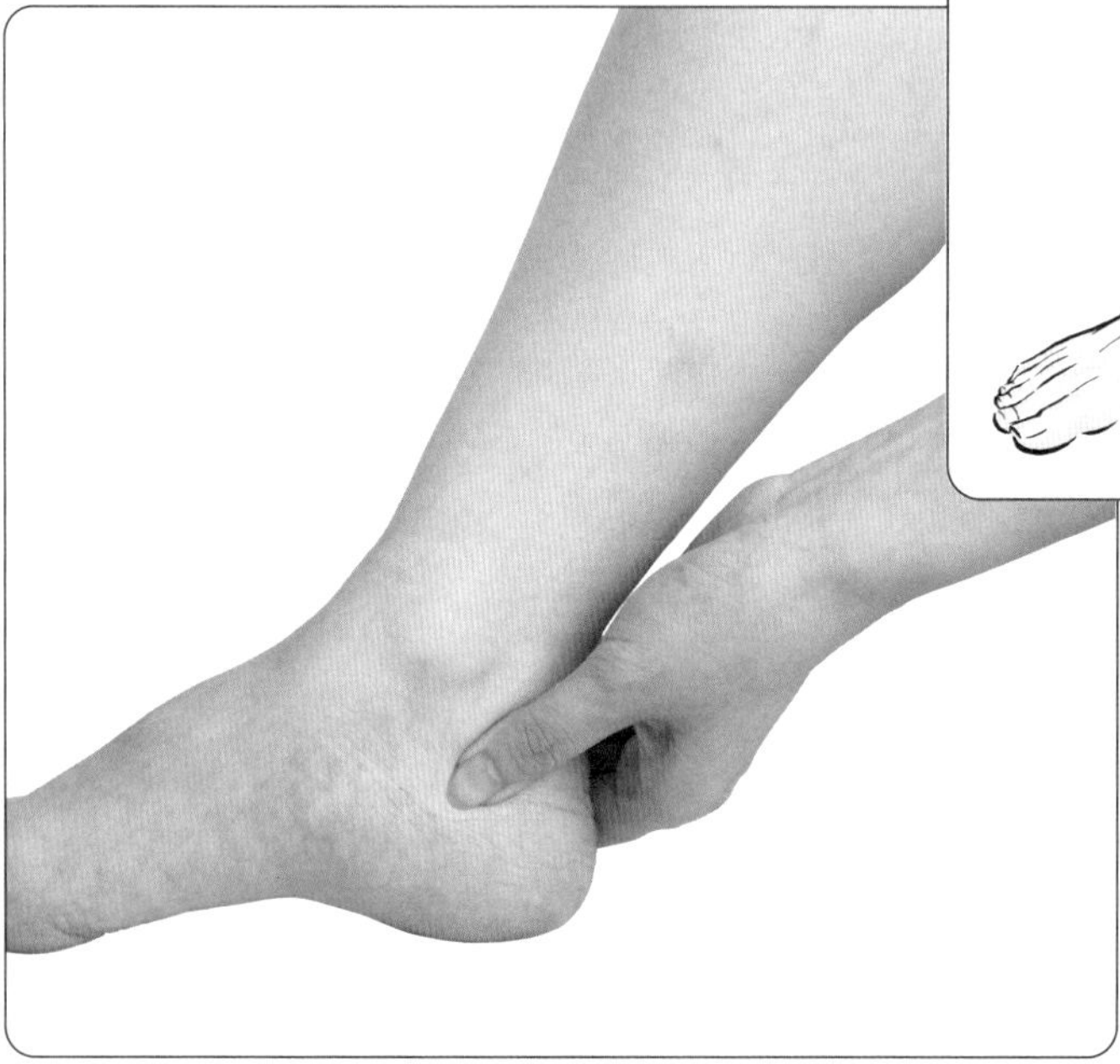

水泉

すいせん

おりものは膣内部の粘膜の保護、雑菌の侵入防止、汚れの排出をする役割があるため、分泌されることは異常なことではありません。

ただし、多すぎれば下着が汚れてデリケート臭も気になりますし、少なすぎれば下着がこすれてデリケートゾーンにかぶれが発生しやすくなります。

分泌異常は水の巡りの滞りが原因のため、水の巡りをよくする水泉への刺激が有効です。

また、膣内部が細菌感染するとおりものが黄色っぽくなったり臭いがきつくなります。こういった症状が出た場合は医療機関を受診しましょう。

水を巡らせ、アポクリン腺からの汗の臭いを軽減

動画はコチラ

体臭

足を丸めたときにできるくぼみの中央を人差し指と中指で少し強めに押します。1日朝晩2回、1回5分程度を目安に行いましょう。

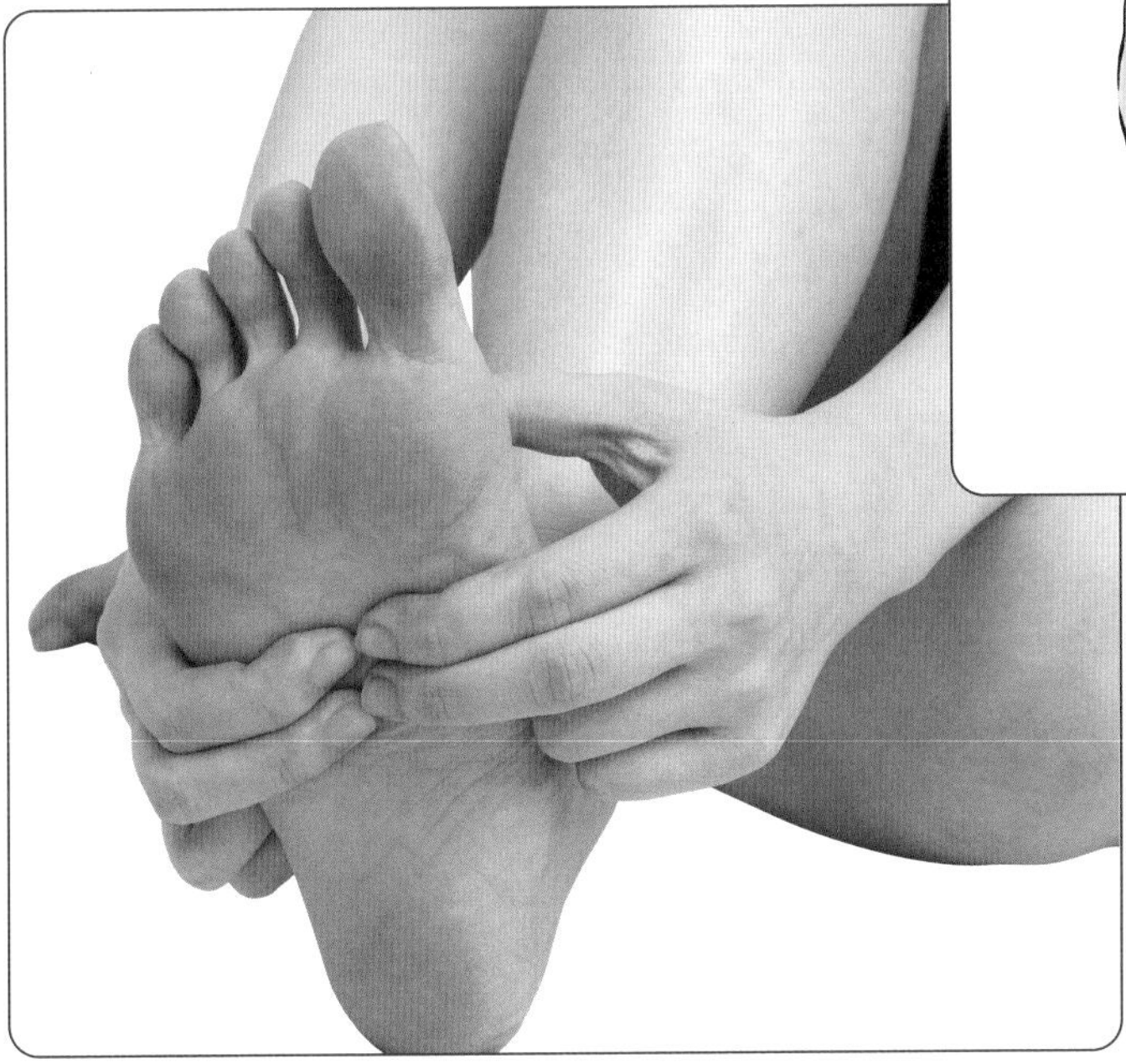

押すところはココ!

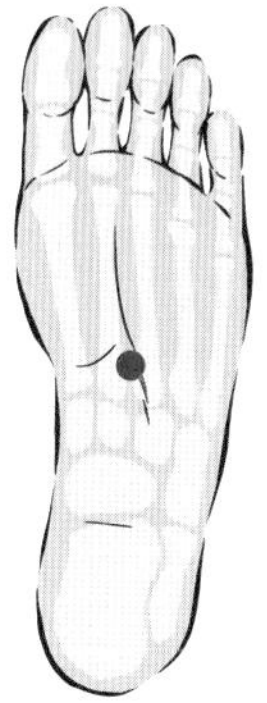

湧泉

ゆうせん

体臭は皮膚の常在細菌が汗や皮脂、垢を代謝したときに発生する臭いが原因です。とくに臭いが強いのは脇の下や性器周辺に多く分布するアポクリン腺から分泌される汗です。

　このアポクリン腺から分泌される汗の臭いを軽減するためには、水の巡りをよくして新陳代謝を高め、体に老廃物を残さないことが有効です。そこでおすすめしたいツボが湧泉です。

　また、体を洗うときに脇の下や性器のほか、髪の生え際、耳の裏側、うなじ、足指の間、足裏など、細菌がたまりやすい場所の洗い残しをしないことも大切となります。

長寿のツボ押しで、慢性的な倦怠感もスッキリ

倦怠感（疲れが取れない）

動画はコチラ

すねの外側の筋肉のラインで、膝下のくぼみから指幅4本分下がったところを押します。やや強めに2～3分押しもみましょう。

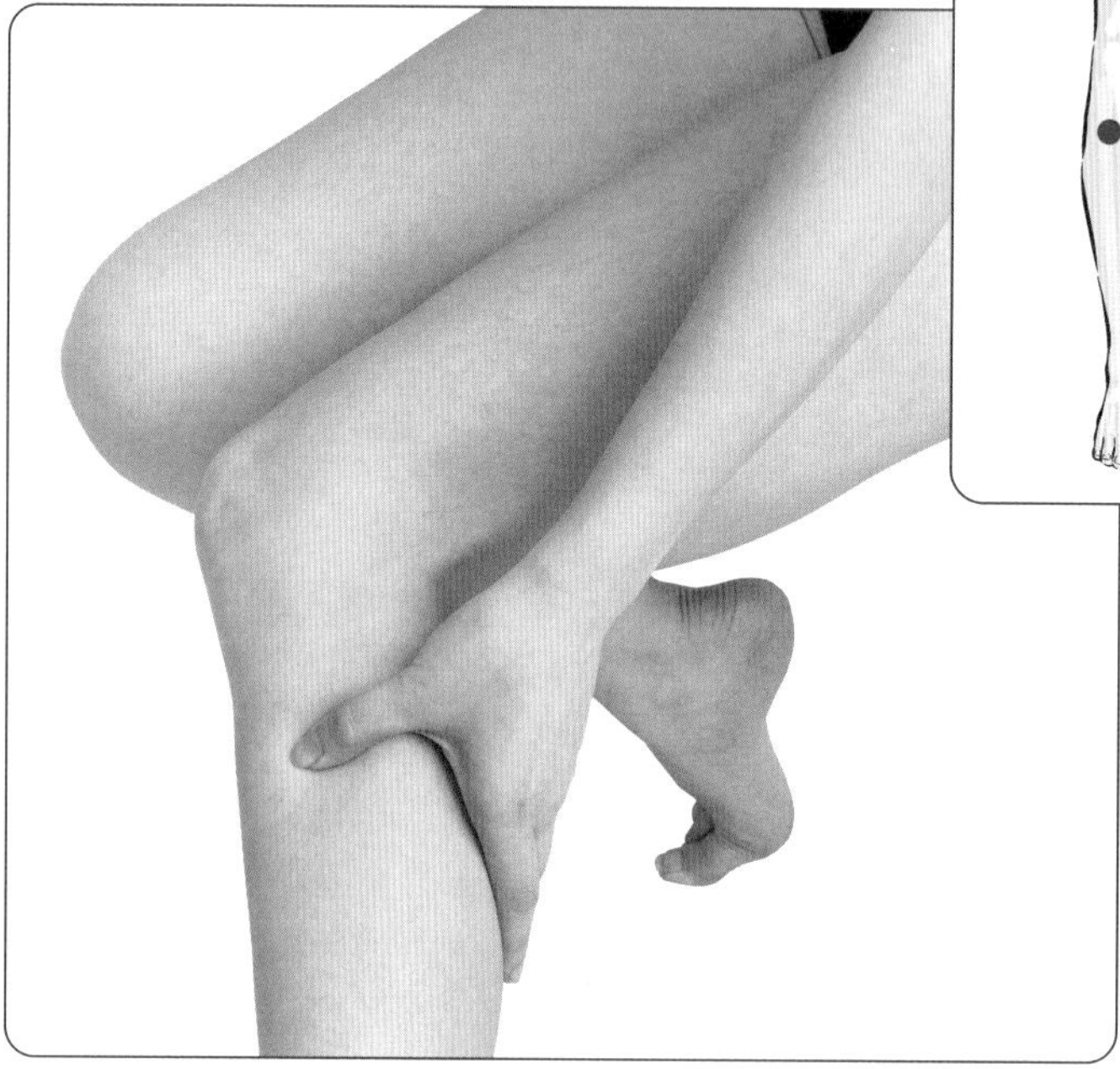

押すところはココ!

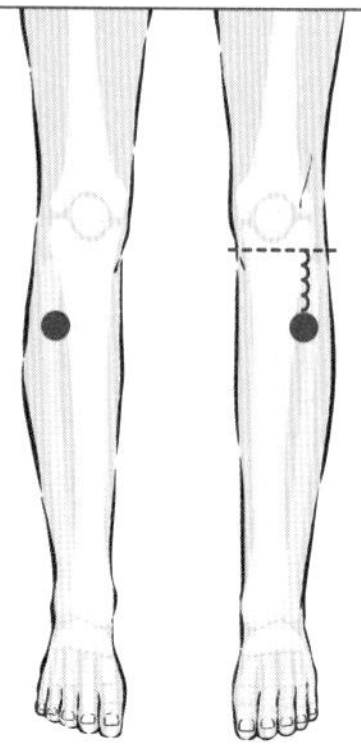

足三里

あしさんり

倦怠感とは心身の疲労感が続き、体がだるくて動かすことができないなど、日常生活に支障が出てしまっている状態のことです。過労、睡眠不足、不規則な生活、栄養の偏り、精神的ストレスの蓄積などが続くことで生じます。

足三里は長寿のツボといわれ、刺激すると全身の脱力感や倦怠感がとれて心身ともに活力がわくといわれています。

POINT

エネルギー不足を補う補中益気湯

倦怠感が続くときには補中益気湯《ほちゅうえっきとう》を。胃腸の働きを整え、疲労回復、倦怠感の改善が望めます。

鼻カゼの膿まじりの鼻水はためずに出す!

鼻カゼ

動画はコチラ

小鼻の両脇の少しくぼんでいるところに人差し指の腹を添え、15回くらいゆっくりと押しながら小さな円を描くように押していきましょう。

押すところはココ!

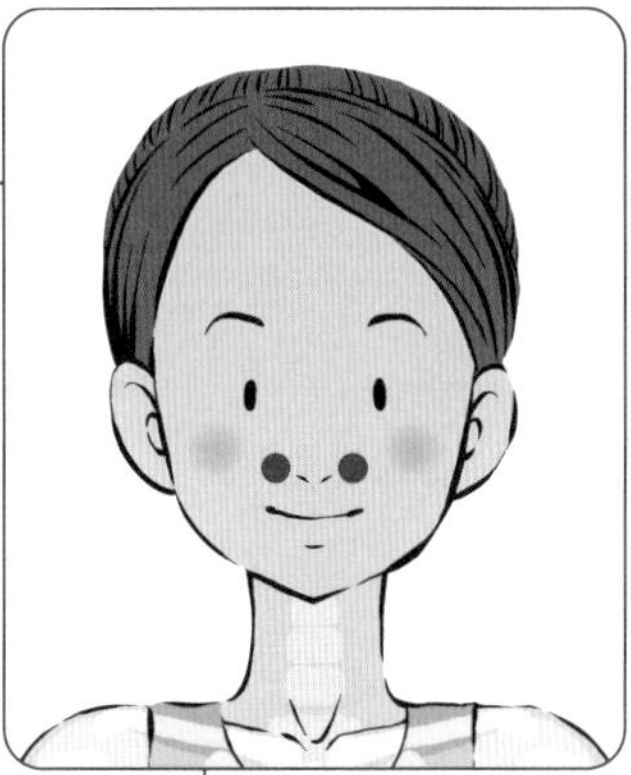

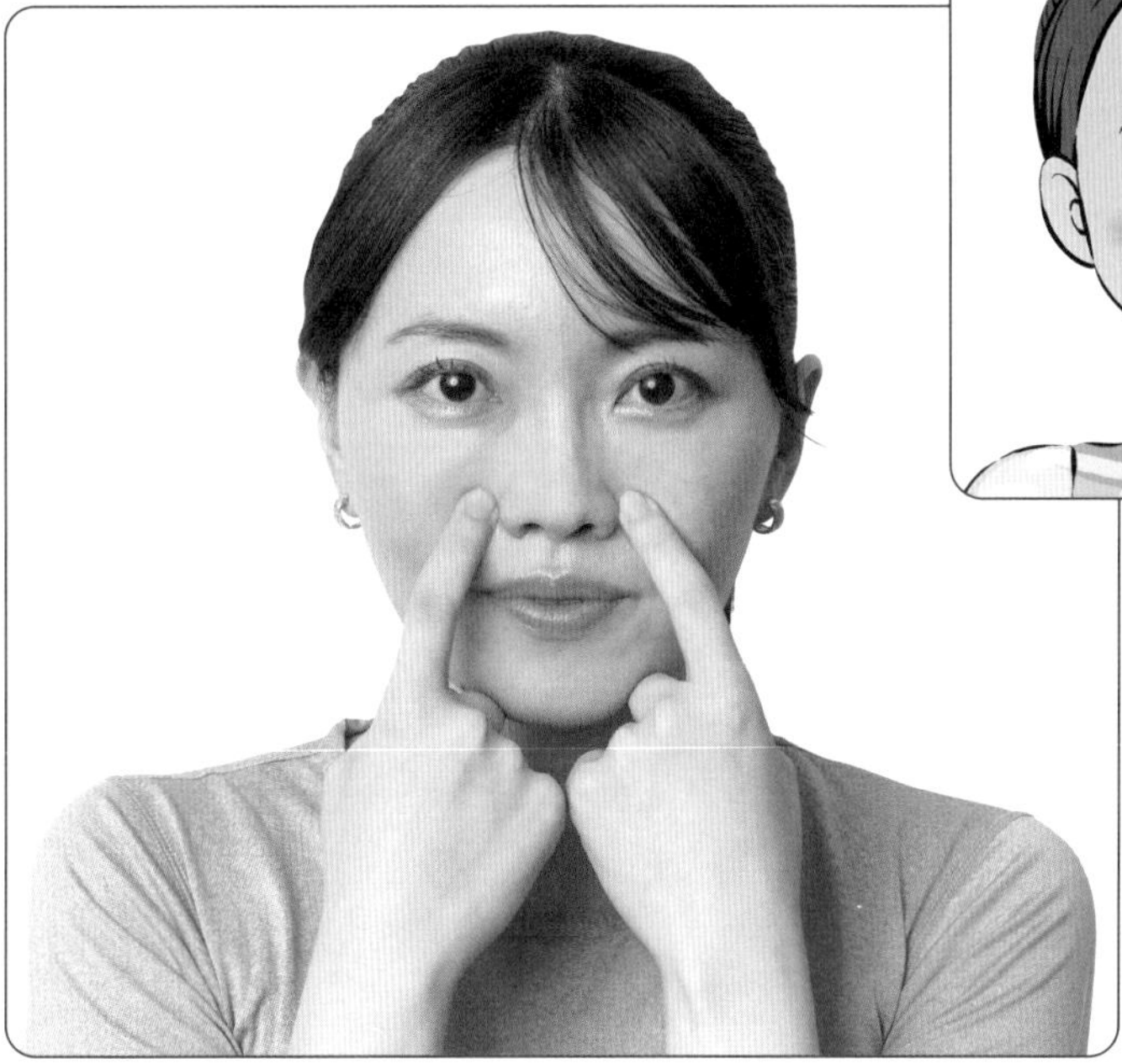

迎香

げいこう

鼻カゼにともなう鼻水の状態は花粉症のものとは少し異なります。カゼが原因の鼻水は粘り気があって黄色っぽく、花粉症が原因の鼻水は透明でサラッとしています。

鼻の粘膜の炎症により生じた膿がまじるため黄味がかった鼻水になるのです。膿は毒素の塊なので、鼻をかんで出せる状態であればどんどん出してしまいましょう。

鼻が詰まって鼻水が出せない状態のときに効果的なのがP26でも登場した迎香で、刺激すると鼻の通りがよくなり、鼻をかんで鼻水を出せる状態に導くことができます。

咳止め薬で咳を無理に止めてはダメ!

咳のカゼ

動画は コチラ

腕の内側の親指側で、肘を曲げたときにできるしわから指幅4本分手首寄りのところを親指で2～3秒かけて息を吐きながら押していきます。

押すところはココ!

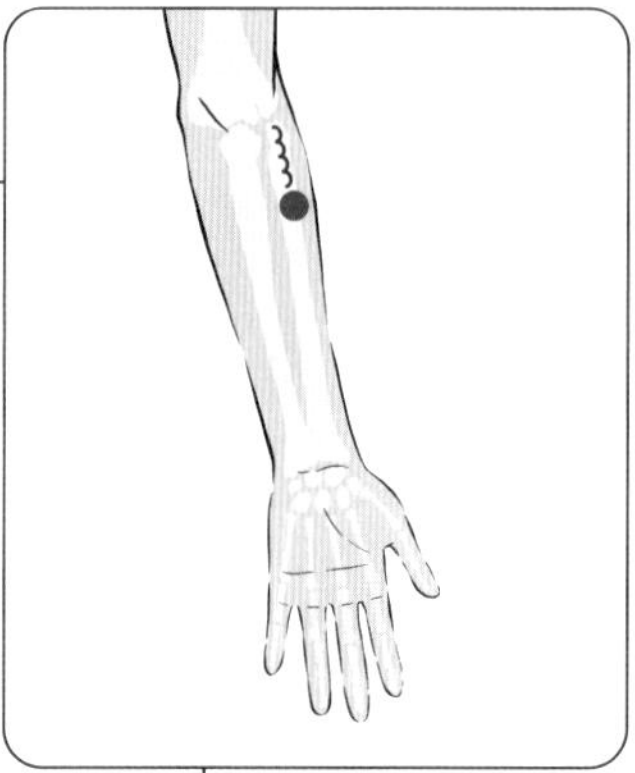

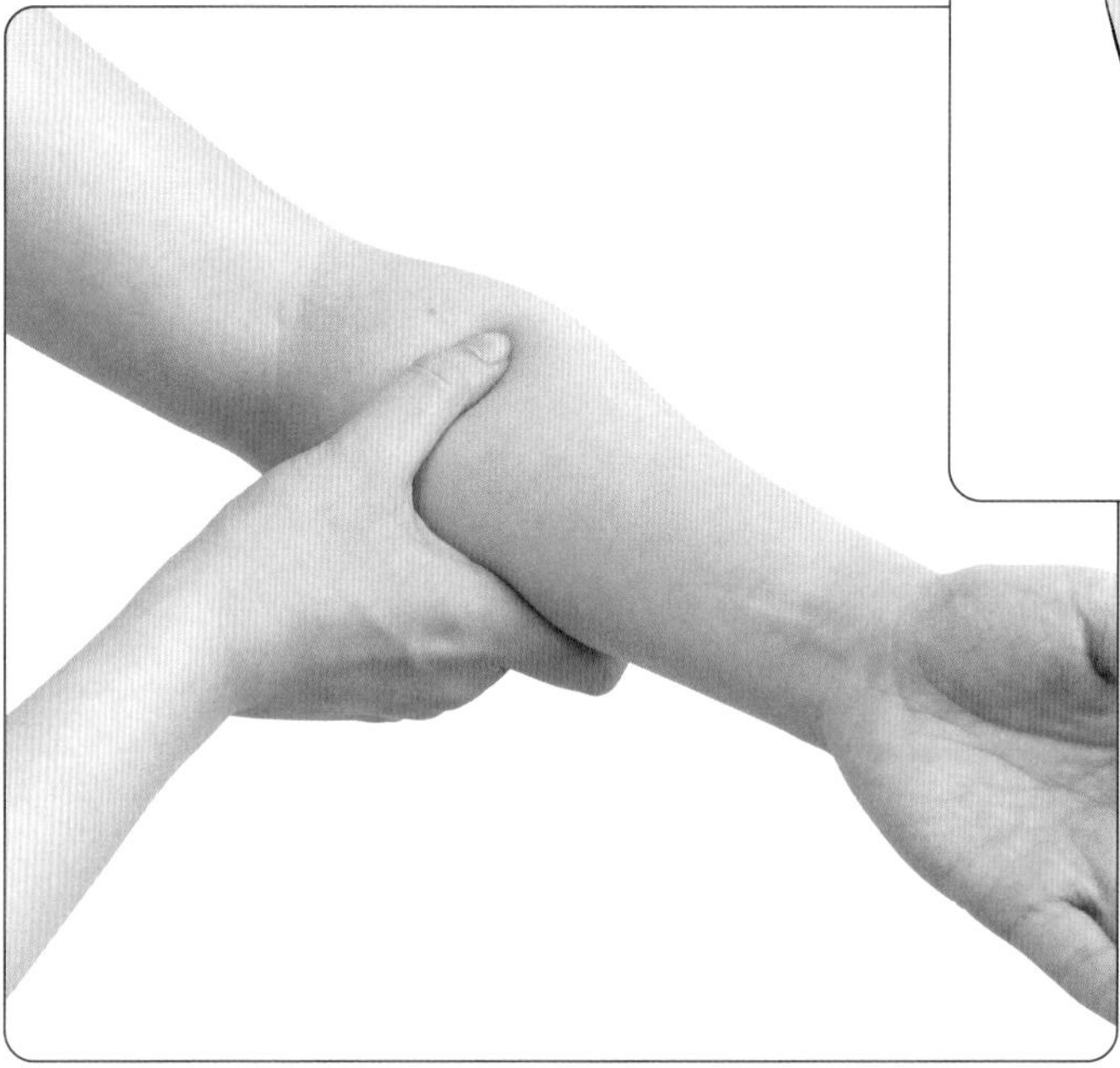

孔最《こうさい》

咳は気道に入ったほこりや細菌、ウイルスを排出しようとする体の防御反応で、咳をすることで異物をからめとった痰を排出する役割があります。そのため、咳止め薬で咳を無理に止めてしまうのは好ましいことではありません。

ただし、咳は体力を消耗するため、薬に頼らず咳の症状を抑えることが理想です。そこでおすすめしたいのが孔最です。このツボは咳止めの特効ツボといわれています。

2週間以上咳が続いたりする場合は、咳ぜんそくなど、カゼ以外の疾患も疑われるので医療機関を受診しましょう。

熱は薬で下げずに自然治癒を待とう

カゼの熱

動画は
コチラ

首を前に倒したときにできる骨の出っ張り（第7頸椎）の真下に人差し指を添え、100回くらいを目安にもんで刺激しましょう。

押すところはココ！

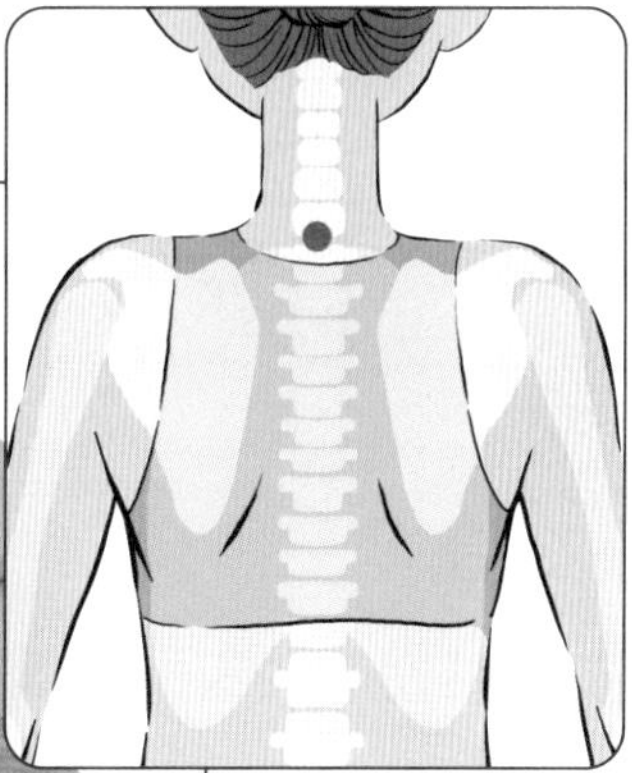

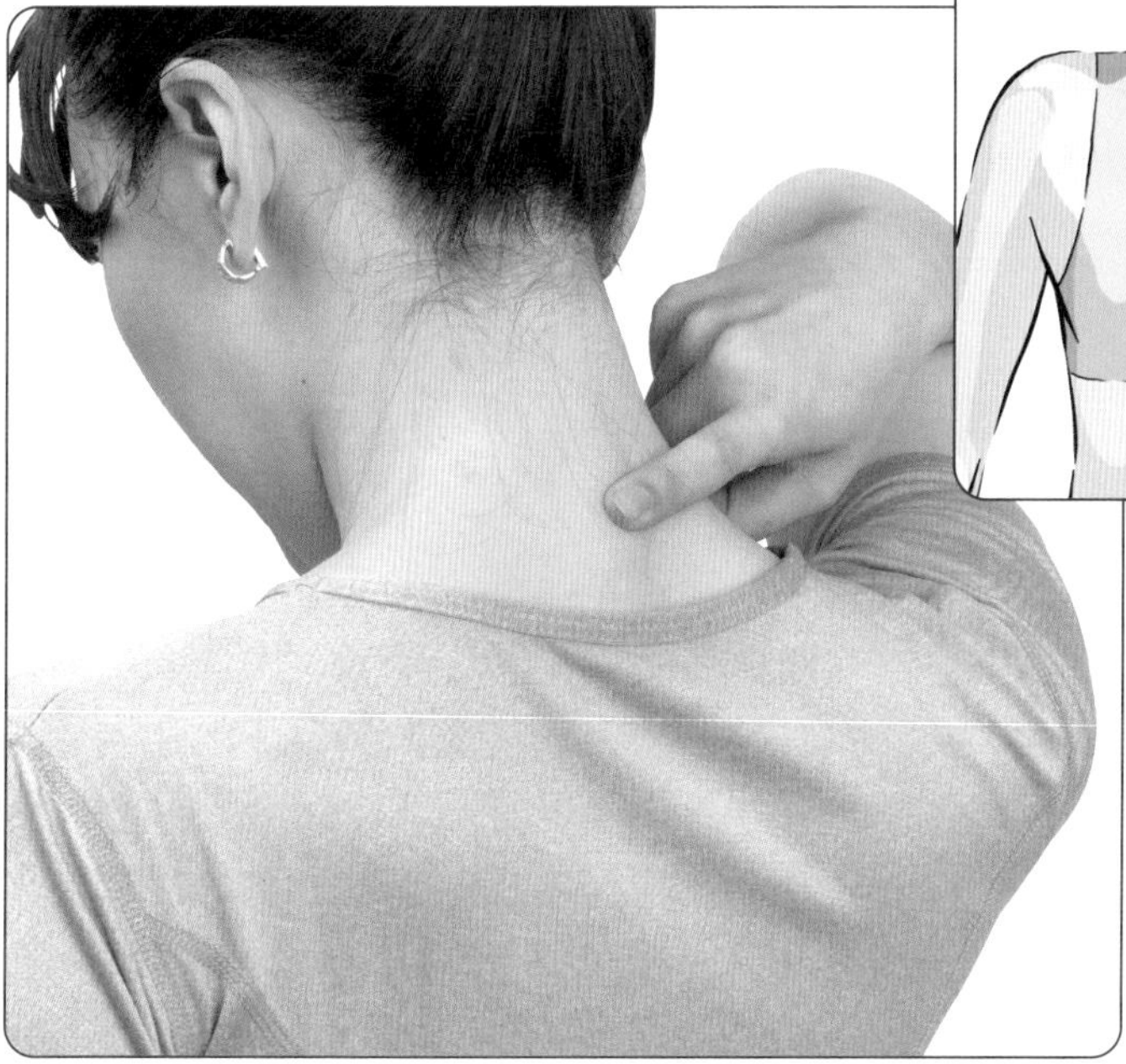

大椎

だいつい

発熱するのは、体の中で免疫細胞が活性化してウイルスなどの細菌と戦っている証です。そこで熱を下げてしまうと免疫細胞の戦う力が低下して回復が遅れてしまいます。そのため、解熱剤はできれば避けたいところです。

ただし、あまりにも症状がひどく体力がもたないようなときは解熱剤を服用しましょう。

発熱時は水の巡りが悪くなり、脱水になりやすいため、こまめな水分補給は必須です。

大椎は発熱をともなうカゼの諸症状の緩和に効果的で、押すだけではなく、カイロで温めても効果を得ることができます。

血液に関わる体調不良は血海で改善できる

立ちくらみ（貧血）

動画はコチラ

膝の皿の上端、内側の角から指幅3本分上の部分をイタ気持ちいい強さで2～3秒かけて押します。30回程度を目安に行いましょう。

押すところはココ！

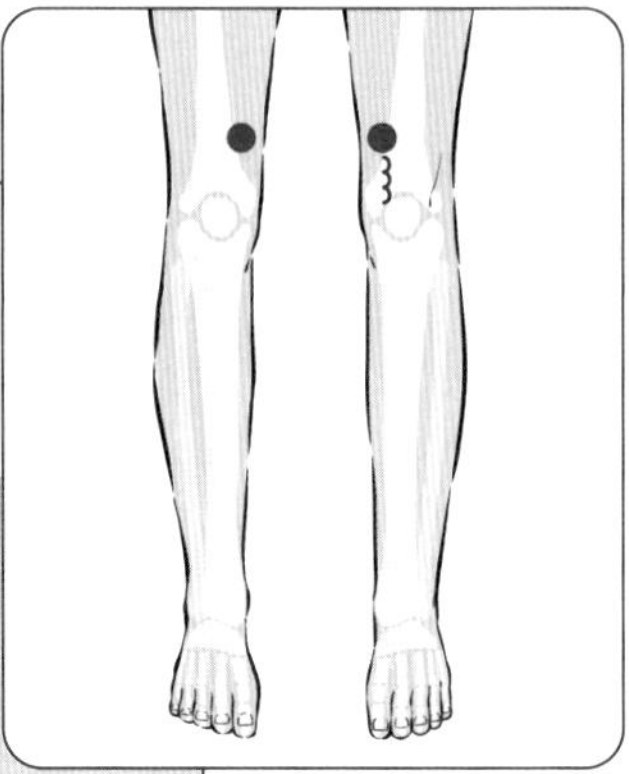

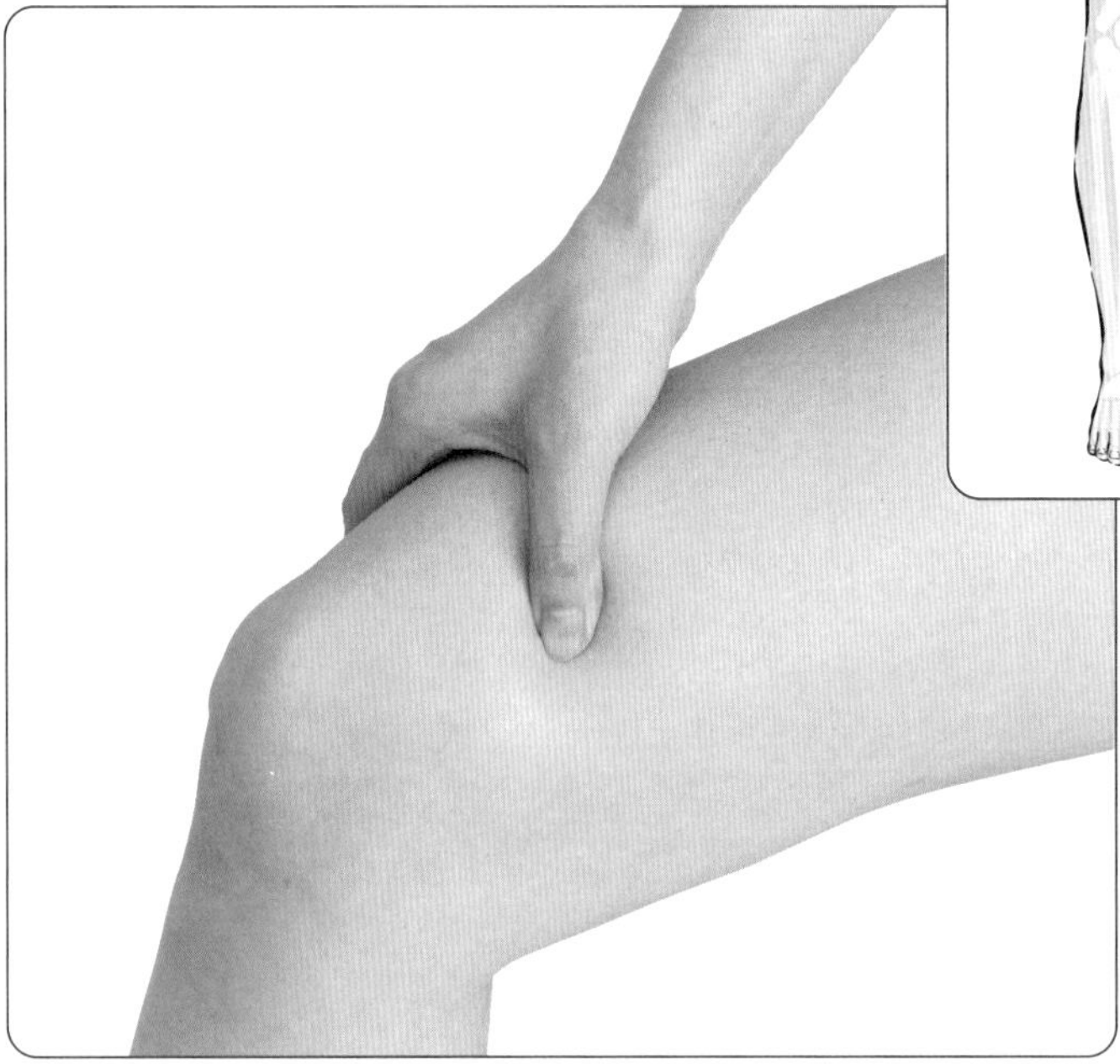

血海

けっかい

立ちくらみの原因はさまざまです。低血圧や貧血によるもの、急に立ち上がるなど姿勢を急激に変えたときの血圧の急降下によるもの（起立性低血圧）、過労や精神的ストレスによるもの（血管貧血迷走神経反射）です。また、ＰＭＳや更年期障害の症状として表れることもあります。

東洋医学では、気（エネルギー）と血の不足と巡りの停滞が原因と考えられています。

そこで有効なのが、血を補うことができる血海で、血液の補填や浄化など、血液の健康維持を助けます。ほかに、ＰＭＳや更年期障害の改善にも効果を発揮します。

平衡感覚を正常化して乗りもの酔いを防ぐ

乗りもの酔い

動画は
コチラ

手のひら側、手首のしわから指幅3本分ほど肘寄りを親指で強めに押しましょう。乗りもの酔いの原因となる平衡感覚の乱れの改善効果が期待できます。

押すところはココ!

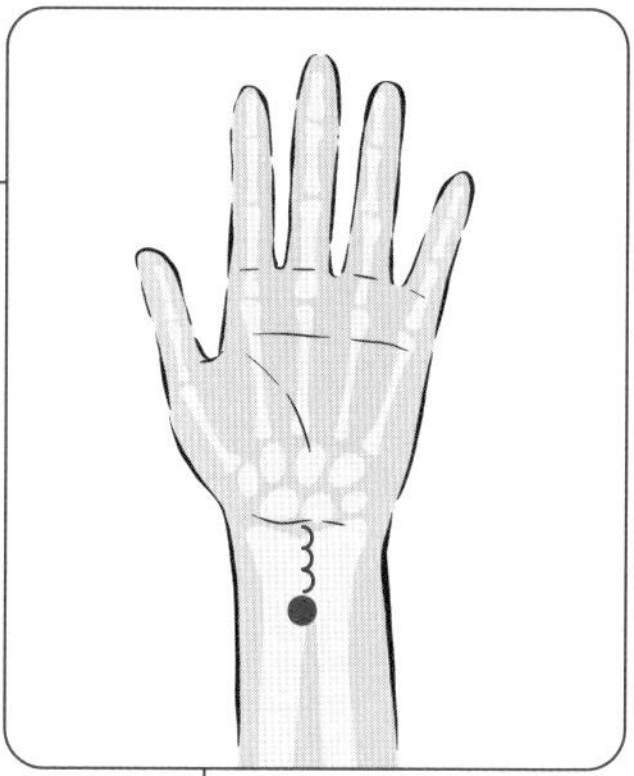

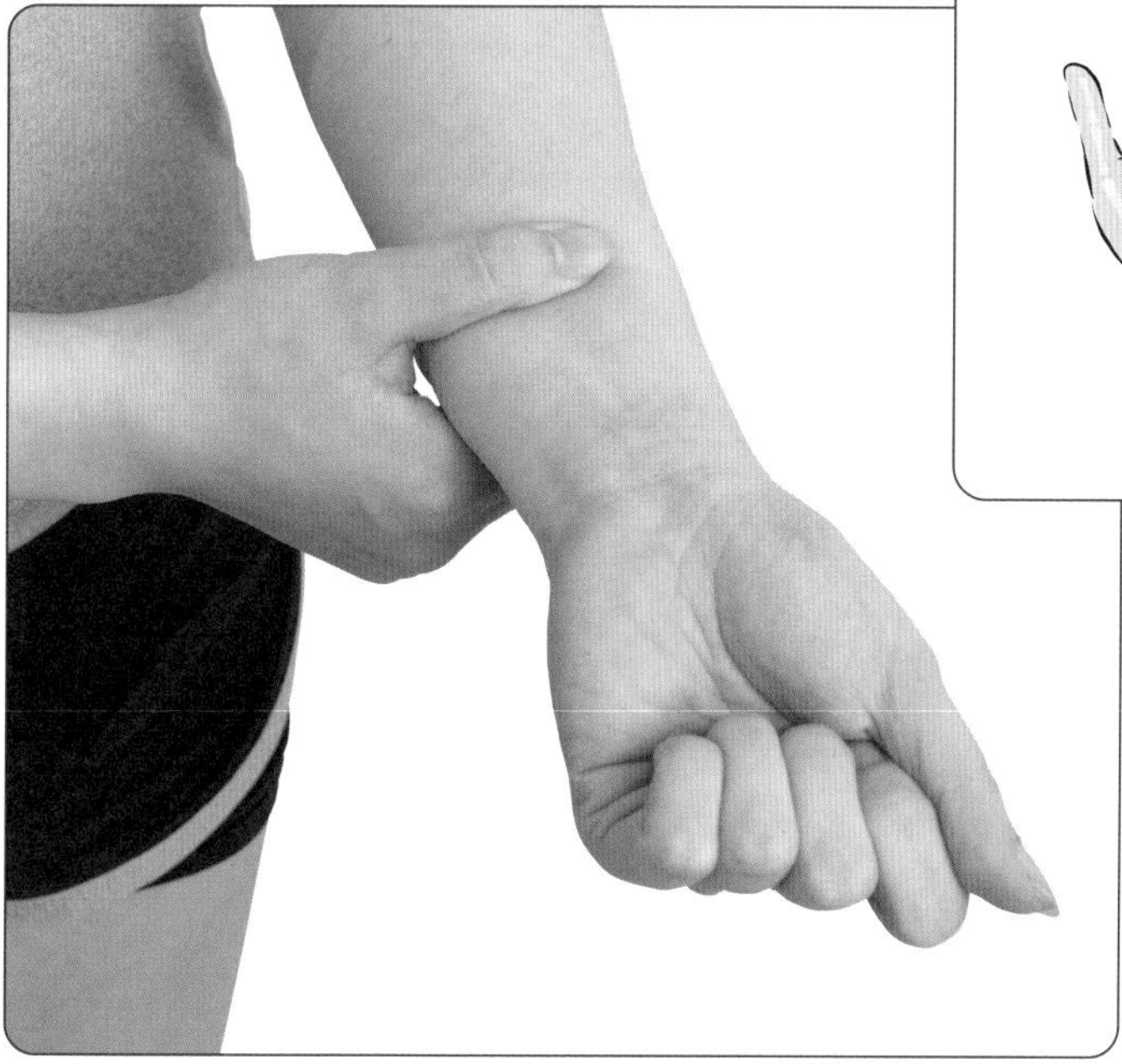

内関

ないかん

揺れや加減速により内耳が受けた情報と目が受けた情報に齟《そ》齬《ご》が生じると脳が混乱して自律神経系のバランスが崩れて乗りもの酔いが発生します。

東洋医学では、体内で余分な水分が急激に動いたことで起こると考えられています。

内関は、平衡感覚を正常にする作用のあるツボで、乗りもの酔いによる症状を緩和します。乗る前に押すと予防もできます。

POINT

乗る前に五苓散を!

五苓散《ごれいさん》は余分な水分を排出する効果がある漢方。乗る前に服用することで乗りもの酔いを予防します。

肝機能を高め、毒素を体からすみやかに排出

二日酔い

動画はコチラ

足の甲側、親指の付け根の関節と人差し指の骨の間を、人差し指または親指で押します。二日酔い改善の場合、右足のツボだけを刺激しましょう。

押すところはココ!

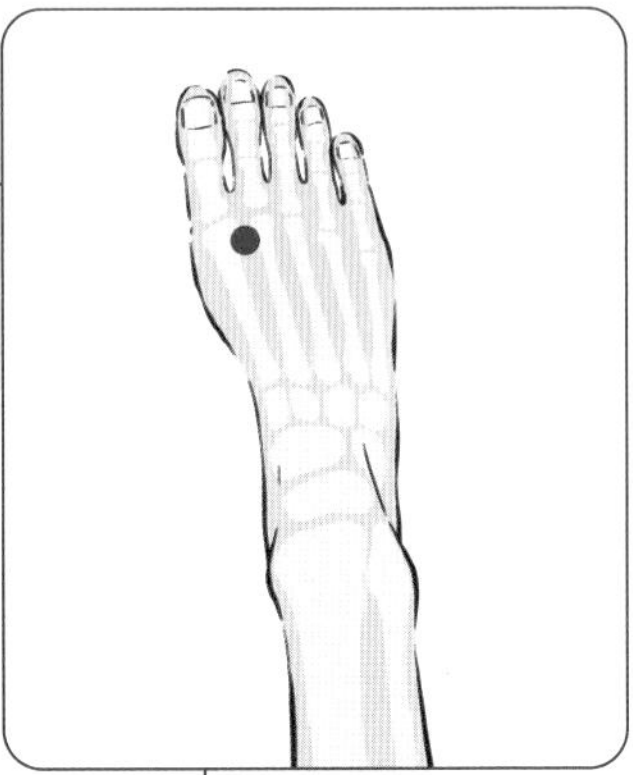

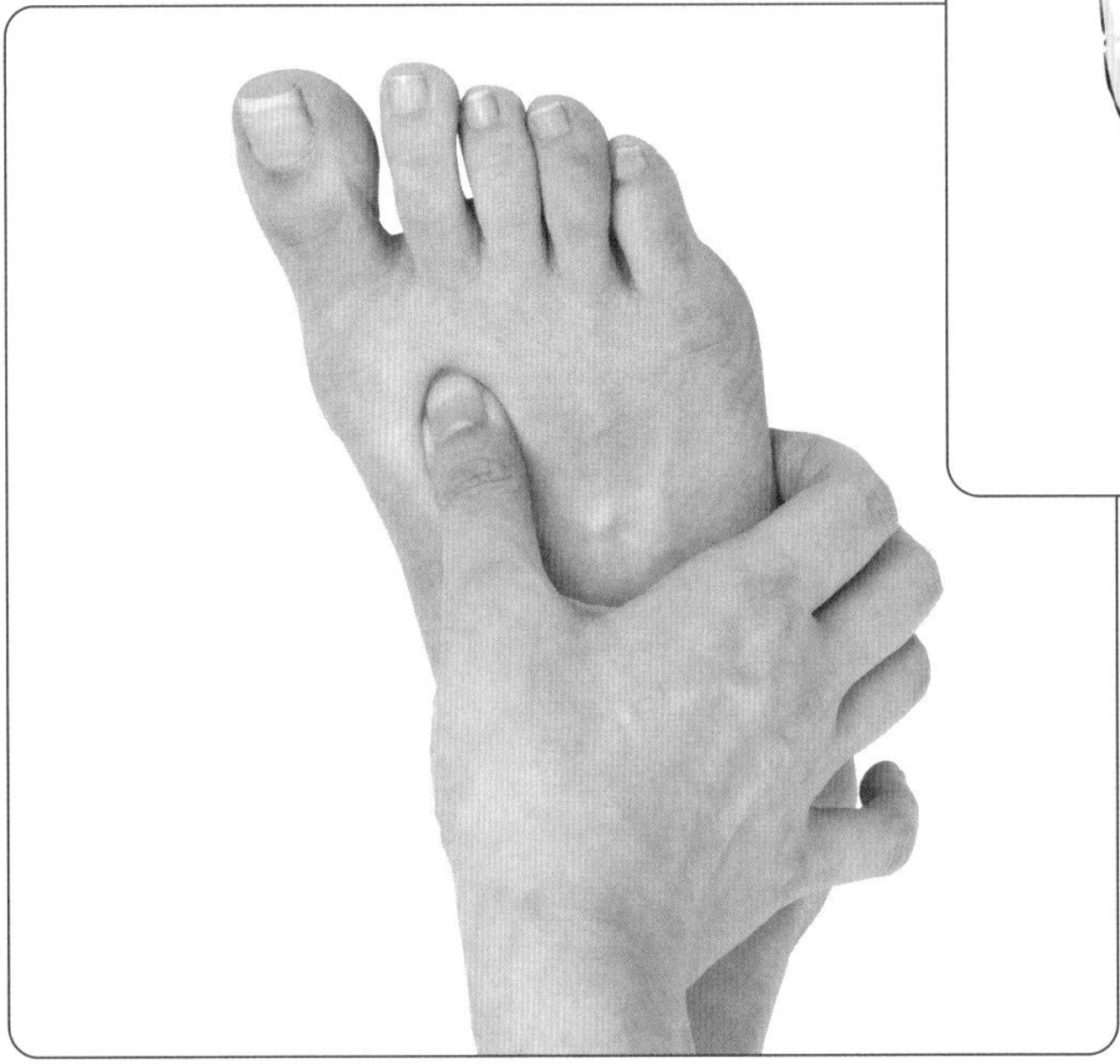

太衝

たいしょう

アルコールを摂取すると肝臓で分解されますが、その際にアセトアルデヒドという有害物質が発生します。通常なら肝臓で分解されて体外へと排出されるのですが、摂取量が多すぎると分解しきれず体内に残って二日酔いを引き起こします。

飲みすぎないことが一番ですが、肝臓の機能を高めることも予防には有効です。

太衝は、肝機能を高めてアルコールの分解をサポートしてくれるツボです。また、胃の不快感や吐き気がひどい場合は、P97の内関をあわせて刺激するとよりすみやかに症状を緩和することができます。

心を落ち着かせて発汗量を抑える

汗を抑える

動画はコチラ

手首の曲がりじわの小指側にある骨の出っぱりの手前のくぼみを親指でゆっくり押します。発汗を調整する自律神経の働きを整える効果が期待できます。

押すところはココ!

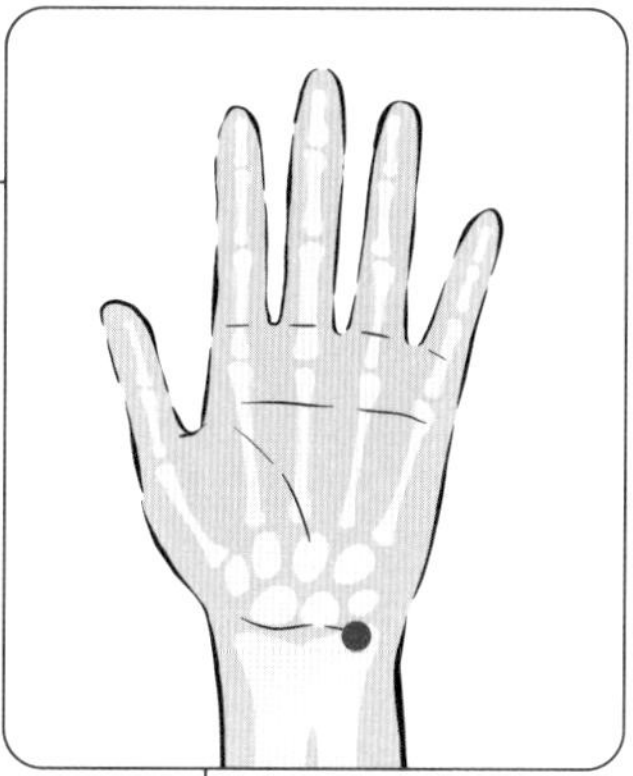

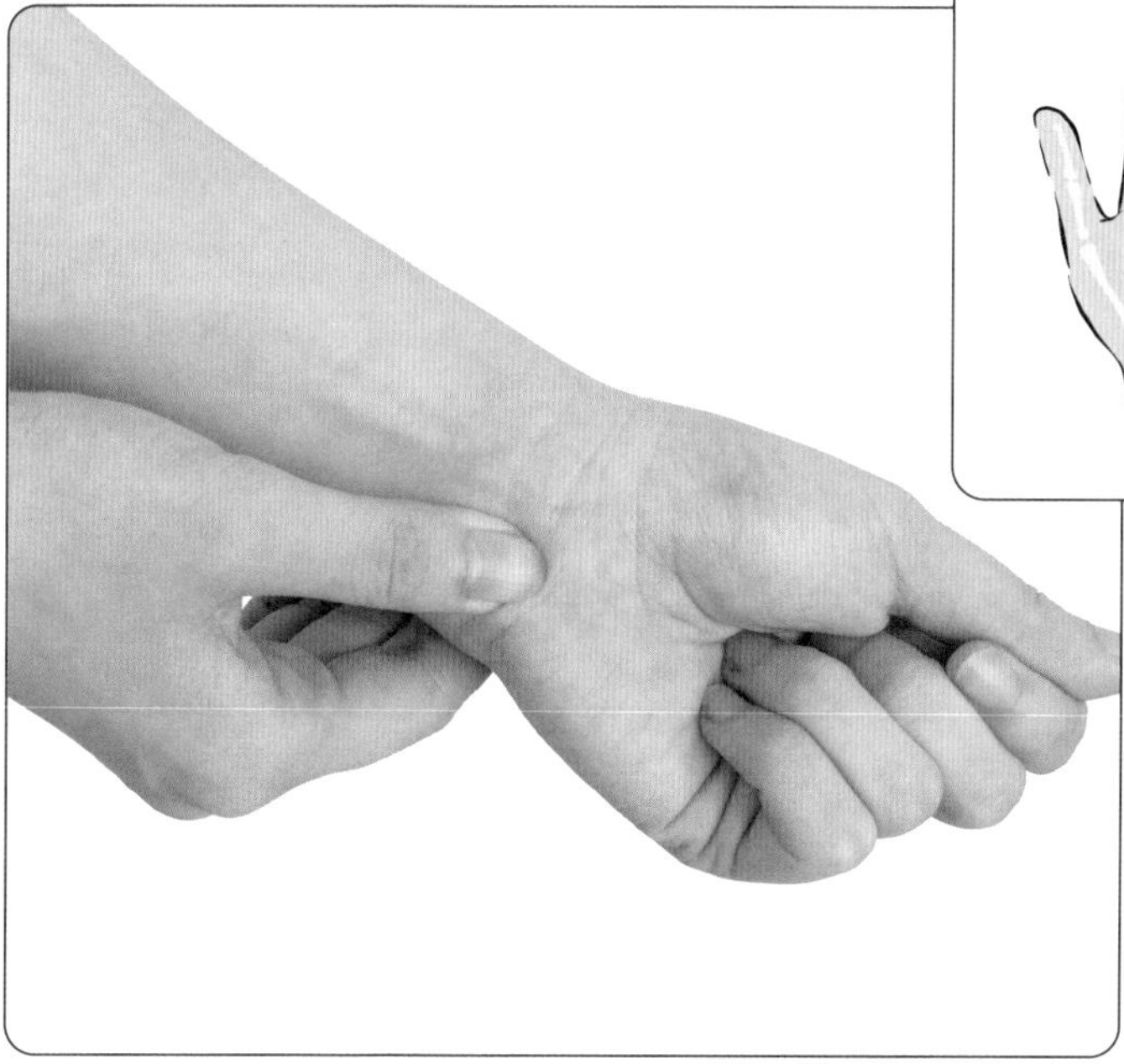

神門

しんもん

多汗症には、手のひら、顔や頭部、脇の下、足裏など、限定的な部位だけに大量の汗をかく局所性のものと、全身にびっしょり汗をかく全身性のものがあります。

最大の原因は、精神的ストレスで、強いストレスを感じると発汗量を調整する自律神経が正常に働かなくなって汗が止まらなくなります。

神門は、自律神経の働きを整え、発汗量を正常に戻す作用があります。また、精神を安定させる効果が高いため、不安感や気分の落ち込みを感じたときに刺激すると心を落ち着かせることができます。

骨盤底筋を鍛える体操とツボ押しの合わせ技で!

尿漏れ

動画は
コチラ

内くるぶしとアキレス腱の間のくぼみを親指と人差し指で挟んで親指で2～3秒かけて押します。これを3分ほど繰り返しましょう。

押すところはココ!

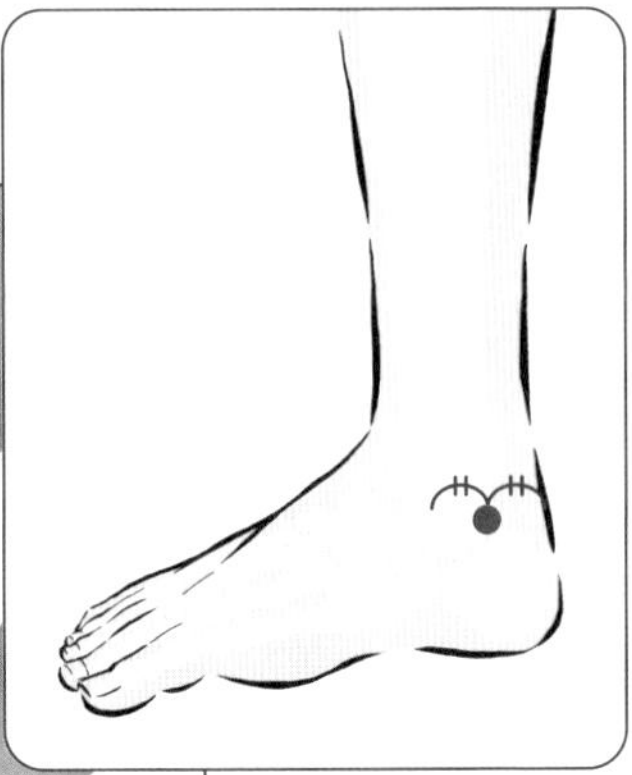

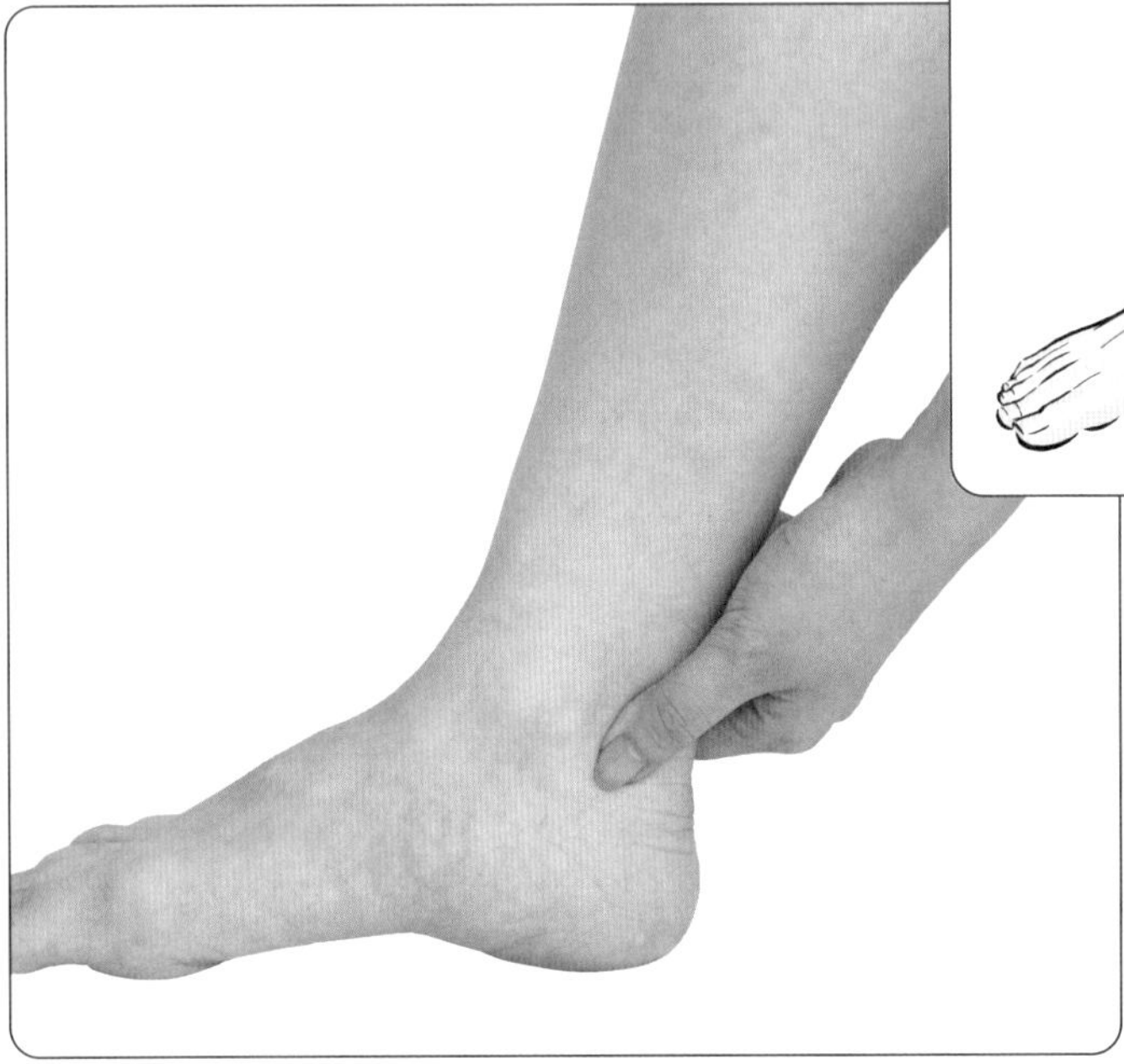

太渓

たいけい

尿漏れの原因は骨盤底筋の筋肉の衰えです。とくに閉経後には衰えが進行しやすいため、更年期以降の女性は要注意です。また、出産後は骨盤底筋が緩んでしまうため、若年層でも出産経験のある女性は尿漏れに悩まされることがあります。

太渓は五臓六腑のなかの腎に働きかけるツボで、尿が過剰に出ないように調整する作用があります。

骨盤底筋を鍛える体操も有効です。あお向けに寝てお腹に力を入れず、お尻の穴をギュッと締めるだけの簡単な体操です。1日2～3回、1回につき数回ほど行いましょう。

腎兪を押して尿の量の調整力と保持力を高める

頻尿

動画はコチラ

ウエストのくびれのラインで、背骨から指幅2本分外側のところを5秒かけて押しましょう。寝る前に押すと効果的です。テニスボールを使用してもOKです。

押すところはココ！

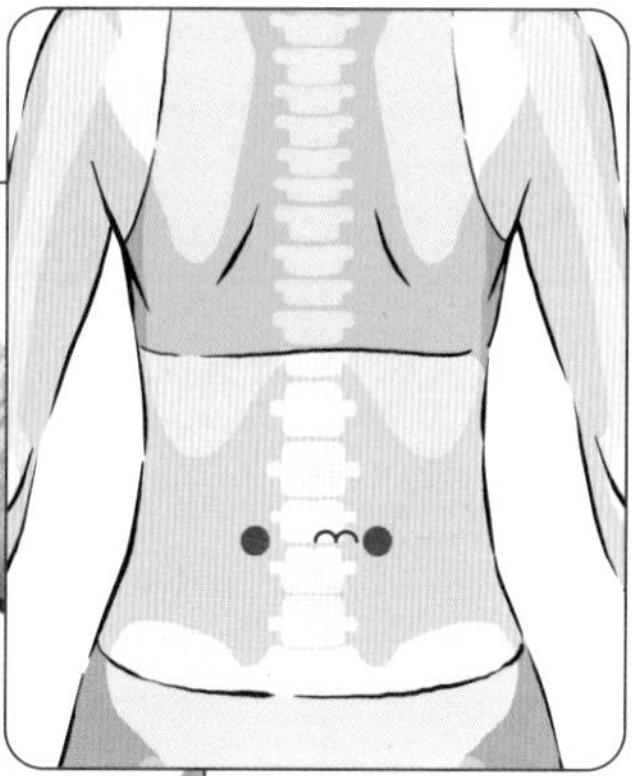

腎兪

じんゆ

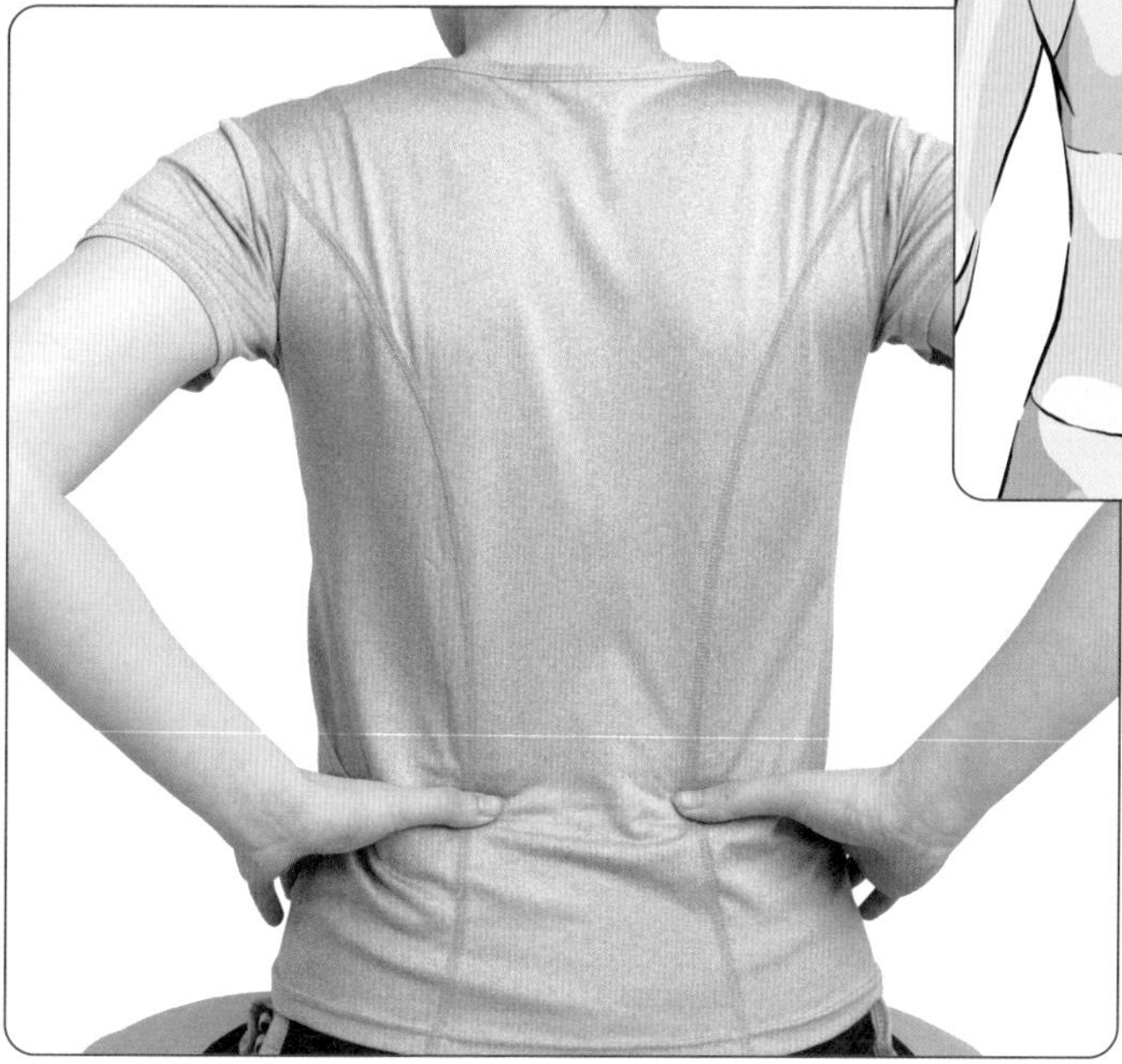

日本泌尿器科学会では、起床から就寝までの排尿回数が8回以上を頻尿と判断する目安としています。原因はさまざまですが、原因のひとつが骨盤底筋の衰えです。骨盤底筋が弱ると膀胱が十分な量の尿を保持できなくなってしまうのです。

　腎兪は腎や膀胱に働きかけるツボで、尿量の調節、膀胱の尿の保持力を高めます。カイロや温灸で温めてもOKです。

POINT

テニスボールで圧を強める

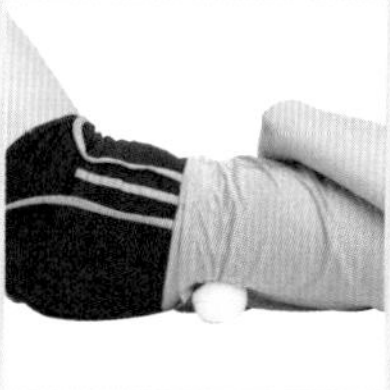

自律神経を整えてやけ食いをストップ！

食べすぎ防止

動画は
コチラ

耳珠《じじゅ》という耳の前側にある突起の少し下を人差し指でイタ気持ちいい強さで、5～10回押しましょう。食事の10～20分前に2～3分押すと効果的です。

押すところはココ！

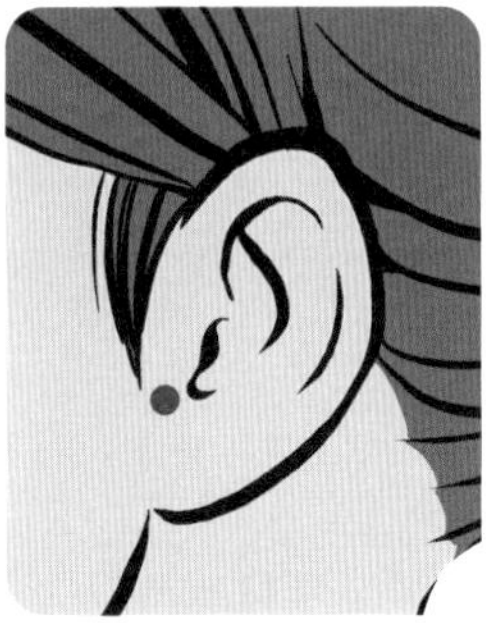

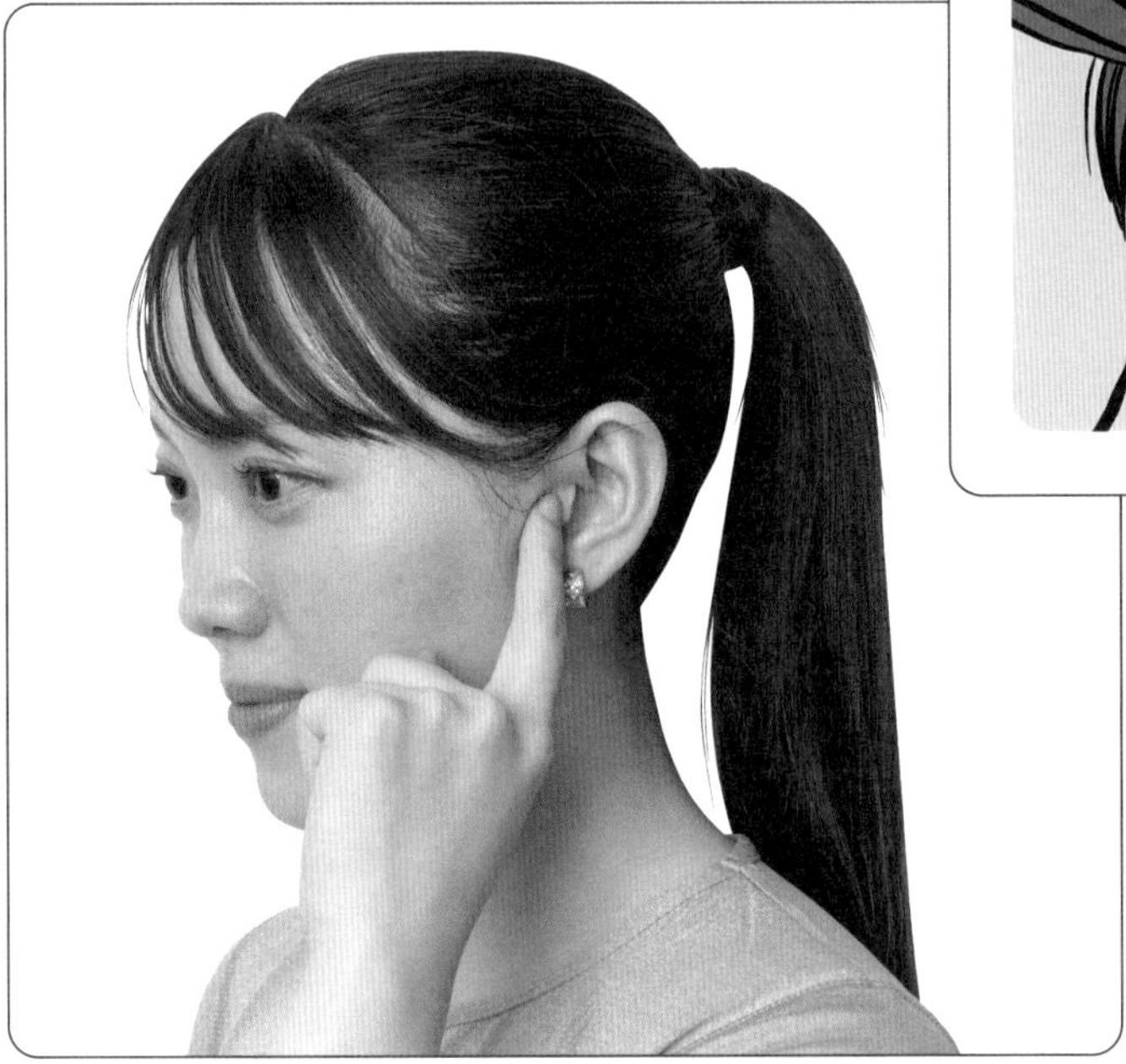

飢点

きてん

過食の代表的な因子は、精神的ストレス、睡眠不足、月経前で、すべて自律神経のバランスの崩れが関与しています。

自律神経のバランスが崩れると食欲を増進させるホルモンが大量に分泌され、逆に食欲を抑制するホルモンの分泌量が減少してしまいます。イライラするとつい食べすぎてしまう、いわゆる「やけ食い」は食欲増進ホルモンの影響なのです。

飢点は、自律神経のバランスを整え、食べたいという欲求を抑える作用のあるツボです。強いストレスを感じたとき、睡眠不足気味のとき、月経前には食べる前に飢点を押しましょう。

食欲不振は胃の調子を整えることで解決

食欲不振

動画は
コチラ

手のひらのほぼ真ん中のくぼみを親指で左右各10回、イタ気持ちいいと思う程度の圧で押します。吐き気をともなう食欲不振にとくに効果的です。

押すところはココ!

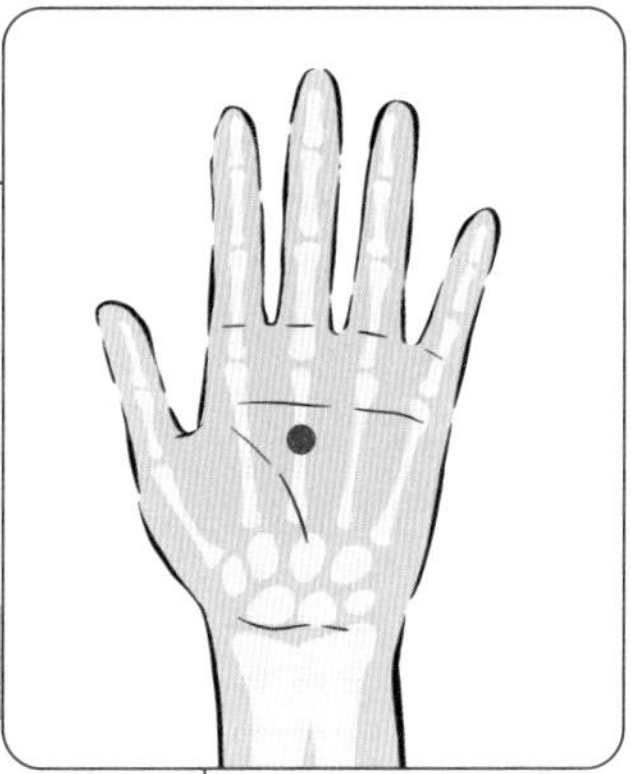

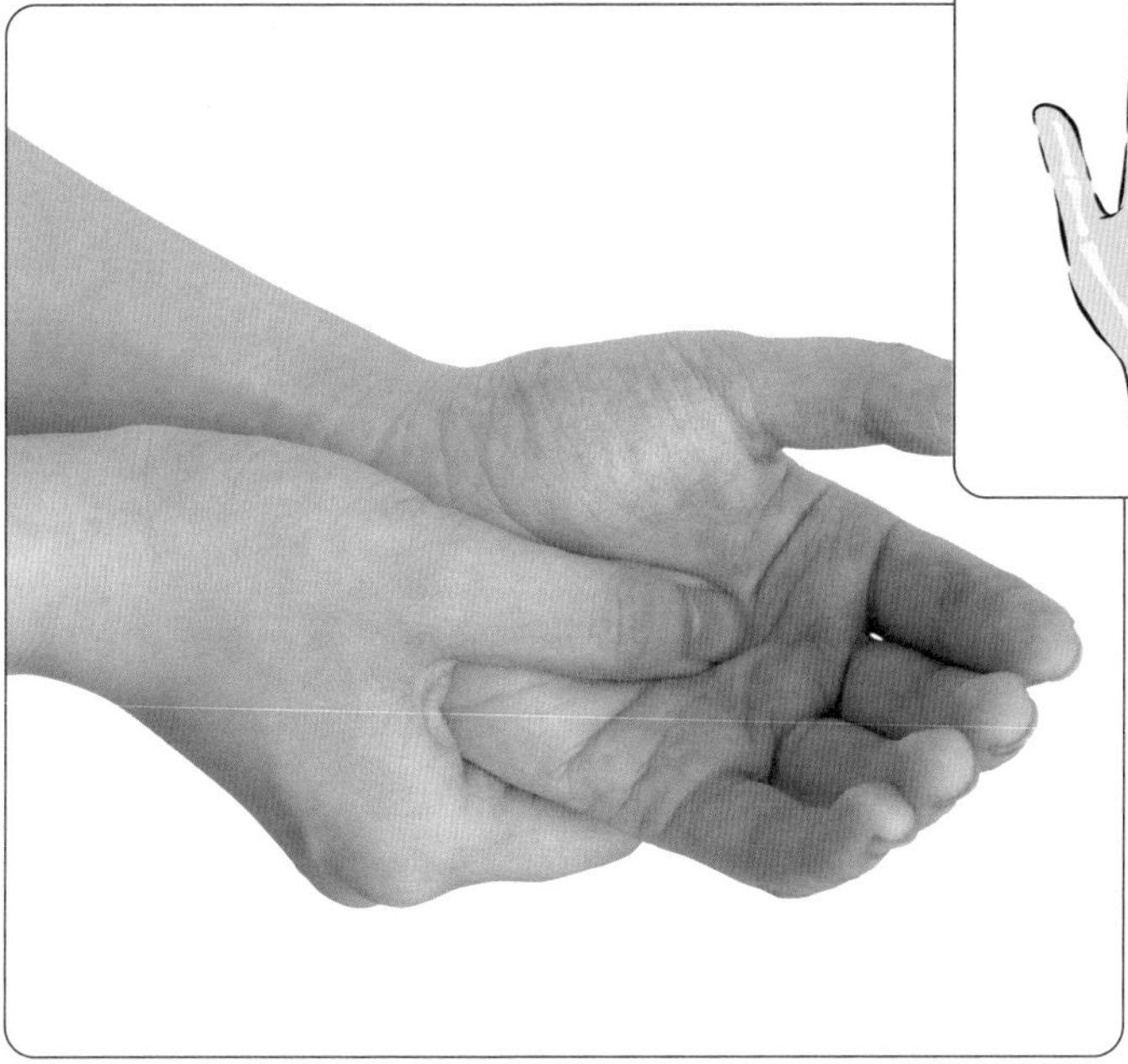

労宮《ろうきゅう》

胃は、精神的ストレス、生活習慣の乱れなどの影響を受け、不調をきたしやすい臓器です。

胃の調子がすぐれず食欲がわかないときに試してほしいツボが労宮です。労宮は食欲増進のツボといわれ、胃の調子を整えます。また、心の疲れを癒してリラックスさせるツボでもあるため、ストレスを感じると食欲がなくなる人にはとくにおすすめです。

POINT

胃の不調にはすねマッサージ

足三里（P92）から足首まで、すねの外側のラインを上下にもみほぐすと胃が元気を取り戻します。

脳の血流の滞りを改善して眠気スッキリ

眠気

動画はコチラ

顔の中心（鼻の頭）の線上で、前髪の生え際から2cmほど後ろ、押すと少し圧痛を感じる部分を人差し指で2～3秒かけて押していきます。

押すところはココ！

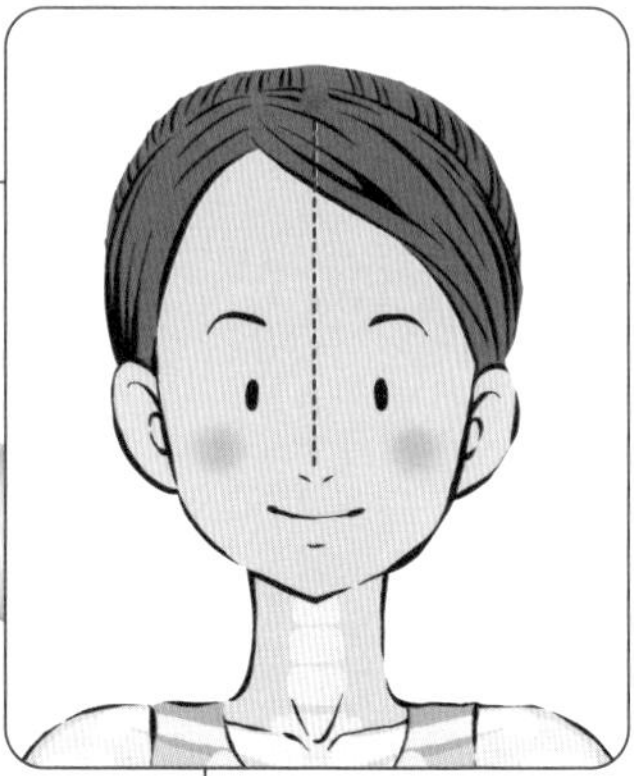

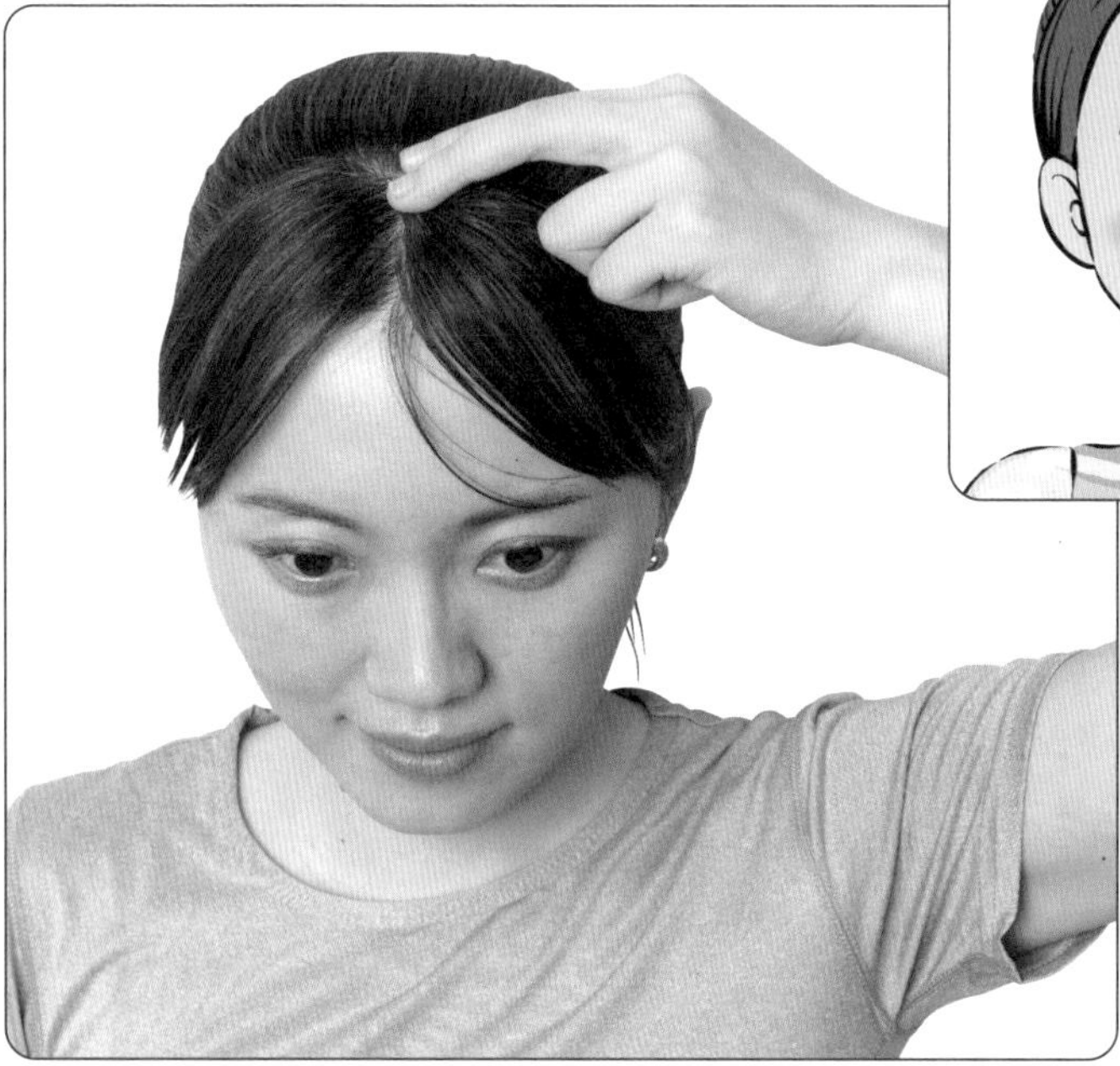

上星

じょうせい

日中に強い眠気に襲われるのは、睡眠不足、睡眠の質の低下、低血糖がおもな原因として考えられます。これらの問題を抱えていると脳への血流が滞り、眠気を感じてしまうのです。

上星は、脳への血流を促し、眠気をとる作用があるツボです。加えて、鼻孔を広げて鼻づまりを改善する効果もあるため、熟睡を妨げるいびきの改善にもひと役買ってくれるツボです。

POINT

肌のくすみの改善にも効果的

上星は、顔の血の巡りをよくする効果も高いため、肌のくすみが気になる人にもおすすめです！

興奮した交感神経を鎮めて、つらい頭痛を改善

動画は
コチラ

天気痛

手のひら側、手首のしわから指幅3本分ほど肘寄りを親指で強めに押しましょう。ペン先などを使ってツンツンと刺激するのも効果的です。

押すところはココ!

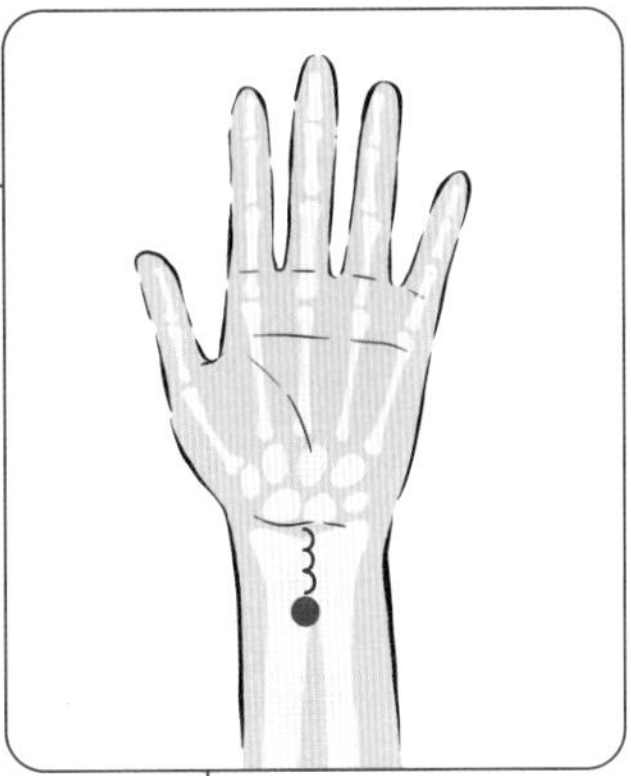

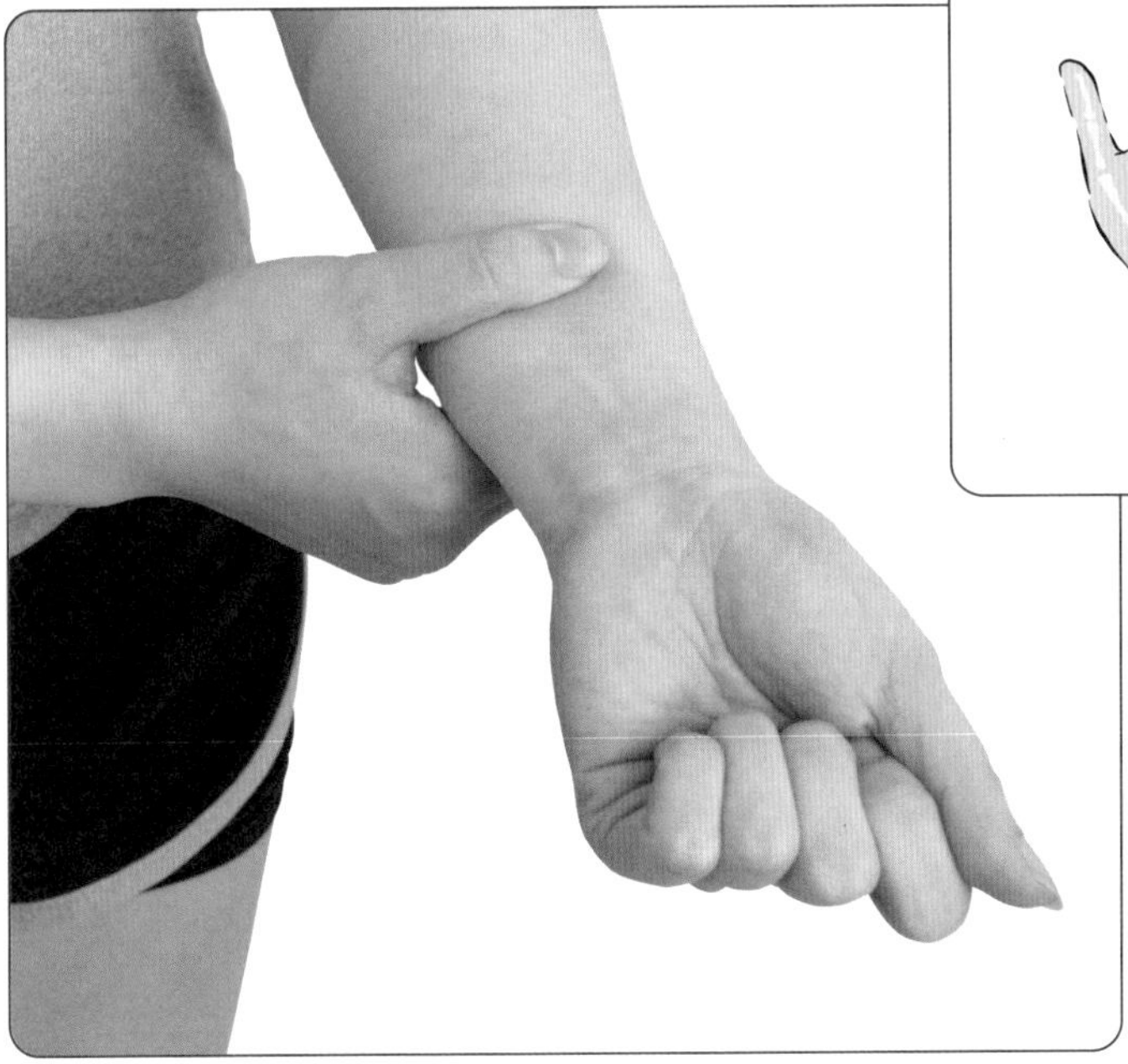

内関

ないかん

天気痛とは、気象の変化によって痛みが生じる障害のことです。その代表的なものが頭痛で、内耳の気圧を調整するセンサーが急激な気圧の変化を感じることで自律神経のバランスが崩れ、その結果、交感神経が興奮状態となり血管が拡張してしまうことが原因となります。

内関は自律神経を整える効果が抜群で、ゆっくりツボを押すことで心が落ち着き、交感神経を鎮めることができます。

東洋医学では、頭痛やめまいは耳の中に水がたまることが原因といわれています。急激にたまった水をとるには、五苓散《ごれいさん》という漢方薬が効果的です。

合谷は花粉症の全身症状をやわらげる万能ツボ

動画は
コチラ

花粉症

手の甲側で親指と人差し指の骨が合流する部分から人差し指寄りを親指と人差し指を挟むようにして、少し強めに2分ほどもみましょう。

押すところはココ!

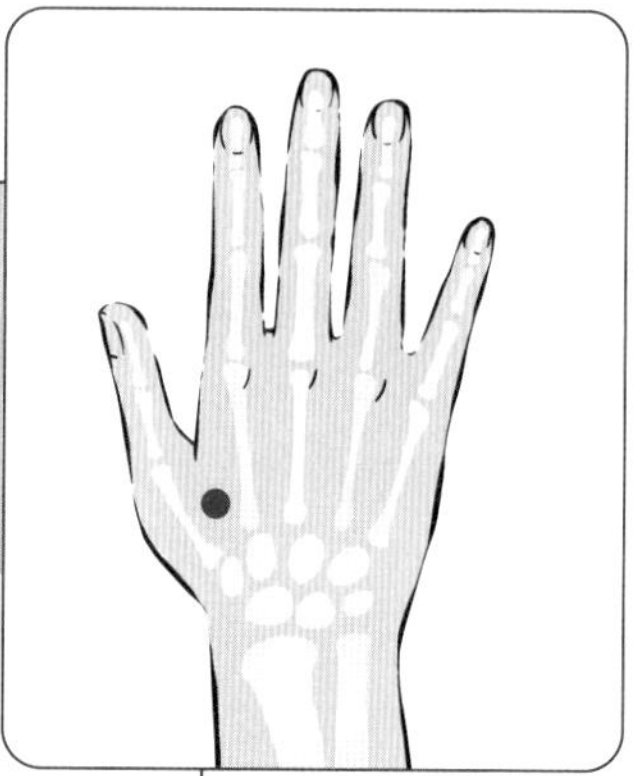

合谷

ごうこく

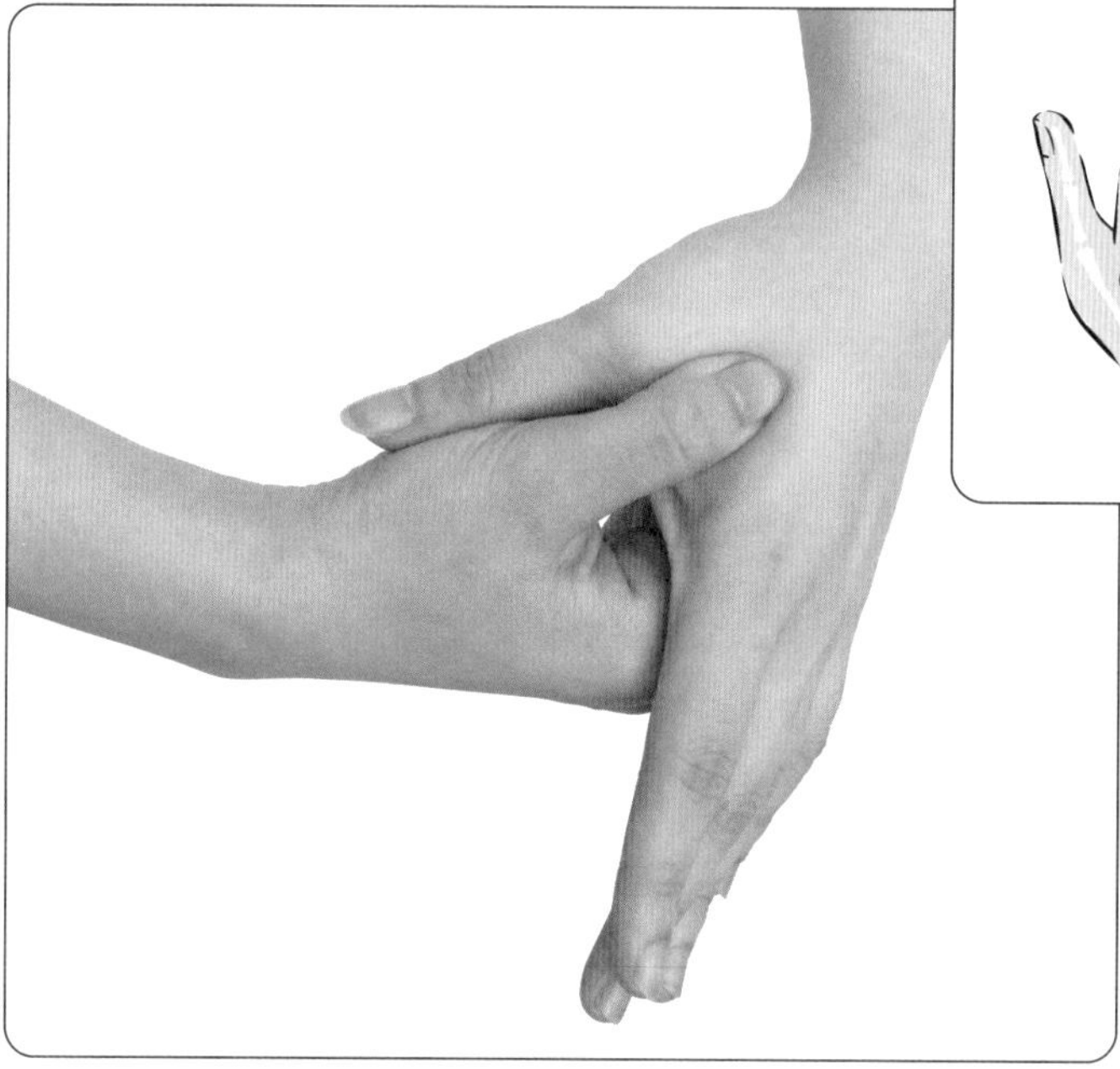

花粉症とは、花粉を体から排除しようとする防御反応で、三大症状といわれるのが「くしゃみ、鼻水、鼻づまり」です。さらに、倦怠感、発熱、イライラ、皮膚や粘膜のかゆみ・腫れ、集中力の低下といった症状をともなうこともあります。

病院では、抗ヒスタミンなど、アレルギー反応を抑える薬が処方されますが、すべて対症療法で、根本解決をすることが難しいのが現状です。

合谷は、三大症状はもちろんのこと、ほかのつらい症状の改善効果もあるツボなので、花粉の季節には定期的に刺激することをおすすめします。

胃腸の機能を高め、エネルギーみなぎる体に

夏バテ

動画はコチラ

おへそから指幅4本分下のところを人差し指と中指を押し込むようにして圧をかけていきます。夏バテによる下痢の改善にとくに効果的です。

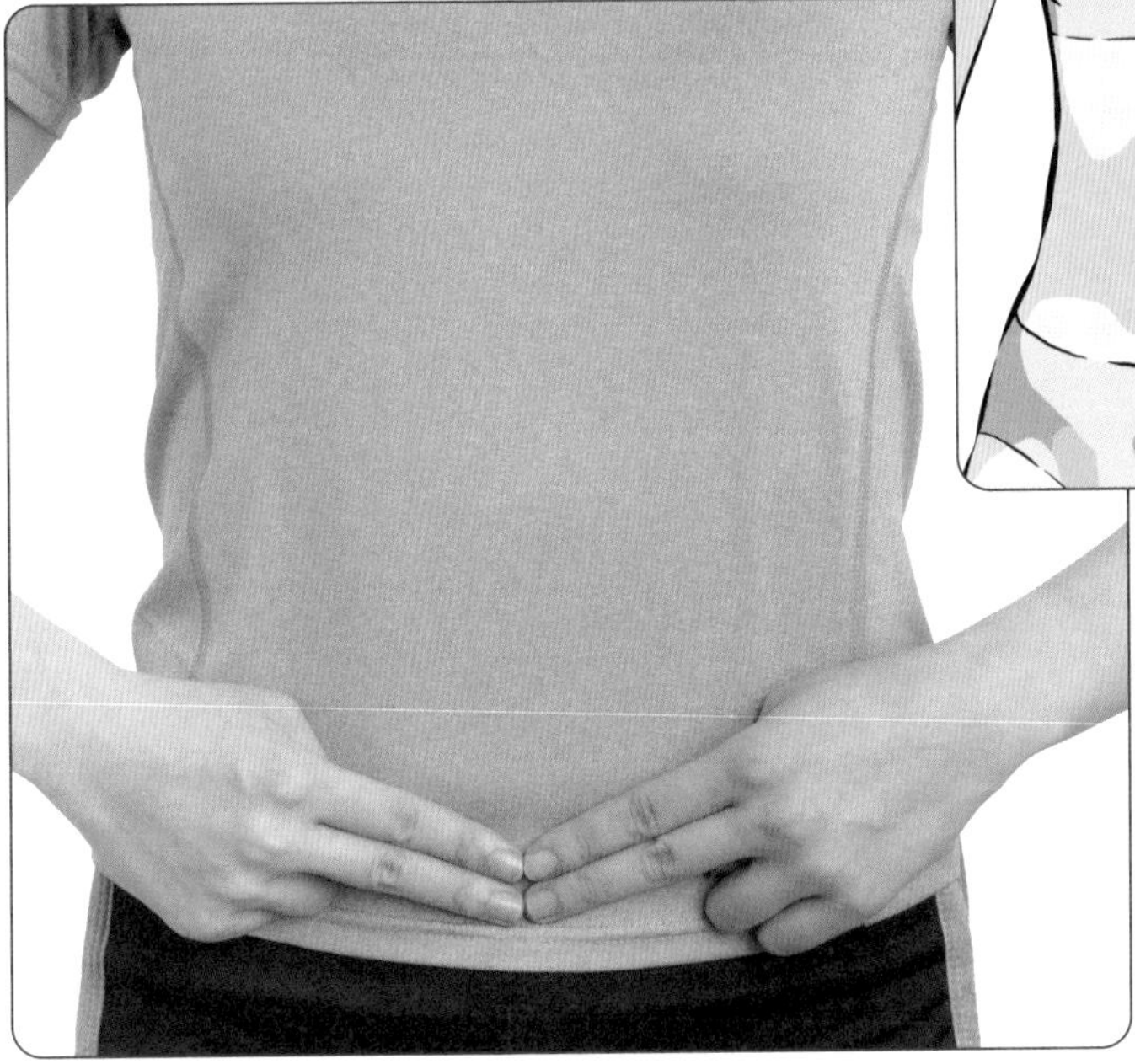

押すところはココ!

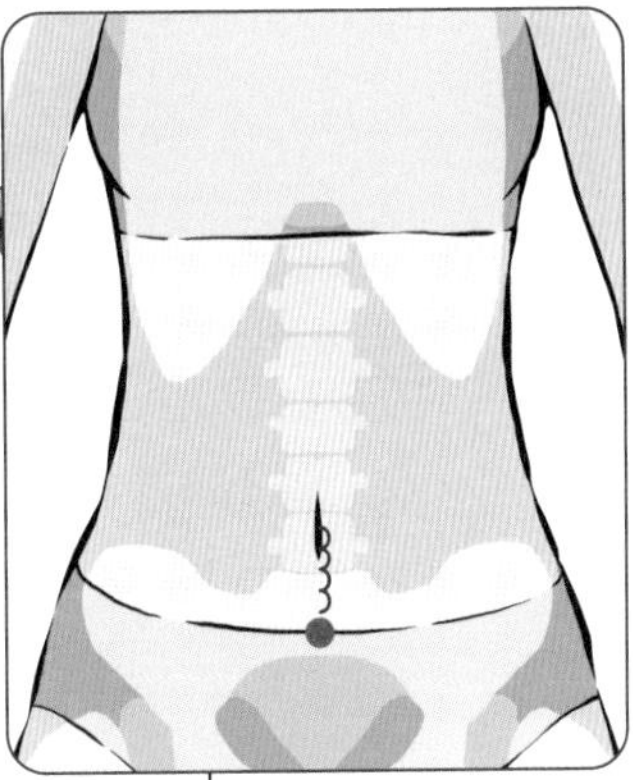

関元

かんげん

夏バテの最大の原因は体力の低下や暑さによる自律神経のバランスの崩れです。

とくに、胃腸が弱く下痢をしやすい人、冷房による冷えを感じやすい人は体のエネルギーが常に足りていない状態なので、夏だけではなく季節の変わり目に体調を崩しがちです。

関元は、免疫力を高め、体力増進、疲労回復を促す、夏バテの特効ツボです。定期的に刺激すればエネルギーを蓄える力を高めることができます。

夏バテを防ぐには、規則正しい生活、栄養バランスのとれた食生活を送り、心身に疲れをためないことも大切です。

COLUMN

薬膳や薬膳茶の取り入れ方

薬膳や薬膳茶は症状を直接的に治療するものではなく、治療のサポートをする役割を担います。

薬のような効果は望めないいっぽう、薬膳や薬膳茶は、生活のなかに取り入れて、定期的に食べたり飲んだりすることで不調の原因となっている体質を改善できるという大きなメリットがあります。

ただ、薬ではないとはいえ、食べすぎ、飲みすぎはよくありません。薬膳は料理の食材のひとつとして取り入れる、お茶は毎食後カップ1杯くらいを飲むなど、ほどほどの量を摂るようにしましょう。

基本的に医薬品ではないため副作用の心配はありませんが、食事制限の必要がある疾患や処方される薬によっては摂取を控えたほうがよい場合もあるため、持病がある人は事前に医師に相談してください。

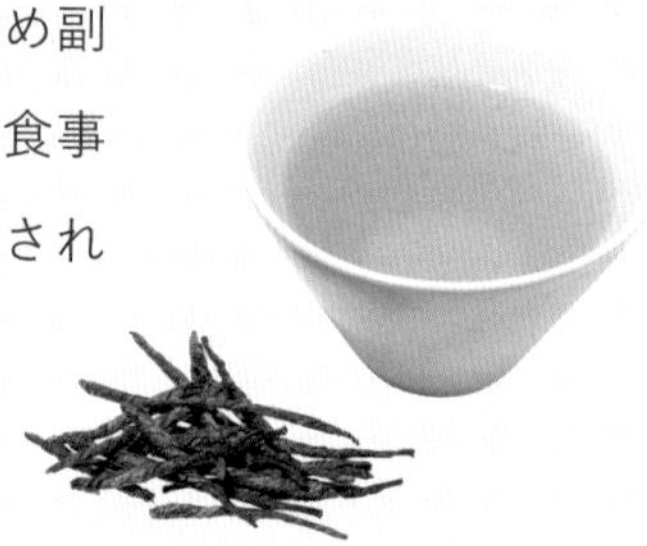

強い苦みが特徴の苦丁茶は解毒作用の高いお茶です。

PART 3

バランスを整える 薬膳と薬膳茶

東洋医学の体へのアプローチは多種多様です。
ここからは、ツボ押しとともに
薬膳と薬膳茶を使って五臓六腑の不調を
体の内側から癒す術を紹介します。
毎日の生活に取り入れてください。

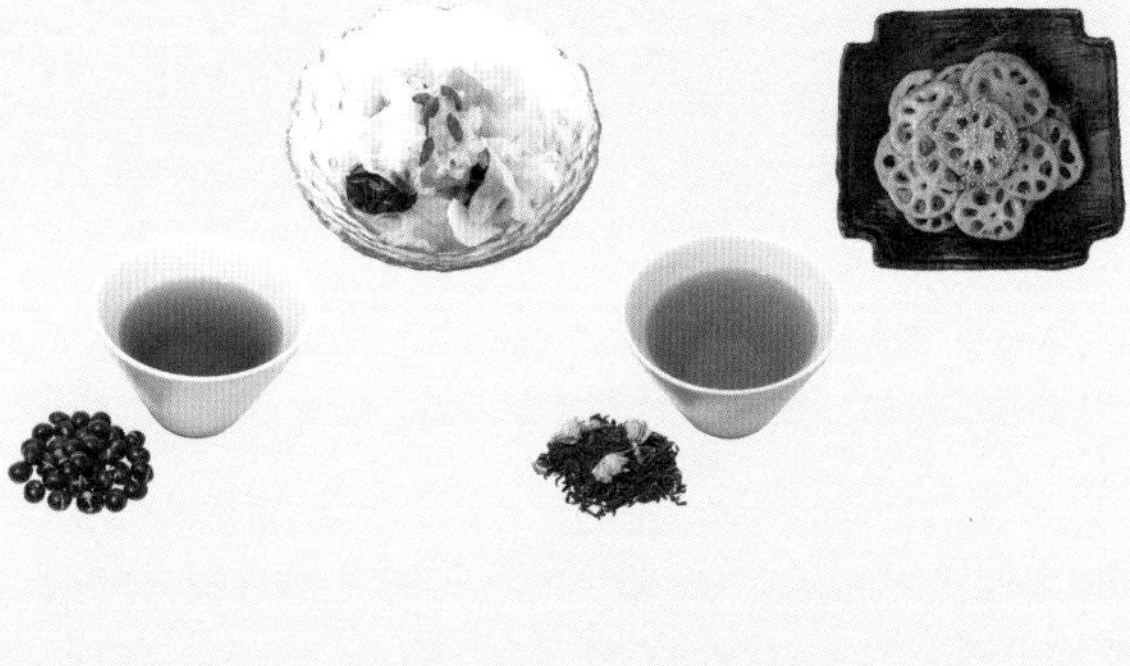

肝の解毒力を高め、心と体にたまった毒素を取り除く

肝（肝臓）

動画はコチラ

足の甲側、親指の付け根の関節と人差し指の骨の間を、人差し指または親指で押します。二日酔いにも◎。肝臓の数値が悪い人は定期的に押しましょう。

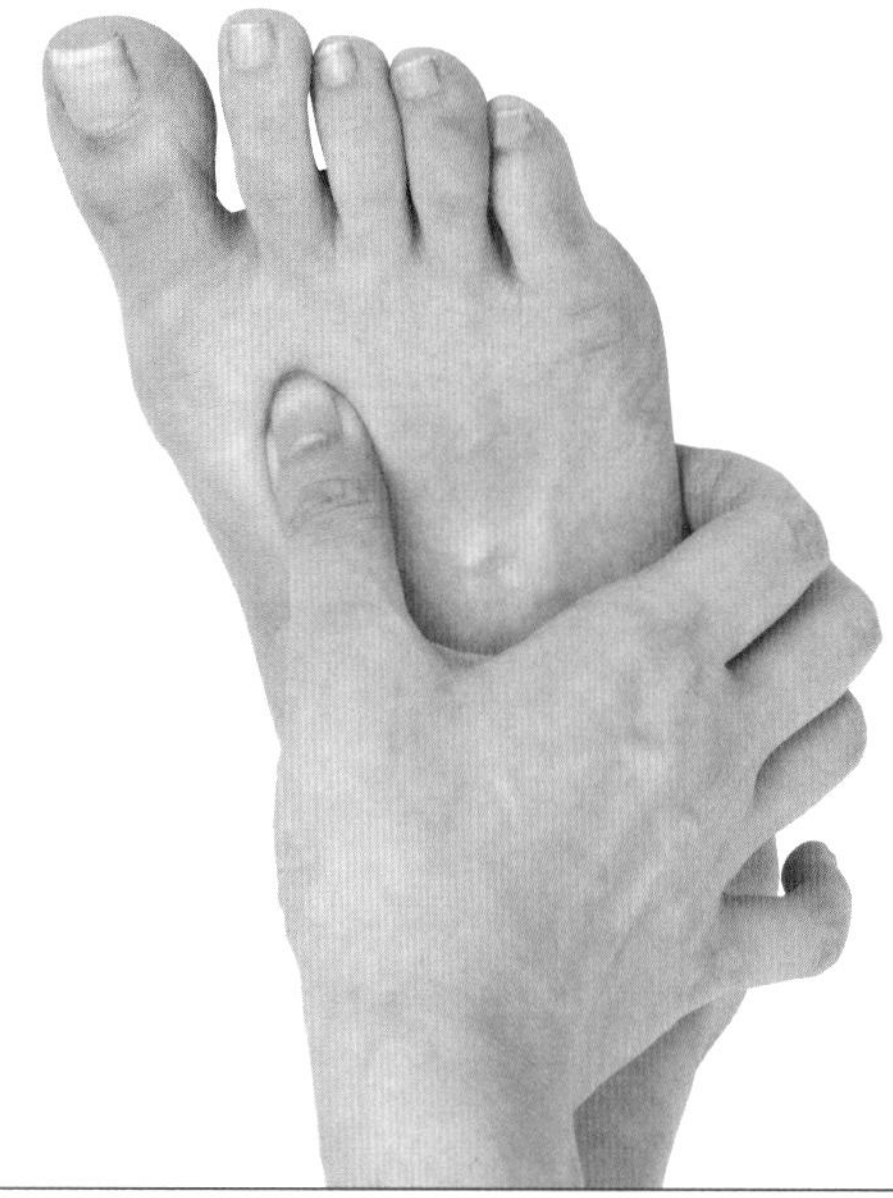

押すところはココ!

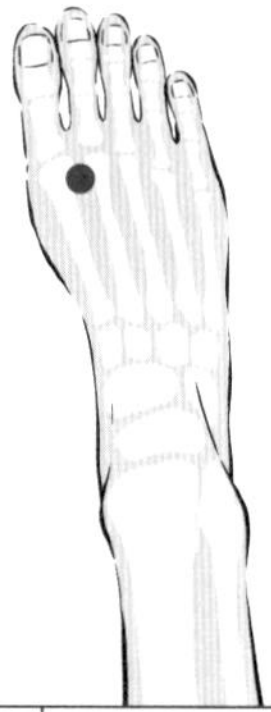

太衝《たいしょう》

肝（肝臓）は、食事から摂った栄養を蓄え、解毒、消化に必要な胆汁の合成と分泌を行う臓器とされています。

東洋医学では、肝の働きは気（エネルギー）を全身に巡らせ、血の巡りをコントロールし、感情や自律神経系を整える働きもあると考えられています。このように肝の役割は大きいため、定期的なケアが必須です。

片頭痛、倦怠感、便通異常、疲れ目、精力減退、食欲不振、イライラ、気分の落ち込みといった症状は肝からのSOSのサイン。おすすめのツボは太衝です。刺激することで、肝の疲れを癒しましょう。

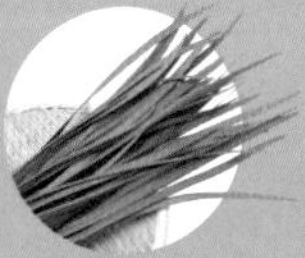
ニラ

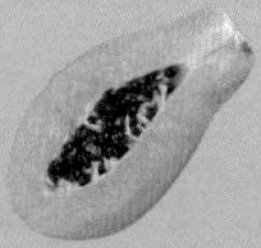
パパイヤ

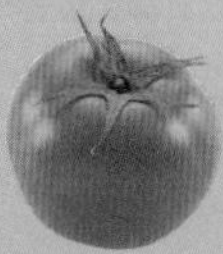
トマト

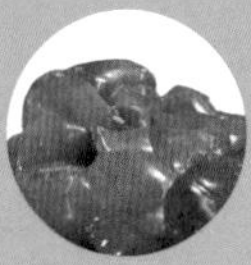
レバー

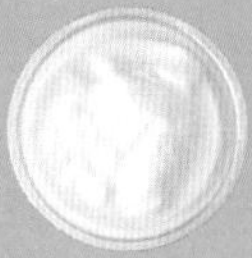
ヨーグルト

緑色と酸味のある食材を選ぶ

ニラ、小松菜のような緑色、青っぽい食材、酸味が強い食材は肝の機能を高めて気・血・水の巡りを促します。とくに、酸は余分な水分の排出、消化を促す働きがあります。イライラの緩和など、心の癒し効果も期待できます。

おすすめレシピ

ラッシー

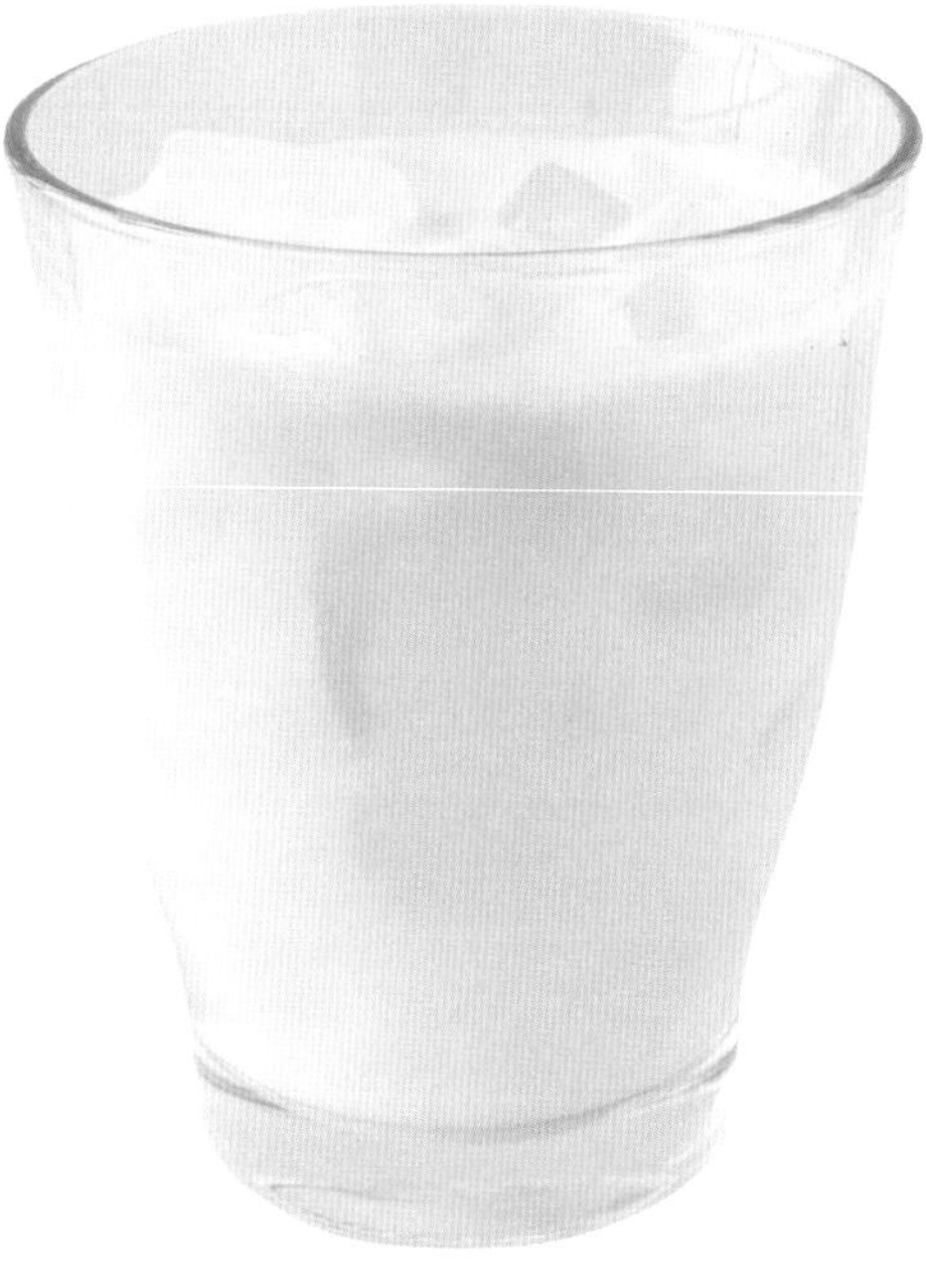

[作り方] 2人分

プレーンヨーグルト250㎖、
牛乳250㎖、
砂糖大さじ2、レモン汁小さじ2を
シェイカーに入れ、攪拌する。
氷を入れたグラスに注ぐ。

PONIT

ヨーグルトやレモンの酸味が消化能力を促し、肝の疲れを癒します。滋養がある牛乳をプラスすることで、倦怠感や心身のストレス緩和も助けます。

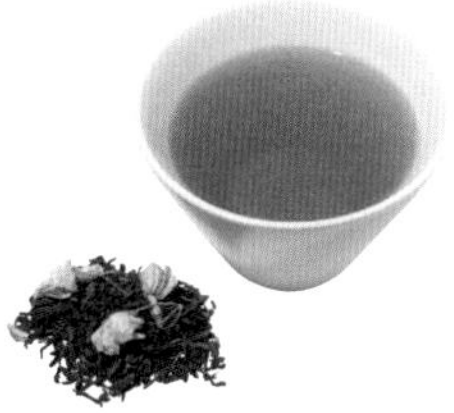

ジャスミンティー

ジャスミンの香り成分、リナロールには、不安を抑え、気を巡らせる作用があります。

心のポンプ機能を高め、気・血・水の滞りをなくす

心（心臓）

動画はコチラ

手のひら側、手首のしわから指幅3本分ほど肘寄りを親指で強く押します。動悸、不整脈など、心臓に関わる不調が気になる人におすすめです。

押すところはココ!

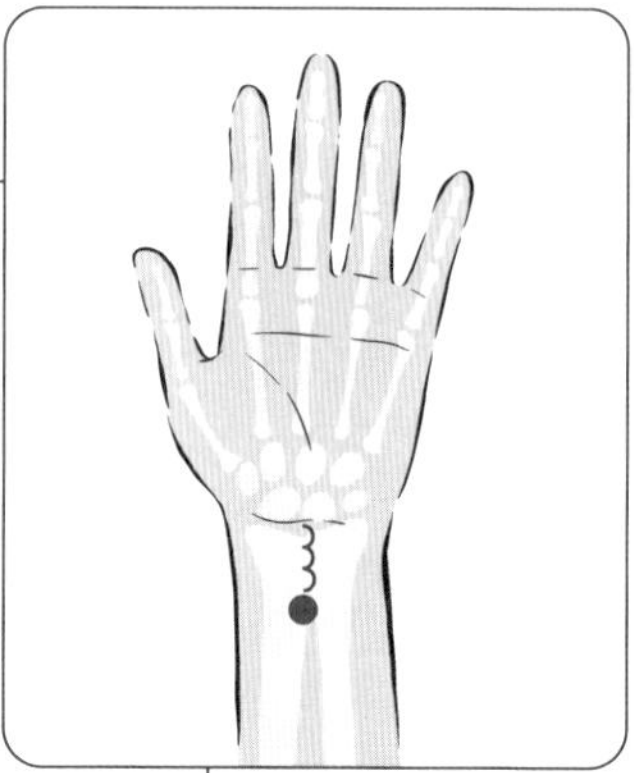

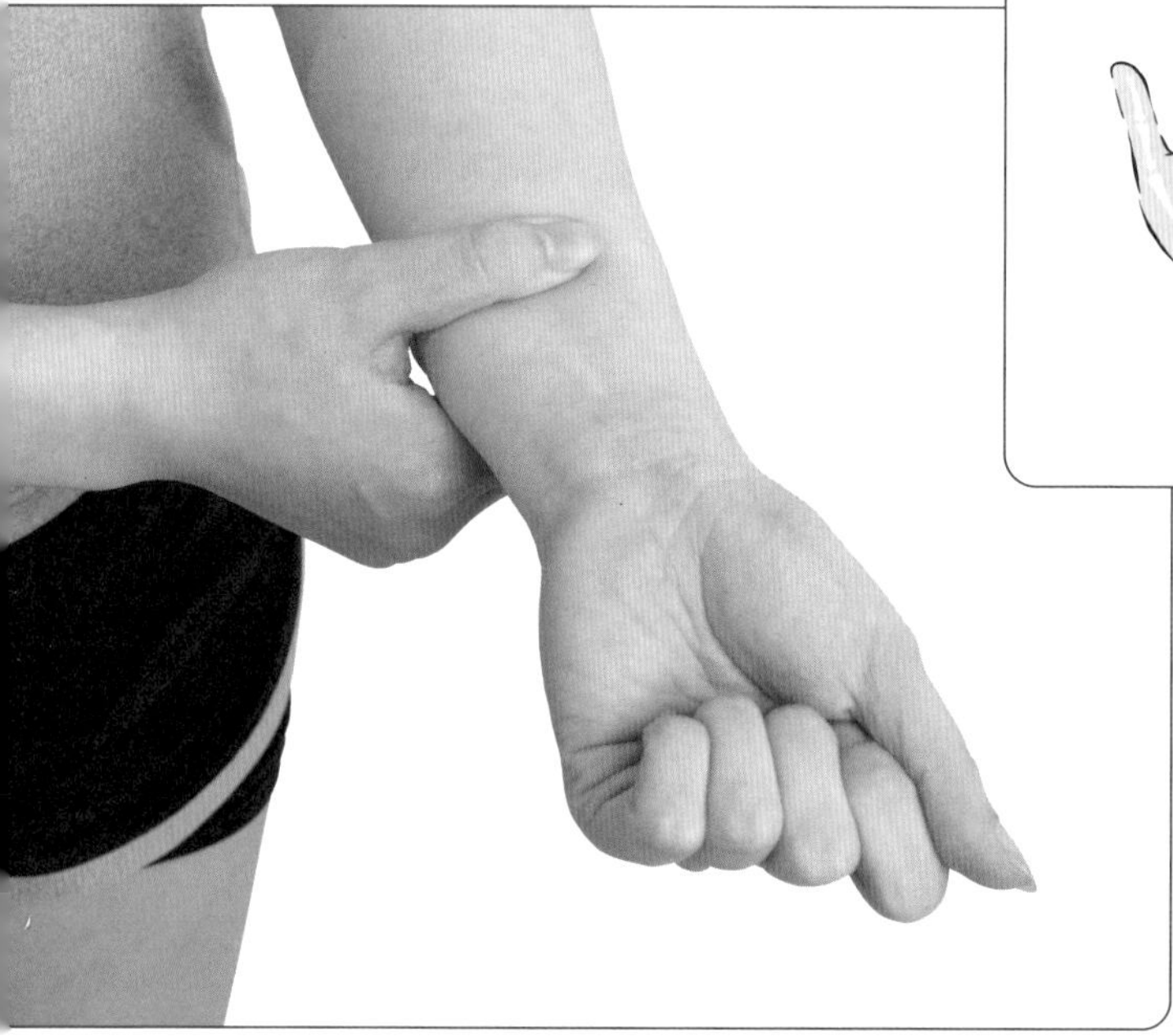

内関

ないかん

心（心臓）は血液を循環させるポンプの役割を担う臓器とされていますが、東洋医学では、血液だけではなく、気や水を全身に巡らせるポンプの役割も担っていると考えられています。

そのため、心の機能が低下すると動悸、不整脈、血行不良、手足の冷え、立ちくらみ、倦怠感のほかに不安感や焦燥感の高まり、睡眠障害、物忘れといった症状も表れやすくなります。

内関は、心のポンプ機能を高めることで、気・血・水、すべての巡りをスムーズにしてくれる作用があるツボです。あわせて、血の汚れ（瘀血）を改善する効果もあります。

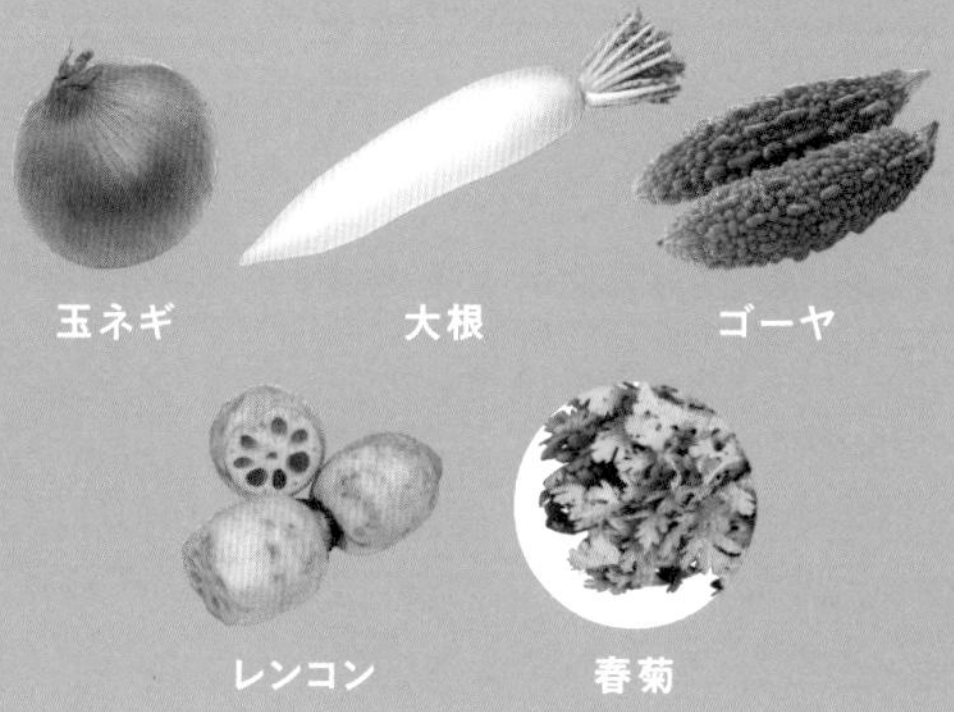

苦み成分で水と熱を出す

春菊やゴーヤなど、苦みがある食材は体にたまった余分な水分や熱を排出する作用があります。また、心(心臓)の機能低下をもたらす心身のバランスを整え、気・血・水のすべての滞りを改善して、心身の不調を緩和します。

おすすめレシピ

レンコンの甘酢炒め

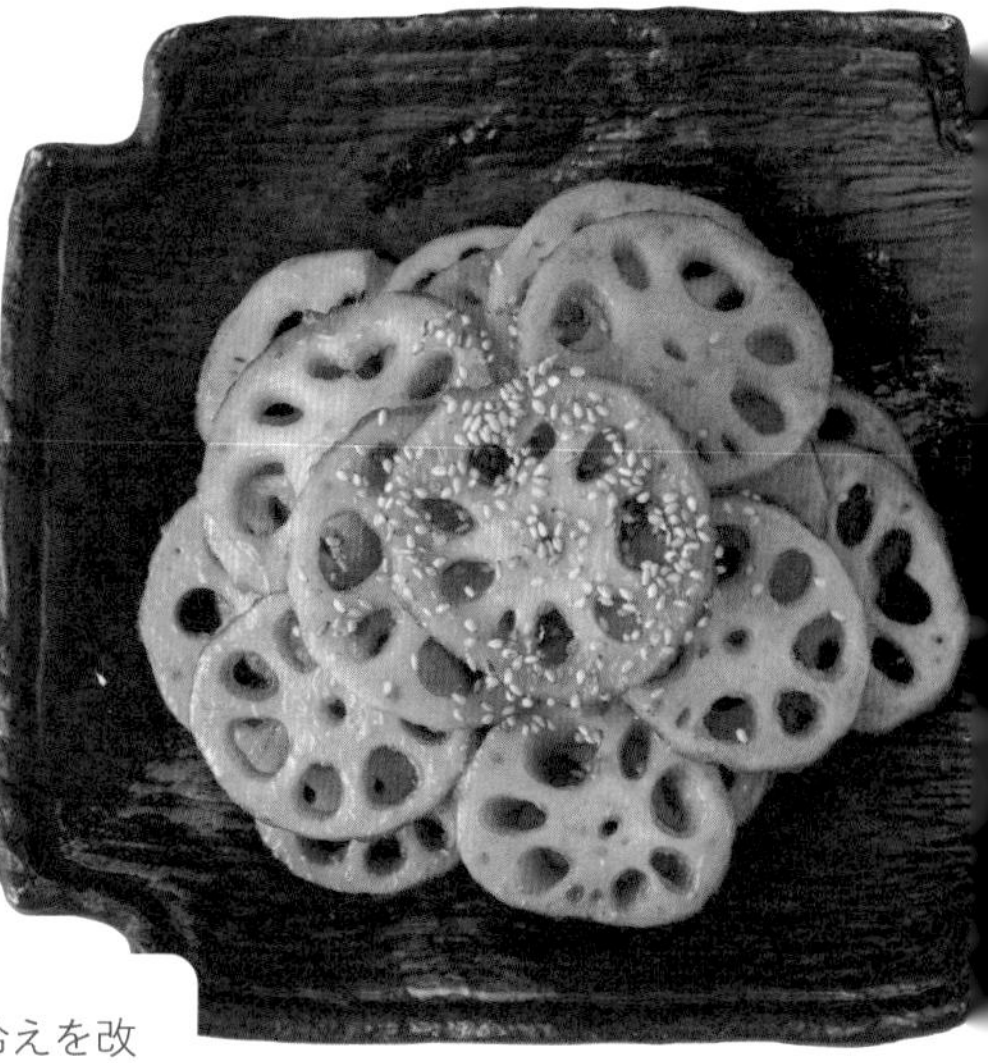

[作り方] 2人分

レンコン200gは皮をむいて5ミリ幅の輪切りにし、片栗粉大さじ1.5を全体にまぶす。
別のボウルに調味料
(醤油・酢・砂糖 各大さじ1)を
入れて混ぜ合わせる。
フライパンにゴマ油大さじ1をひいて、
中火でレンコンを炒め、薄く色づいてきたら
調味料を入れ、中火でさらに2分程炒める。
全体に味がなじんだら、お皿に盛り付けて
白いりゴマ(適量)をかける。

PONIT

レンコンは、気・血・水の滞りの原因となる冷えを改善します。夏から秋への季節の変わり目や夏バテ気味のときに、とくにおすすめのレシピです。

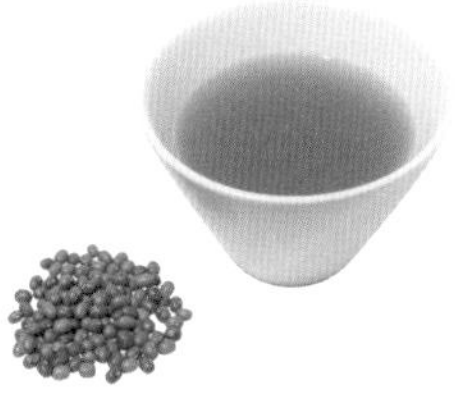

緑豆茶

体内の毒素を排出させる解毒作用、体内の熱ごもりをとる消炎作用が高いお茶です。

食物から得た滋養を気・血・水に換え、全身に巡らせる

脾（脾臓）

動画はコチラ

すねの外側の筋肉のラインで、膝下のくぼみから指幅4本分下がったところを押します。脾が弱いと発生しやすい下痢、便秘、腹痛などの緩和に。

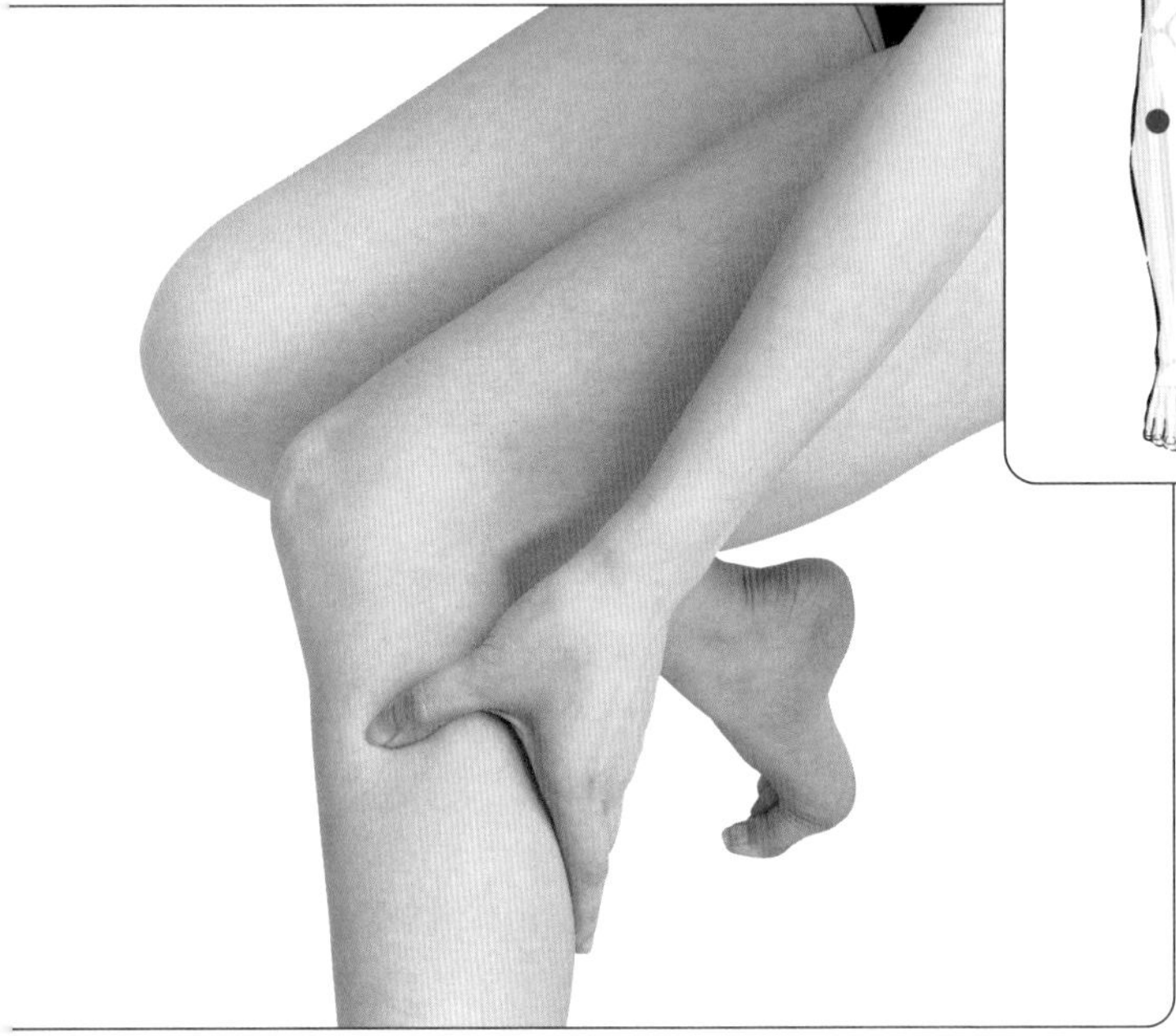

押すところはココ!

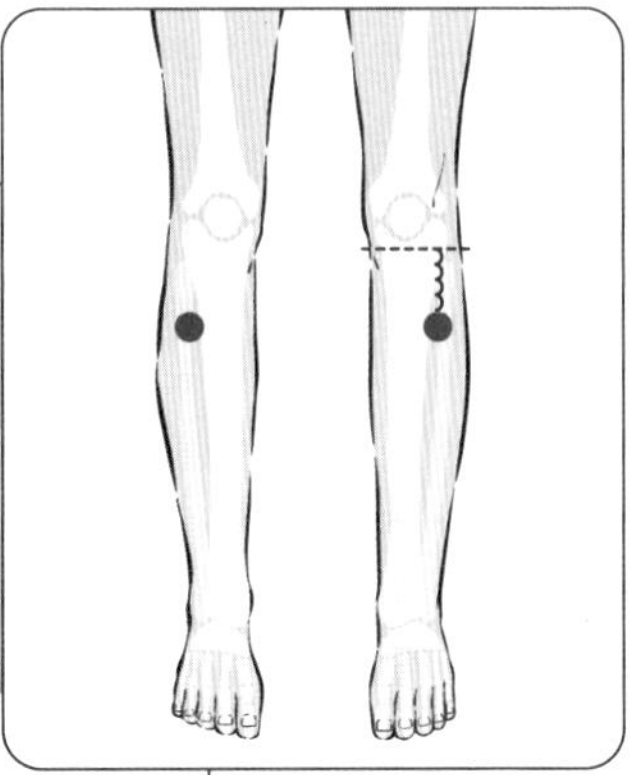

足三里

あしさんり

脾（脾臓）は、古い血液を除去する、血液の新陳代謝を担う臓器です。東洋医学の考え方は少し異なり、胃と協働して消化吸収を行い、食物から摂った栄養を気・血・水へと変換する働きを担うと考えられています。

　脾が弱ると、気・血・水が作られなくなるため、多くの不調が発生します。とくに消化器系の不調が顕著となります。

　また、肝との関わりが深く、肝の不調は脾に、脾の不調は肝に伝わるといわれています。

　足三里は、脾の消化吸収力を高めるツボです。消化器系の不調が頻出する人はＰ１１０の太衝もあわせて押しましょう。

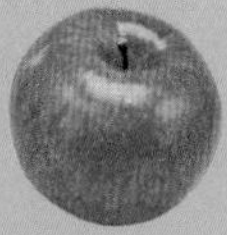
リンゴ

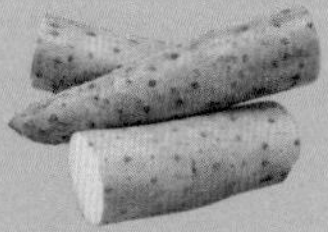
長芋

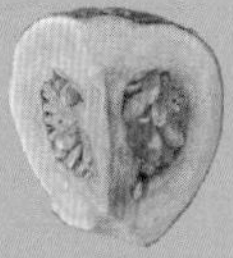
カボチャ

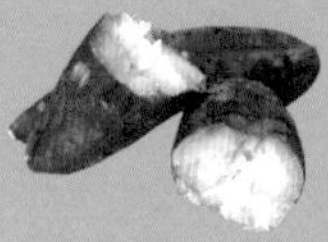
サツマ芋

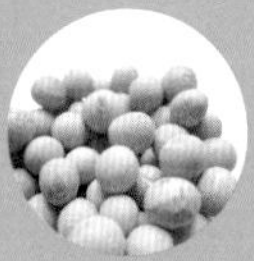
大豆

黄色と甘味で冷えをとる

サツマ芋やカボチャのように黄味がかっていて、甘味がある食材は脾の冷えをとって温めることで体の気・血・水を作る力を高めてくれます。また、脾の機能を高めるものを食べることで胃の調子も自然と整えることができます。

おすすめレシピ

リンゴのジュレ

［ 作り方 ］ 2人分

リンゴ(紅玉)の芯と皮3個分を
水500㎖とともに鍋に入れて強火にし、
沸騰したら弱火にして約30分煮る。
芯と皮を取った煮汁にグラニュー糖200g、
レモン汁1個分を加え、中火で煮詰める。
とろみがついたら火を止めて、
煮沸消毒した保存瓶に入れる。
ふたをしてそのまま冷ます
(冷蔵庫で2か月間保存可能)。

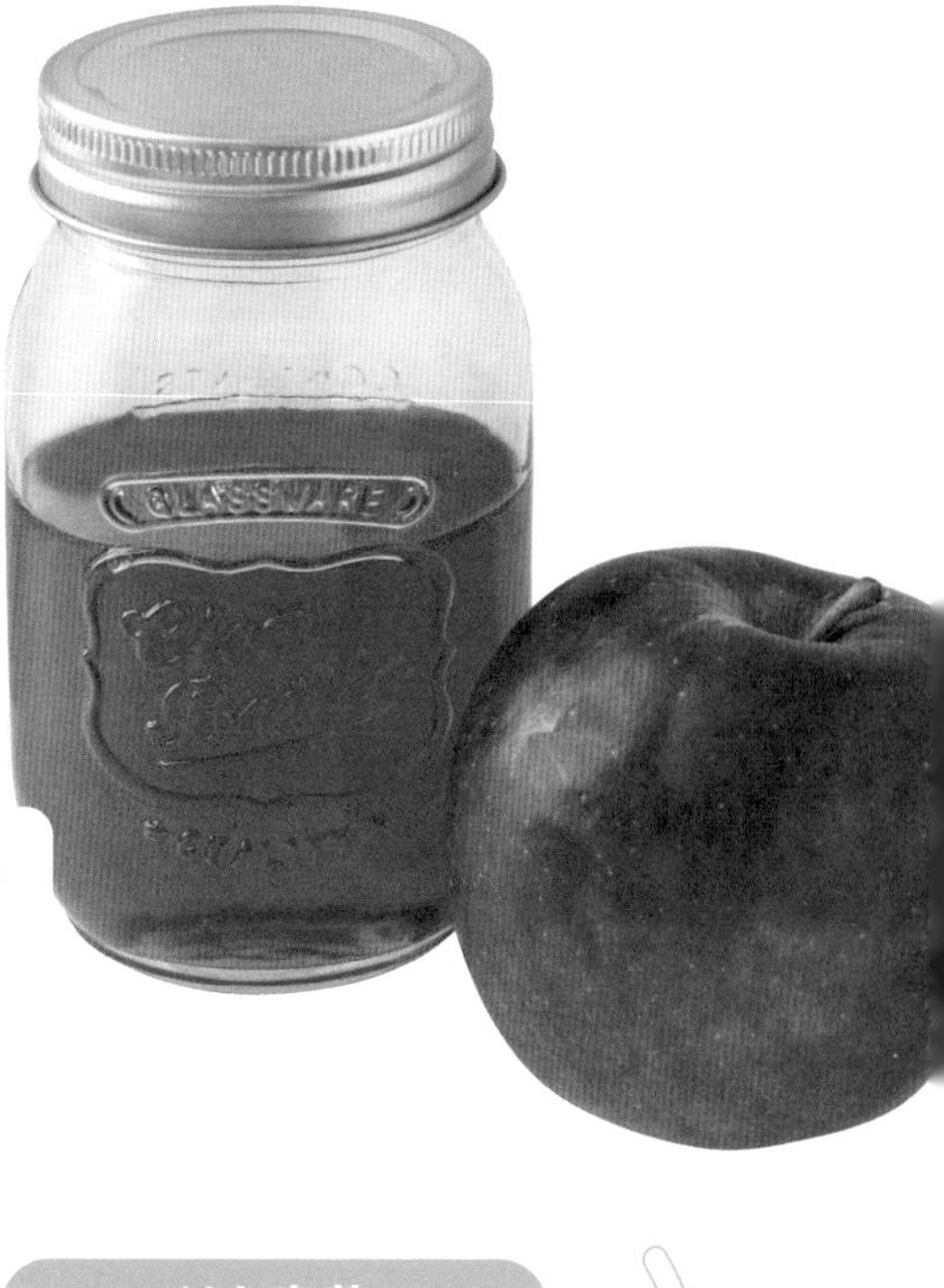

PONIT

リンゴは皮に脾を癒す大切な成分がたっぷり含まれています。このレシピなら皮の成分を余すことなく摂ることができます。ヨーグルトやアイスクリームにかけても。

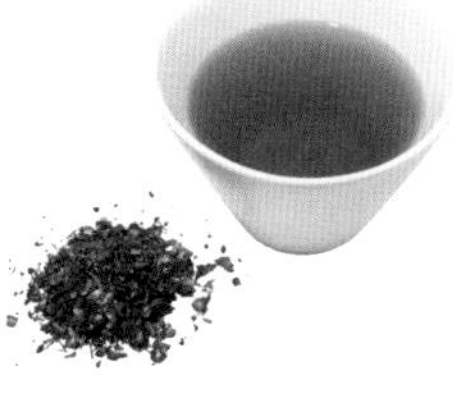

はと麦茶

解毒作用が高く、肝や肺の機能も同時に高めることができる万能なお茶です。

脾が作り出す水を巡らし、体をうるおす

肺

動画は
コチラ

肘を曲げたときにできるしわの外側の端を強めに押します。鼻や気管支などの呼吸器系のトラブルが発生しやすい人は定期的に押しましょう。

押すところはココ！

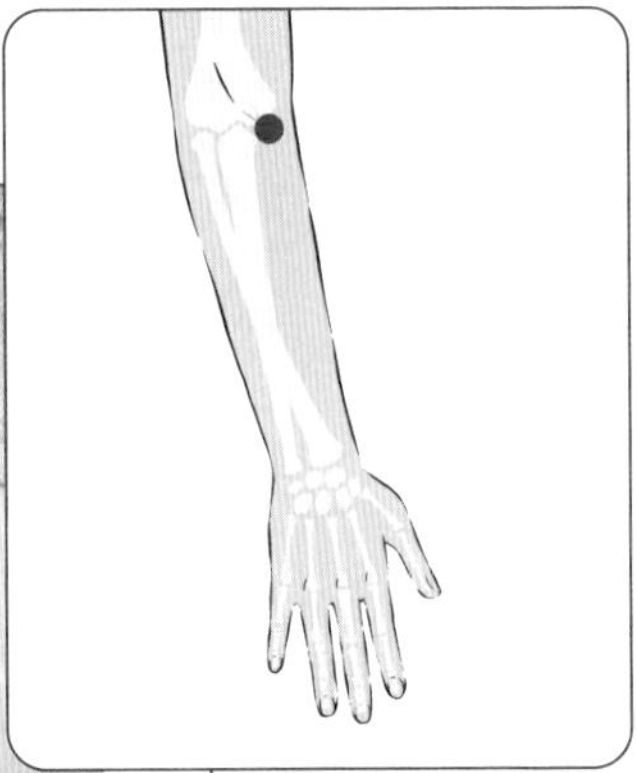

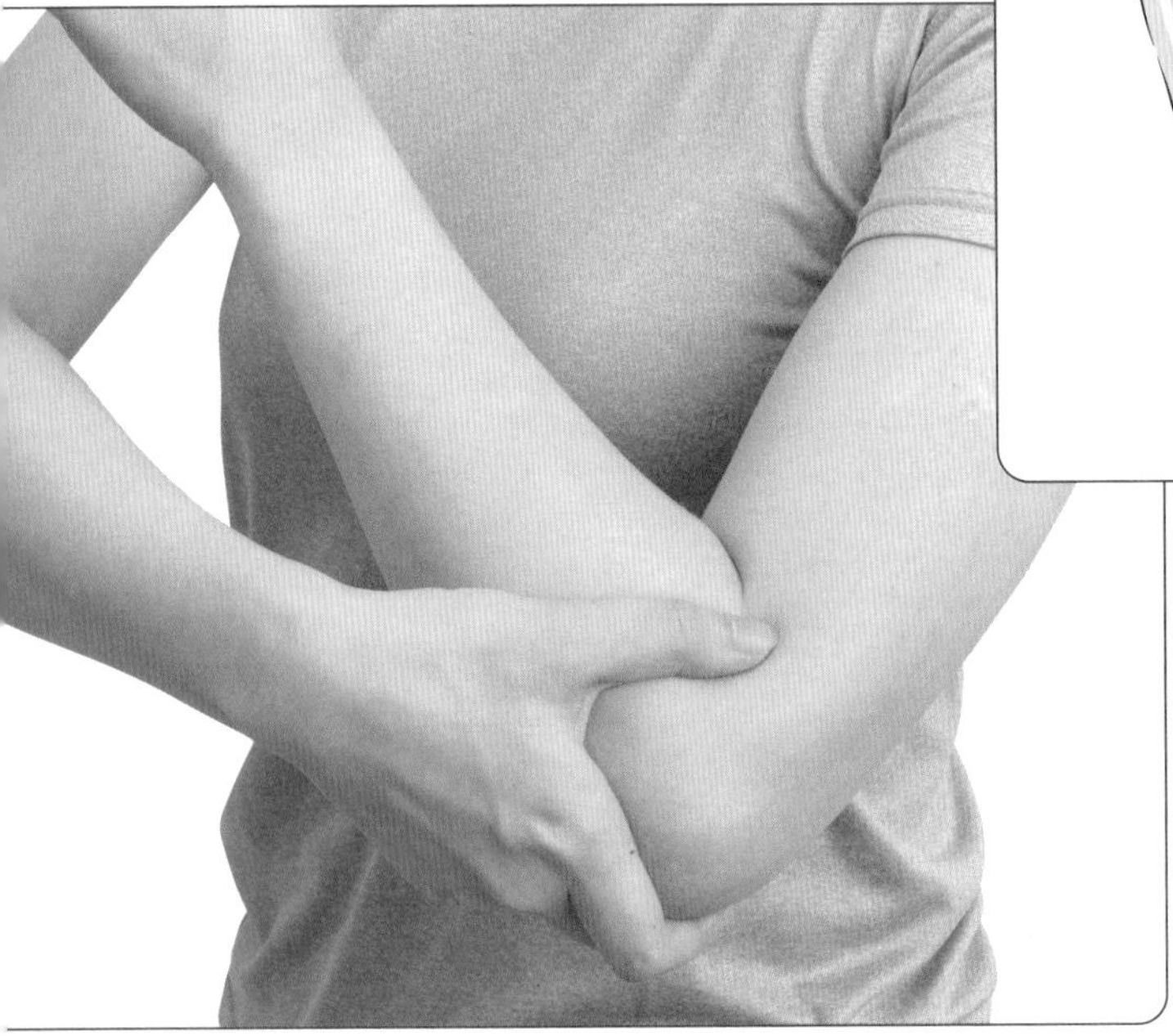

曲池

きょくち

肺は空気中の酸素を体内に取り入れ、二酸化炭素を排出する呼吸を司る臓器です。東洋医学では、体にうるおいを与える潤滑油である水分を全身に巡らせる役割も担っています。

肺の機能が弱ると、呼吸器や皮膚に関わる不調が出やすくなるほか、感染症にもかかりやすくなります。大腸との関わりも深く、便通異常も肺の機能低下で発生するといわれています。

肺は脾が作り出す気（エネルギー）や水を巡らせる働きがあるため、脾の調子を整えることも大切です。曲池は呼吸器、皮膚の働きを整えるとともに、免疫力を高めてくれるツボです。

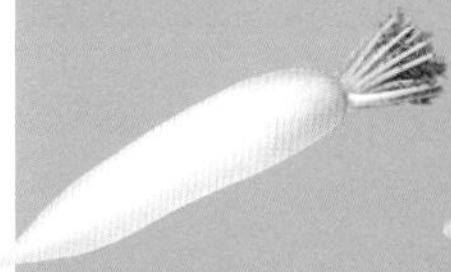

大根

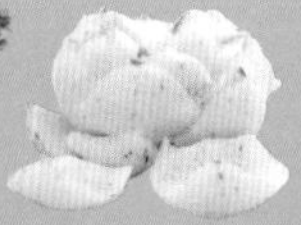

百合根

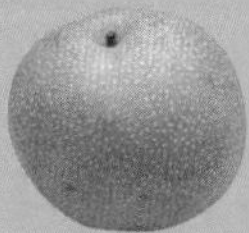

ナシ

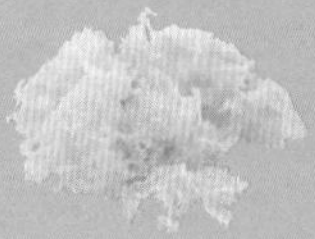

白キクラゲ

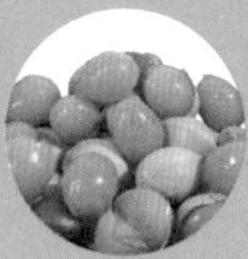

ギンナン

白色、辛味、えぐみでうるおいを

白っぽく、辛み、えぐみがある食材は発汗を促すとともに、体をうるおす作用があります。とくに呼吸器をうるおす作用が高く、呼吸器の乾燥が原因の空咳を抑えます。また、腸の調子を整えて免疫力を高める効果も期待できます。

おすすめレシピ

白キクラゲの氷砂糖煮

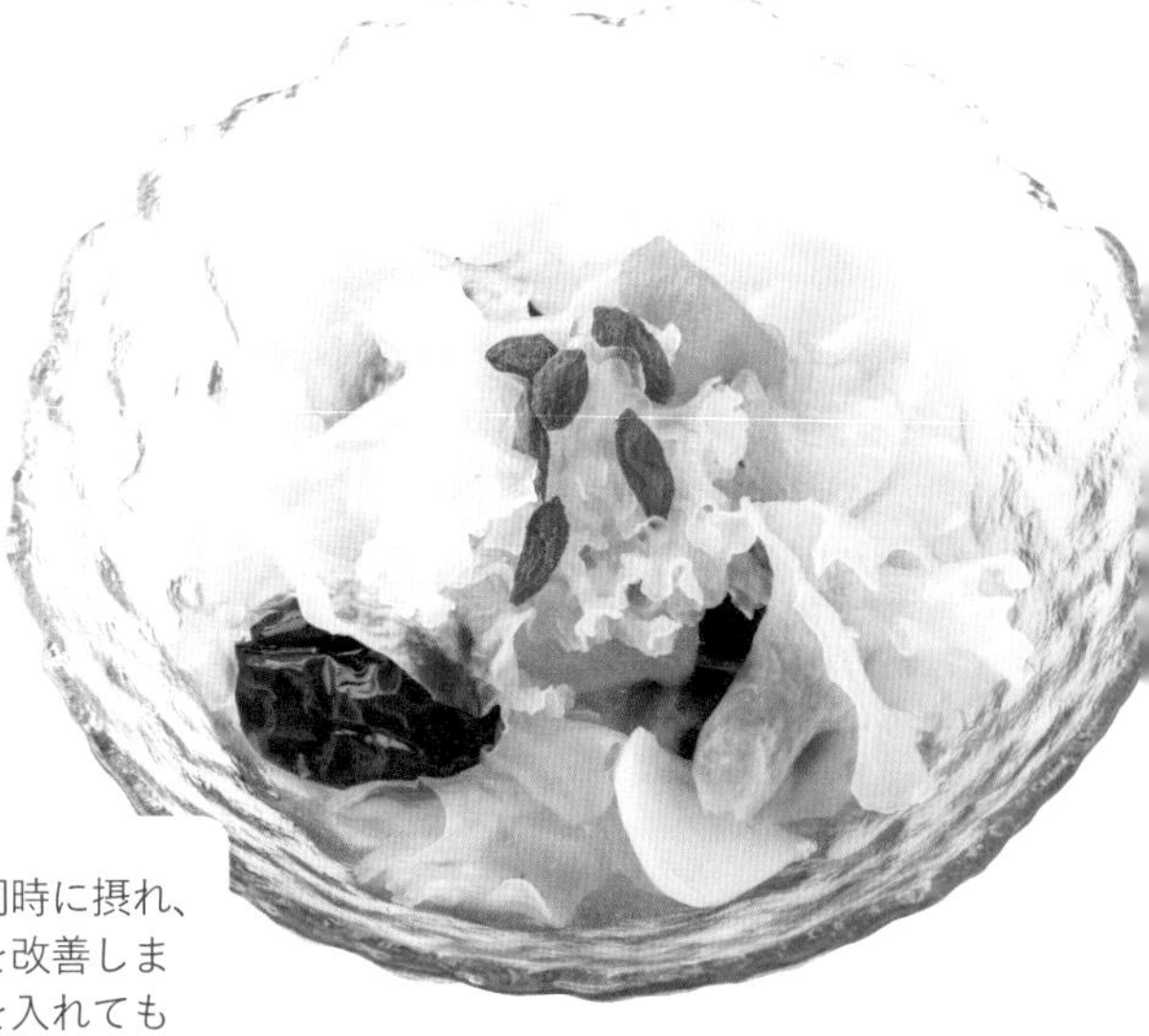

[作り方] 2人分

乾燥白キクラゲ10gをふやかし、
水100㎖で茹でる。
5分沸騰させたら百合根・ナツメ・マンゴー各25gを入れる。
再沸騰したら氷砂糖15gを入れ、火を止める。
盛り付けてクコの実をのせる。

PONIT

肺をうるおす作用がある食材が同時に摂れ、とくにナツメは気・血・水の滞りを改善します。マンゴーの代わりにみかんを入れてもおいしくいただけます。

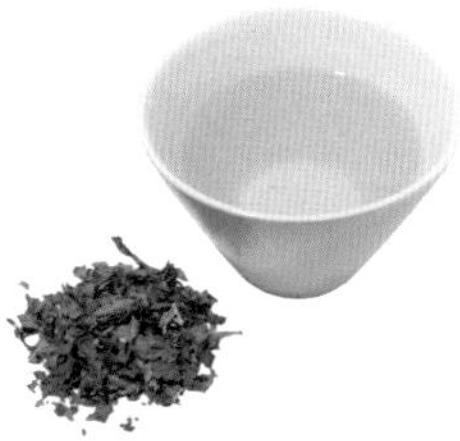

桑の葉茶

肺にたまった余分な熱をとり、肺をうるおすことで空咳を抑える作用のあるお茶です。

老廃物の滞りをなくし、白髪や薄毛の悩みを改善

動画はコチラ

腎（腎臓）

足を丸めたときにできるくぼみの中央を人差し指と中指で少し強めに押します。1日朝晩2回、1回5分程度を目安に。余分な水分、老廃物の排出を促します。

押すところはココ!

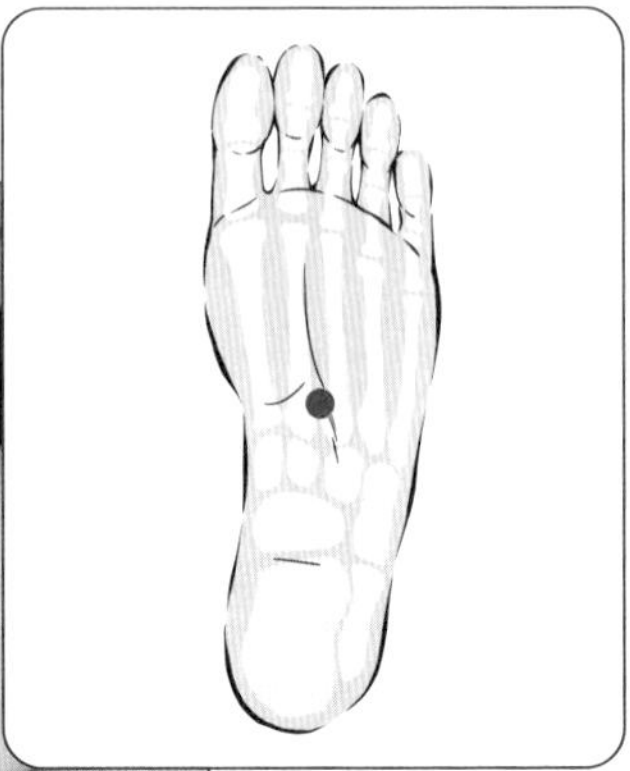

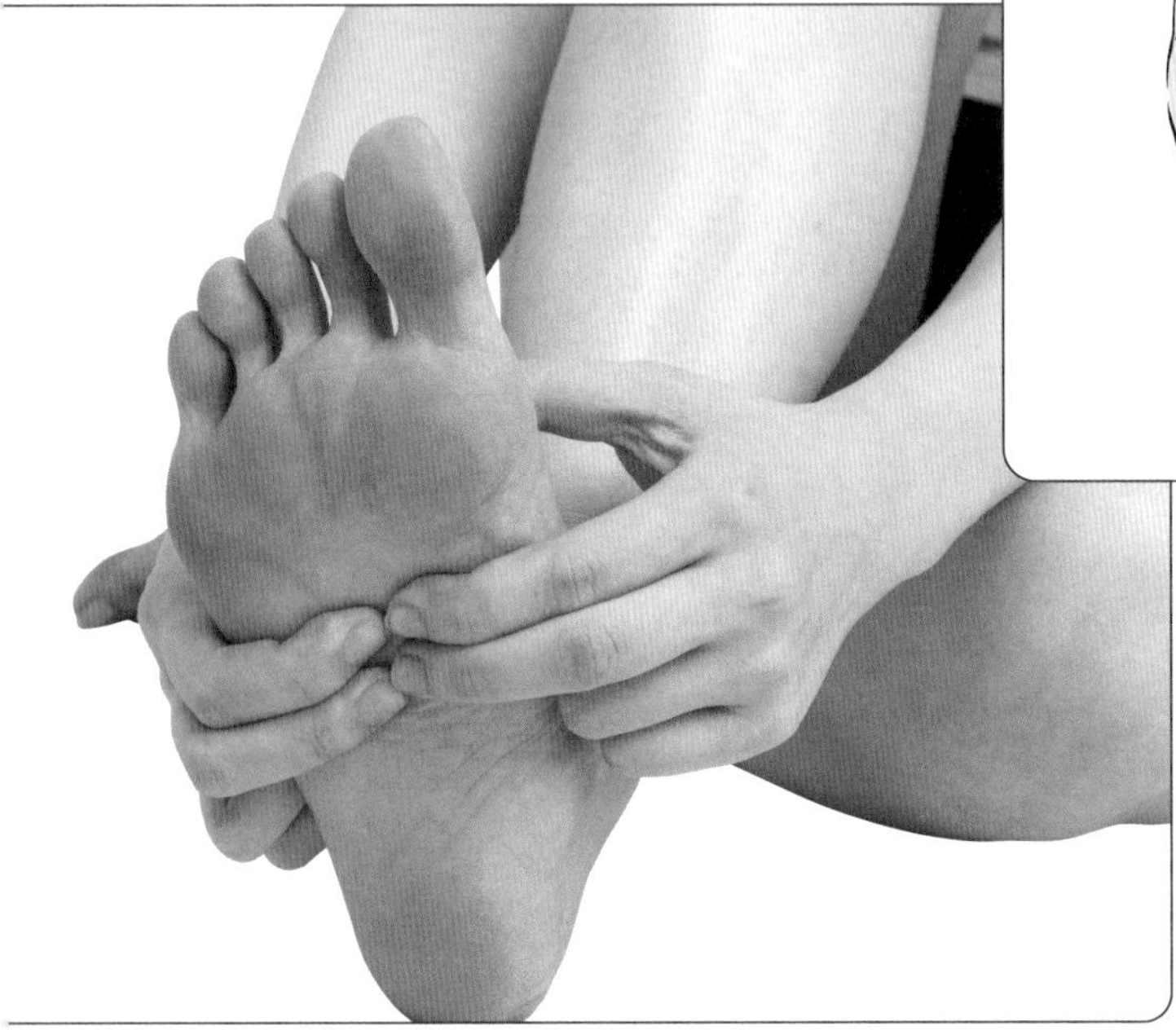

湧泉

ゆうせん

　腎（腎臓）は血液をろ過して老廃物や余分な水分を尿として排出する臓器です。東洋医学ではより幅広い役割があり、成長や発達の機能、とくに生殖機能に深い関わりがあるといわれています。また、水の巡りを調整する司令塔でもあります。

　腎が弱ると、排尿や生殖機能の不調や、体内に余分な水がたまることにより不調が出やすくなります。また、成長に関わるため、白髪、薄毛、耳が遠くなるなどの症状も発生しやすくなります。湧泉は、腎の働きを高め、余分な水や老廃物の排出を促すツボです。P62の腎兪とともに押すとより効果的です。

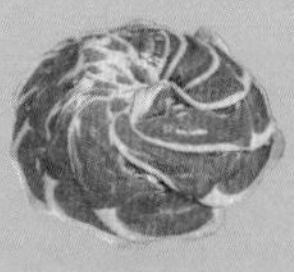

ラム肉

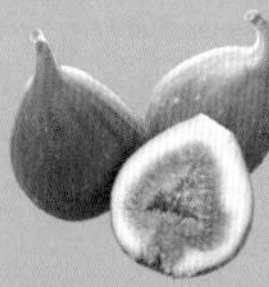

イチジク

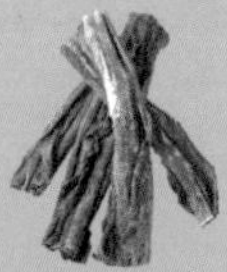

昆布

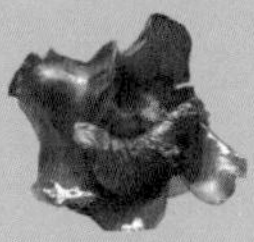

黒キクラゲ

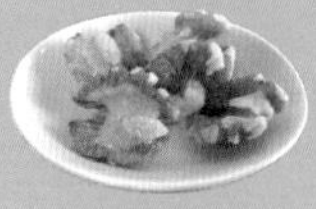

クルミ

黒の食材で 腎の疲れを癒す

黒っぽい食材には水の巡りをよくして代謝を促す作用があります。その結果、腎の働きを助け、疲れを癒してくれます。また、東洋医学では、腎の働きを高めるためには少し塩っ辛いものも食べることが必要といわれています。

おすすめレシピ

クルミと黒キクラゲの卵炒め

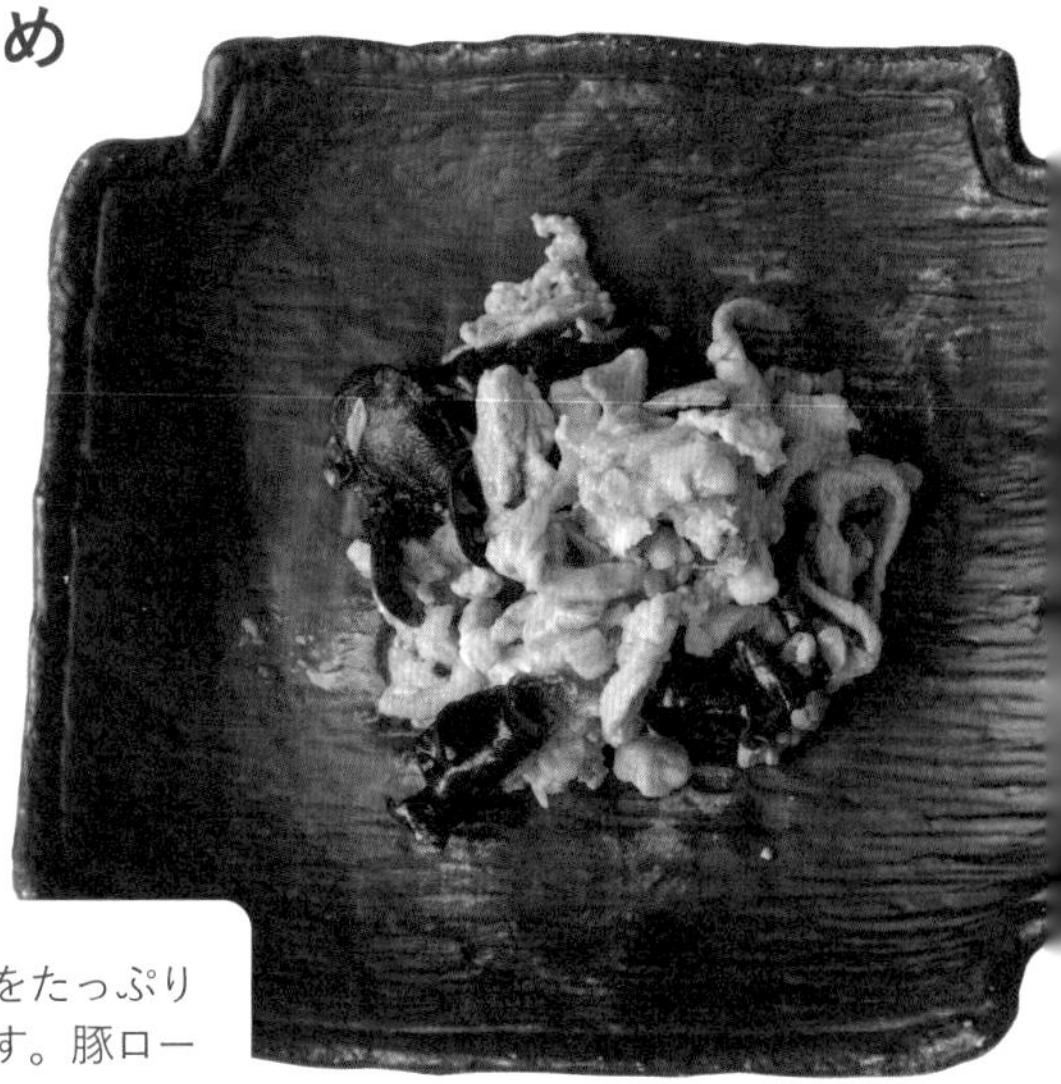

［ 作り方 ］ 2人分

黒キクラゲ90gは石づきを取る。
豚ロース肉100gは一口大、
長ネギ1/2本は斜め薄切りに。
フライパンにサラダ油大さじ1を熱し、
卵2個をほぐしていり卵を作り、
いったん取り出す。
フライパンにサラダ油大1さじを足し、
豚肉を入れ、火が通ったら黒キクラゲ、
長ネギ、クルミ10gを入れて炒め、卵を戻し
塩適宜と醤油小さじ1で味を調える。

PONIT

気・血・水のバランスを整える黒キクラゲをたっぷり摂れ、クルミの食感も楽しめるレシピです。豚ロースのかわりにラム肉を使用してもOKです。

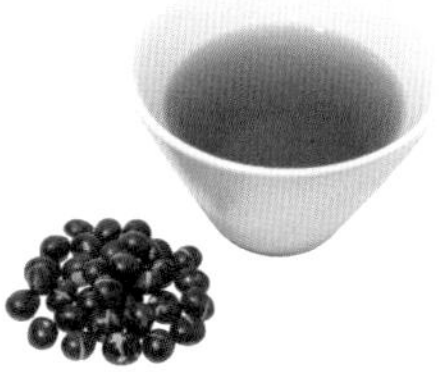

黒豆茶

黒豆のアントシアニン、カリウムが余分な水の排出を促し、血行促進効果も期待できます。

イラッとしたら即押しで自律神経を正常化

自律神経を整える

動画は
コチラ

手の甲側で、親指と人差し指の骨が合流する部分から人差し指寄りを親指で強めに圧をかけていきます。自律神経の機能を正常に戻す効果があります。

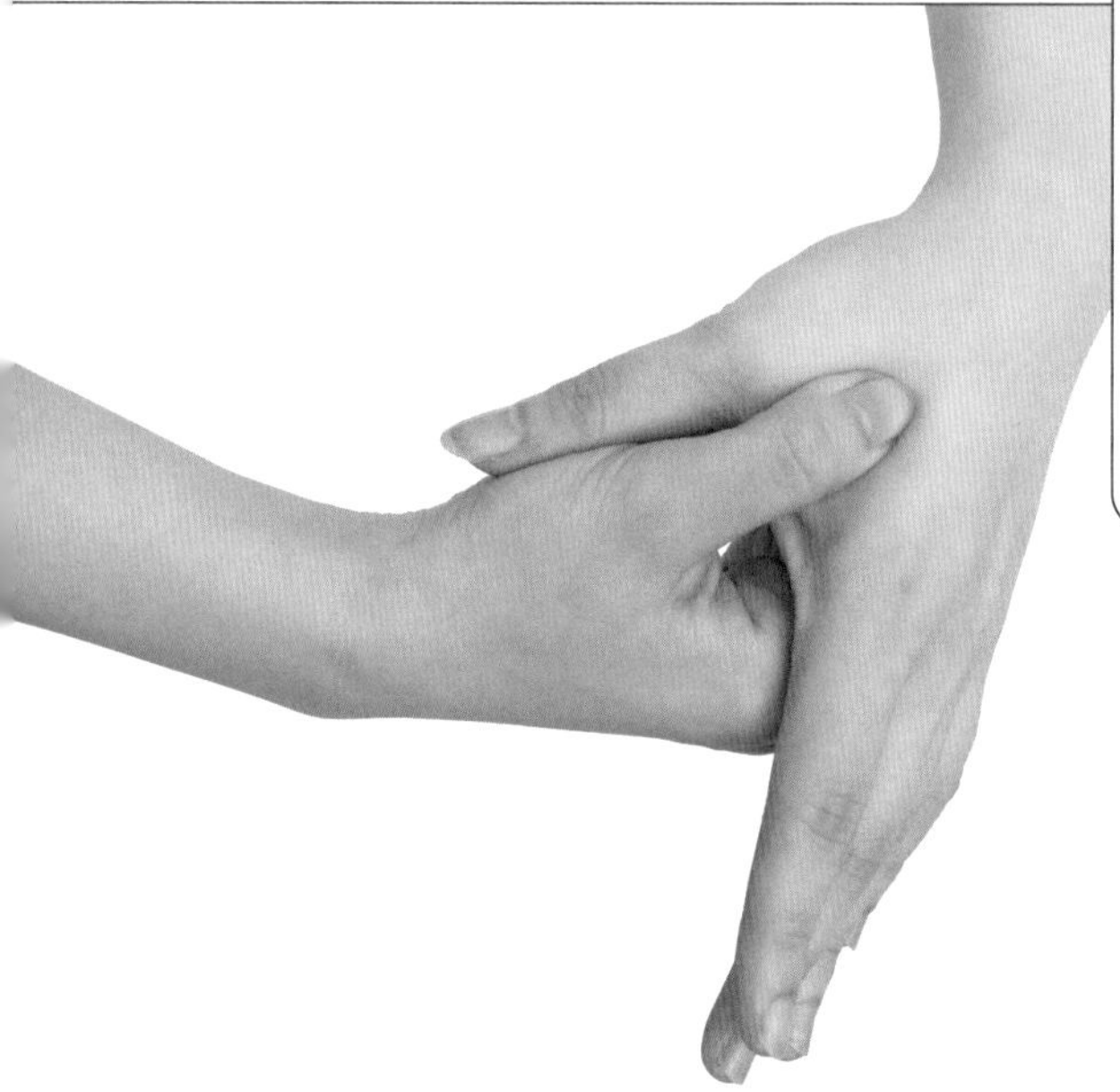

押すところはココ!

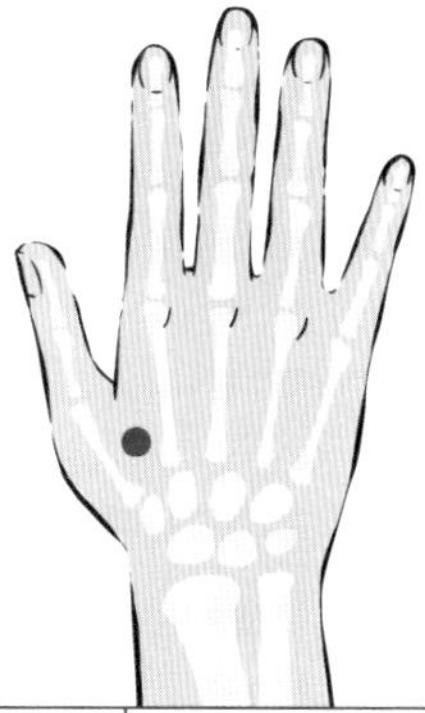

合谷

ごうこく

自律神経とは、交感神経と副交感神経のふたつの神経から成っています。交感神経は体を活性化させる働きがあり、副交感神経は体を休ませて回復させる働きがあります。ほとんどの内臓は自律神経に支配されているため、バランスを崩すと心身の健康が害されます。

　自律神経のバランスを崩す原因は多岐にわたりますが、最大の原因は心身のストレスです。

　合谷は気持ちを落ち着かせ、自律神経を正常に戻す作用のある特効ツボです。

　イライラしたり、カッとしたときにすぐに押すようにするのがおすすめです。

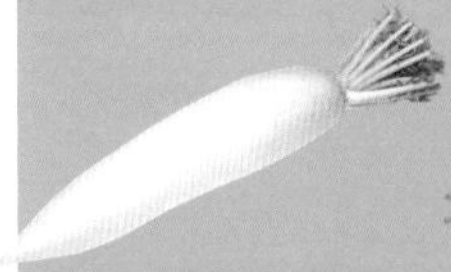
大根

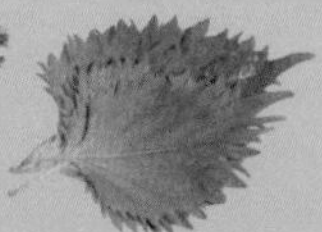
シソ

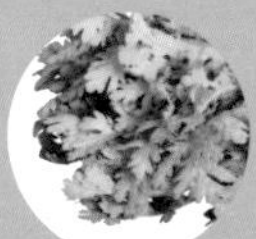
春菊

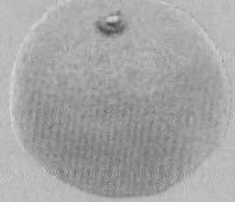
ミカン

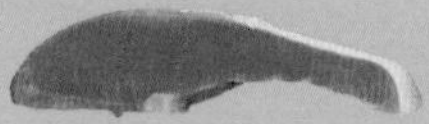
鮭

香り、甘味、苦みで心を落ち着かせる

自律神経を整えるには、香りが強い食材、甘味がある食材、苦みがある食材がおすすめです。香りには気持ちを落ち着かせる作用があり、甘味はストレスによる疲れを緩和し、苦みは熱を逃がし体をリラックスさせる効果があります。

おすすめレシピ

春菊の和え物

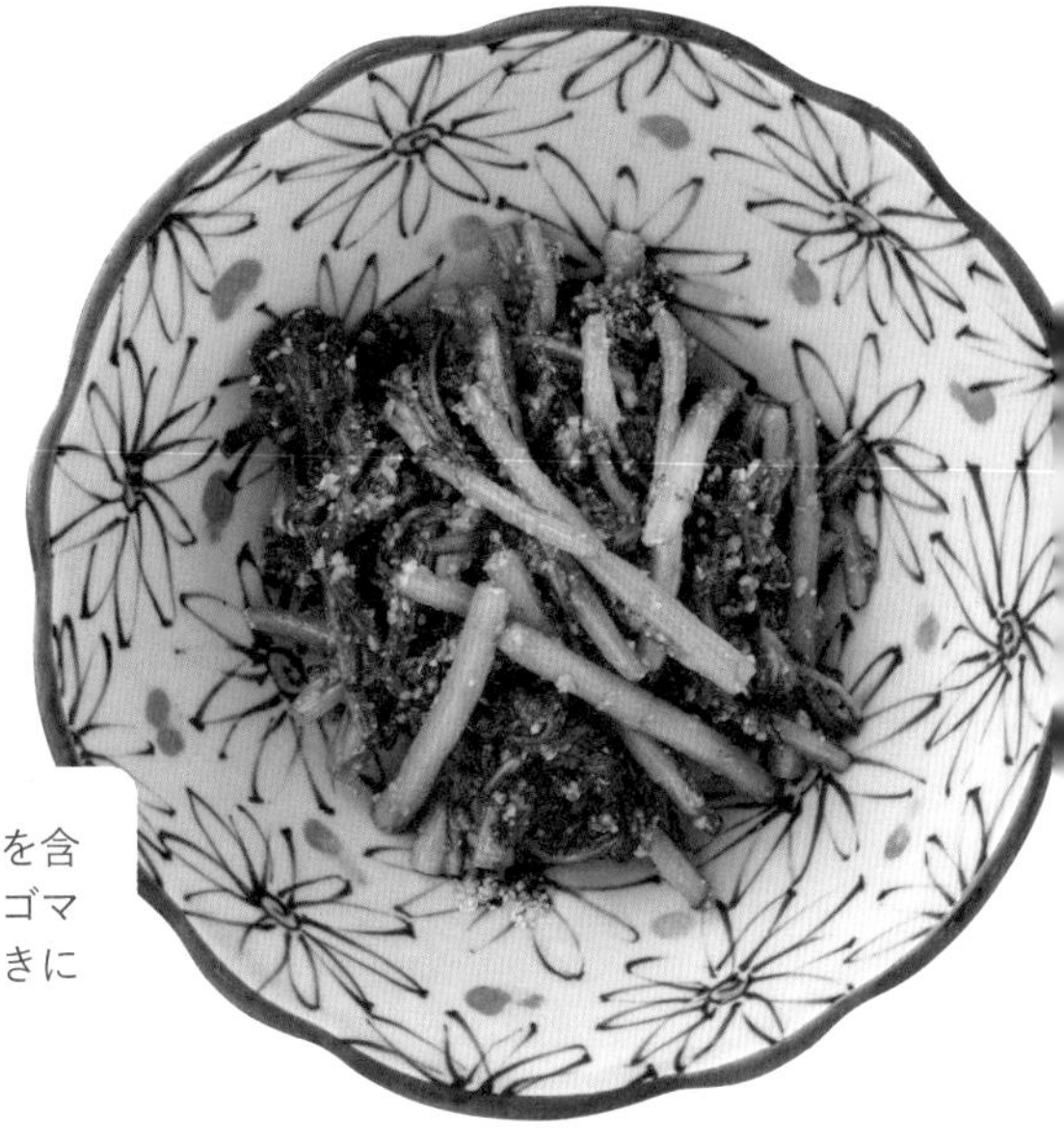

[作り方] 2人分

春菊1/2束は塩少々を加えた熱湯でしんなりするまで茹でてザルにあげ、水気を絞って食べやすい大きさに切る。
ボウルに調味料
(砂糖大さじ1/2、醤油大さじ1)を入れ、春菊、白すりゴマ大さじ2と和えて器に盛り付ける。

PONIT

自律神経を整える作用がある香り成分を含む春菊に、体をうるおす作用がある白ゴマをプラスします。イライラを感じたときにリラックスできるお手軽レシピです。

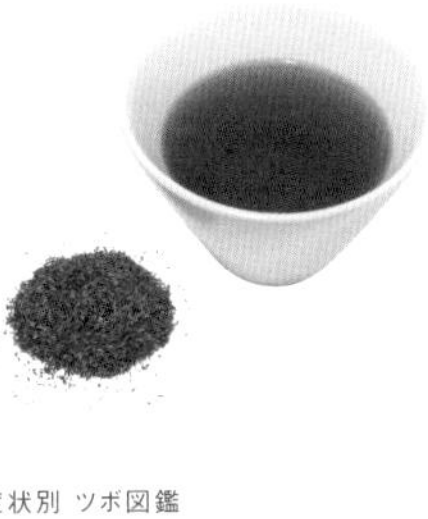

ルイボスティー

心身の鎮静作用が高く、自律神経を乱すカフェイン、タンニンを含まないやさしいお茶です。

関元で腸の環境を整えて免疫力アップ

免疫力を高める

動画はコチラ

おへそから指幅4本分下のところを人差し指と中指を押し込むようにして圧をかけていきます。腸を整えることで免疫力が強化されます。

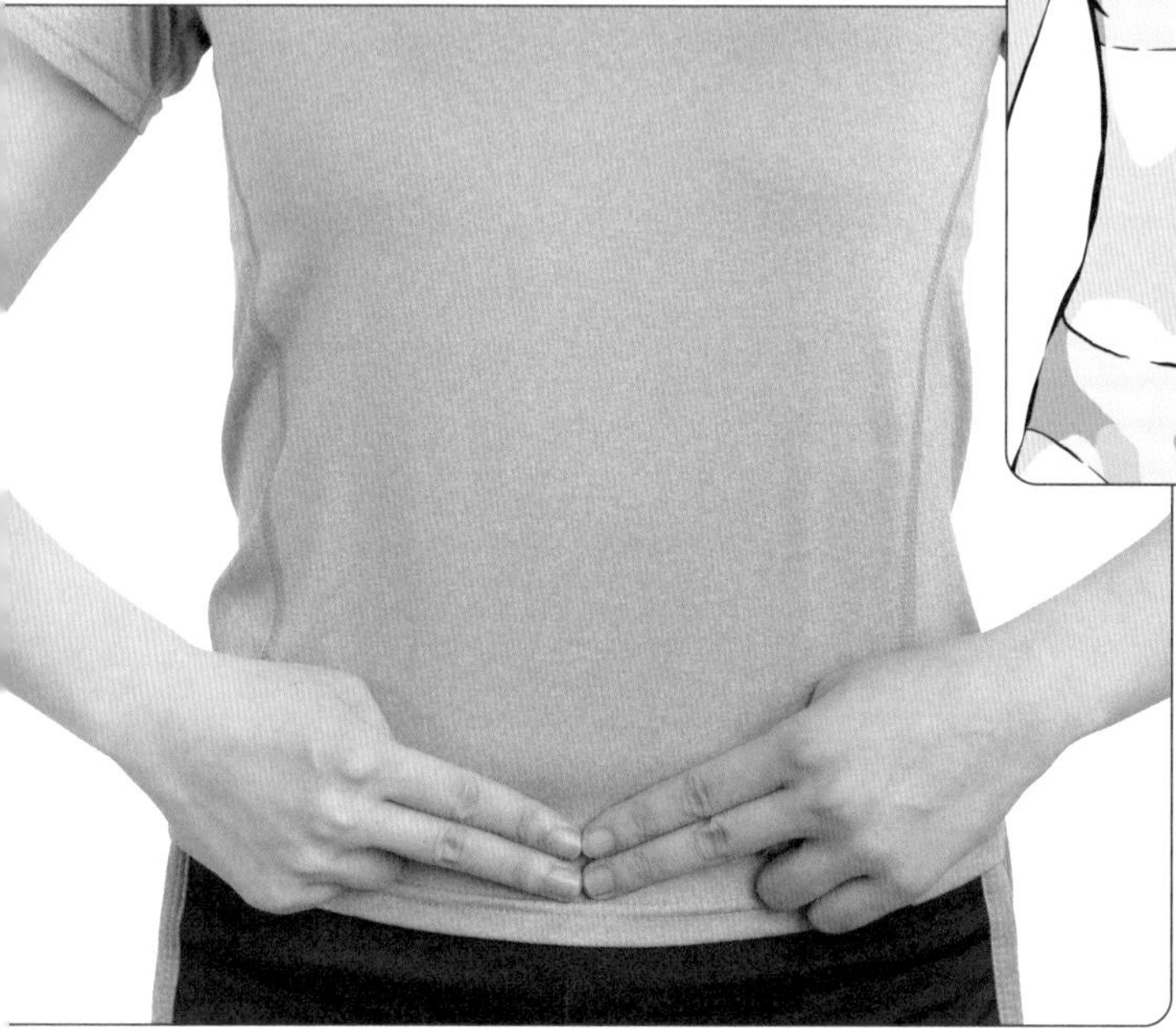

押すところはココ!

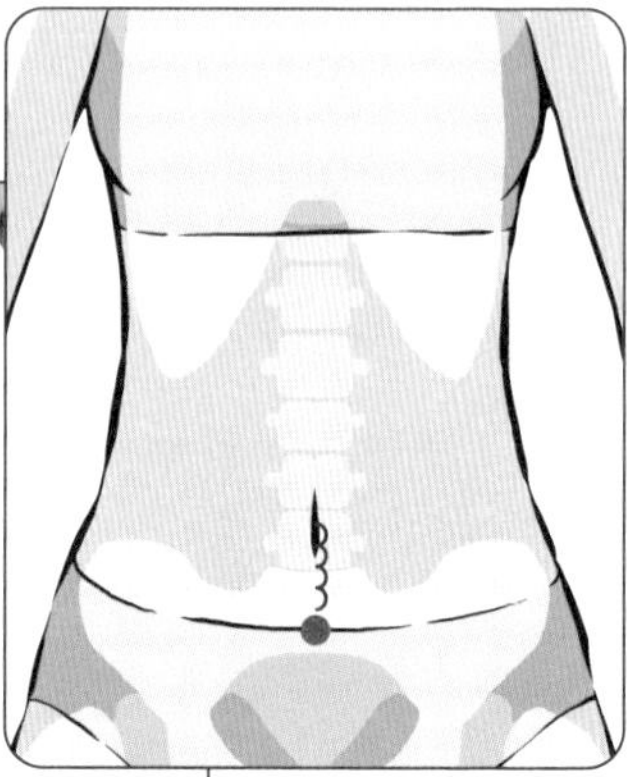

関元

かんげん

西洋医学では、免疫細胞の約7割が腸に存在するといわれ、腸の不調は免疫力を低下させると考えられています。東洋医学では気・血・水の巡りの悪さと、五臓六腑の機能が低下したときに発生すると考えられています。

カゼをひきやすく、回復が遅いというのは免疫力の低下のサインです。

関元は腸内環境を整え、免疫力を高める効果の高いツボです。押しやすい場所にあるので、仕事の合間などに数回押すことを習慣づけましょう。

あわせて、生活習慣の乱れ、栄養の偏りを改善して腸内環境を整えることも必須です。

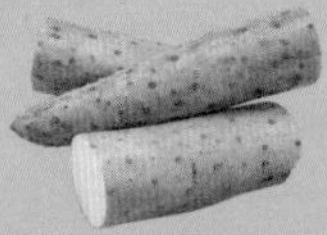

長芋

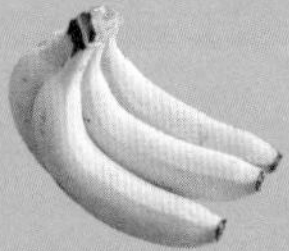

バナナ

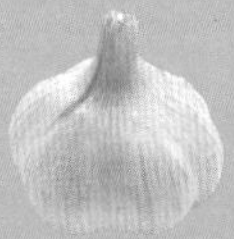

ニンニク

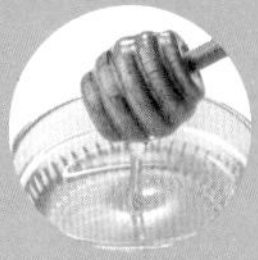

ハチミツ

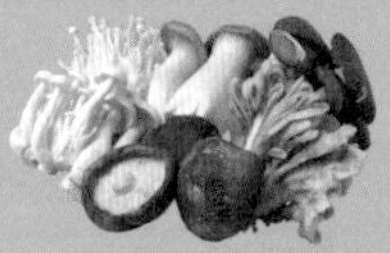

キノコ

腸内環境を整え、体に滋養を与える

免疫力を高める食材に対する考え方は西洋医学と同様で、腸内環境を整える食材を食べることがおすすめです。それにプラスしてエネルギーを作る力を高める滋養強壮効果が高いニンニクを。ニンニクは生でも加熱してもOKです。

おすすめレシピ

長芋の煮物

[作り方] 2人分

長芋200gは皮をむいて2㎝幅の輪切りにし、
5～6分下ゆでする。
鍋にだし汁150㎖、醤油（あれば薄口）・
みりん・砂糖各大さじ1を加えて、
長芋が崩れないように
軽く調味料を溶かし混ぜ、中火にかける。
沸騰したら火を弱めて5分ほど煮る。
一度煮汁ごと冷ますか、
一晩おいて味をしみ込ませる。

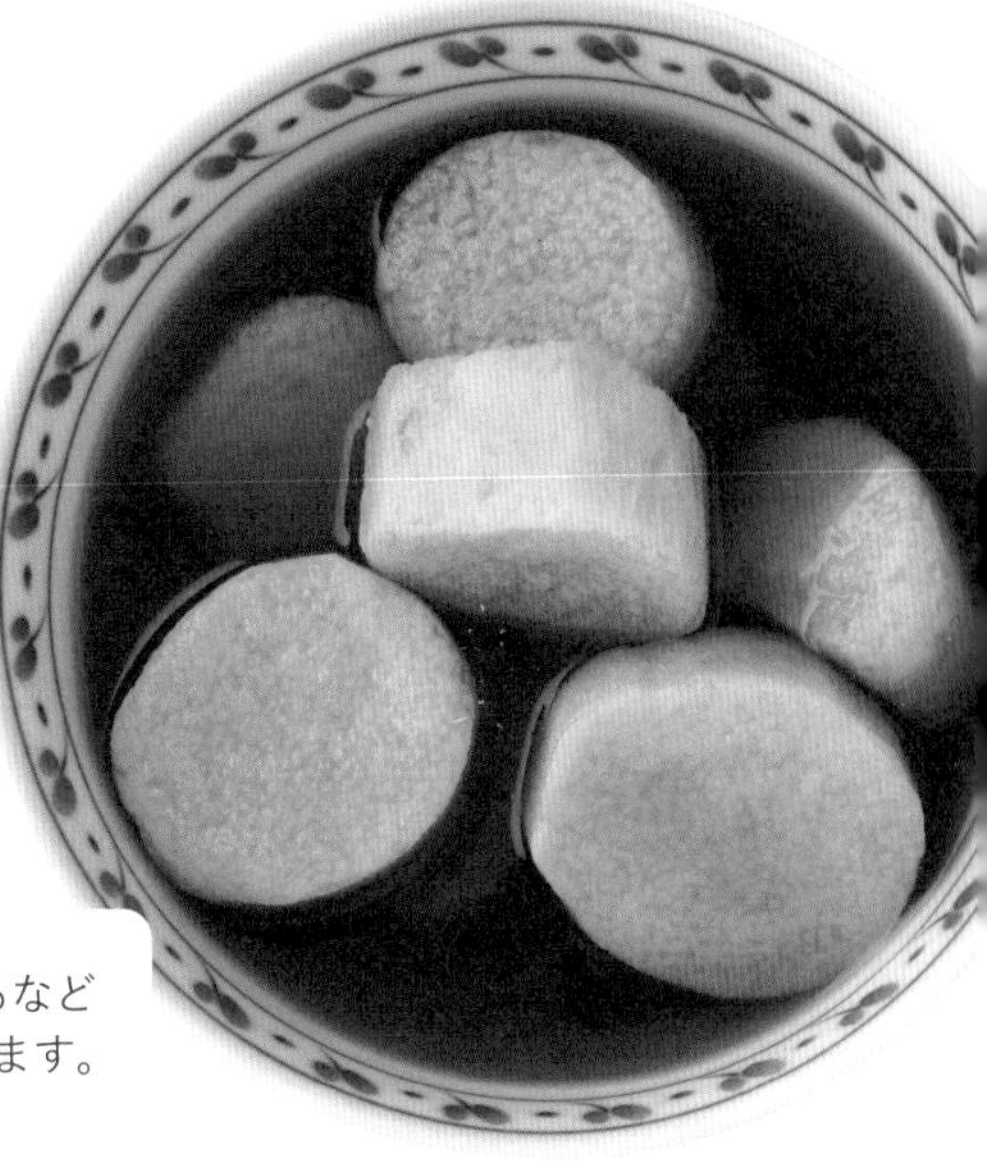

PONIT

腸内環境を整え、食欲不振、下痢を緩和するなどの作用がある長芋を簡単に摂ることができます。常備菜として作り置きも可能です。

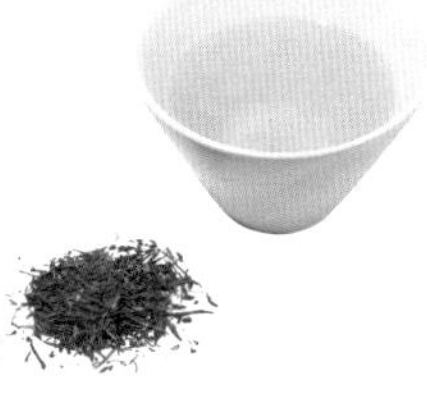

緑茶

免疫力向上を助けるカテキン、ビタミンCを含みます。殺菌作用があるため感染症対策にも。

代謝を上げる（肥満防止）

動画は
コチラ

すねの外側の筋肉のラインで、膝下のくぼみから指幅4本分下がったところをやや強めに2～3分押しもみます。胃腸の働きを整え代謝を高めます。

押すところはココ!

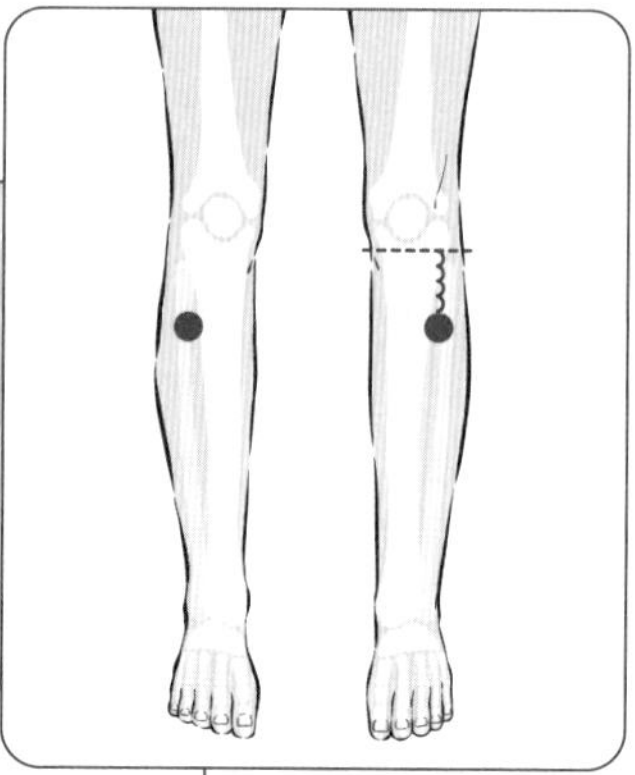

足三里

あしさんり

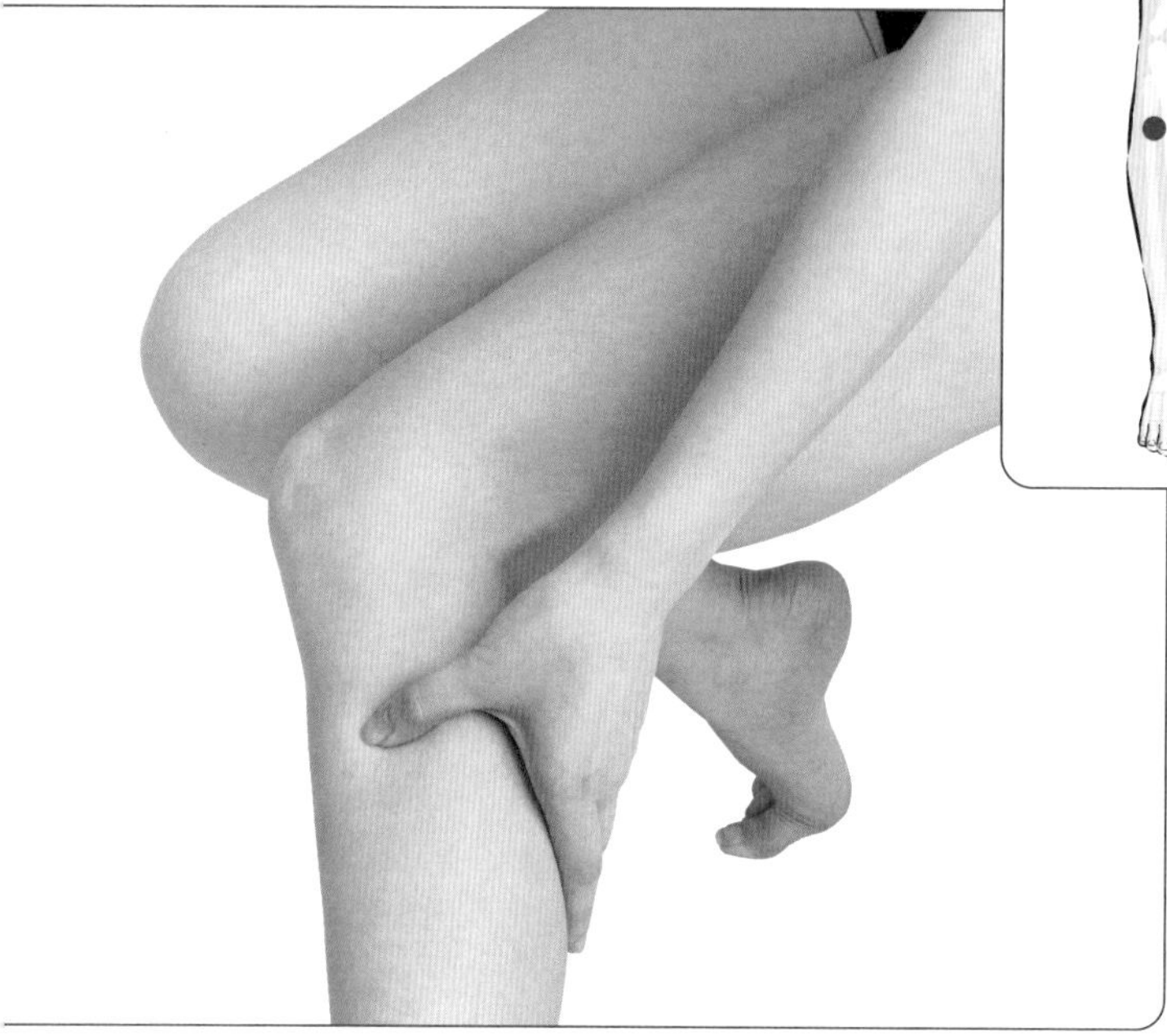

太りやすい原因は代謝の悪さです。代謝が落ちると食物から摂ったエネルギーの使い残しが大量に発生して、それが体脂肪に変わってしまうのです。

西洋医学でも東洋医学でも、エネルギーをうまく循環させて効率的に使っていくサイクルが回らないと太るという考え方は同じです。このエネルギー循環を促すツボが足三里です。

ただし、エネルギー消費器官である筋肉の量を増やさなくては代謝は上がりません。そのため、体重を落としたいならウォーキングなどの有酸素運動や筋トレをツボ押しと並行して行いましょう。

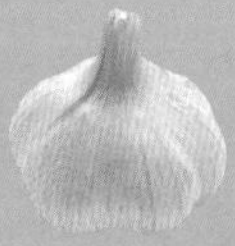
ニンニク
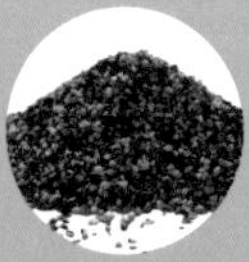
コショウ
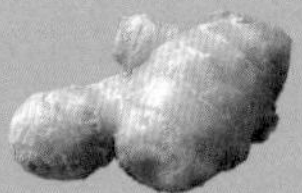
ショウガ
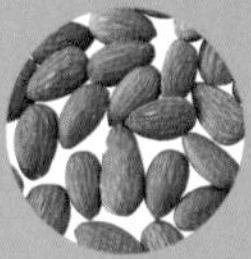
アーモンド
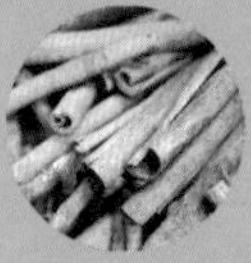
シナモン

香味野菜で体を温める

体を冷やさないためには、内側から体を温める食材を食べることがおすすめです。ショウガ、ニンニク、コショウなどの香味野菜や香辛料は体を温め、代謝を促す食品です。アーモンドには血や気を巡らせて代謝を上げる作用があります。

おすすめレシピ

ニンニクの醤油漬け

[作り方] 2人分

煮沸消毒した保存瓶を用意する。

ニンニク（適量）は皮をむき、ニンニクがひたひたになるほど醤油を入れ、蓋をして冷蔵庫で保存する。

ニンニクはそのまま食べたり、料理に使ってもOK。

ニンニクの香りがついた醤油も料理に使える。

PONIT

ニンニクは生で食べるとより効果的ですが、胃が弱い人は火を通したほうがベター。生なら1日1片、加熱したものは2～3片を目安に食べましょう。

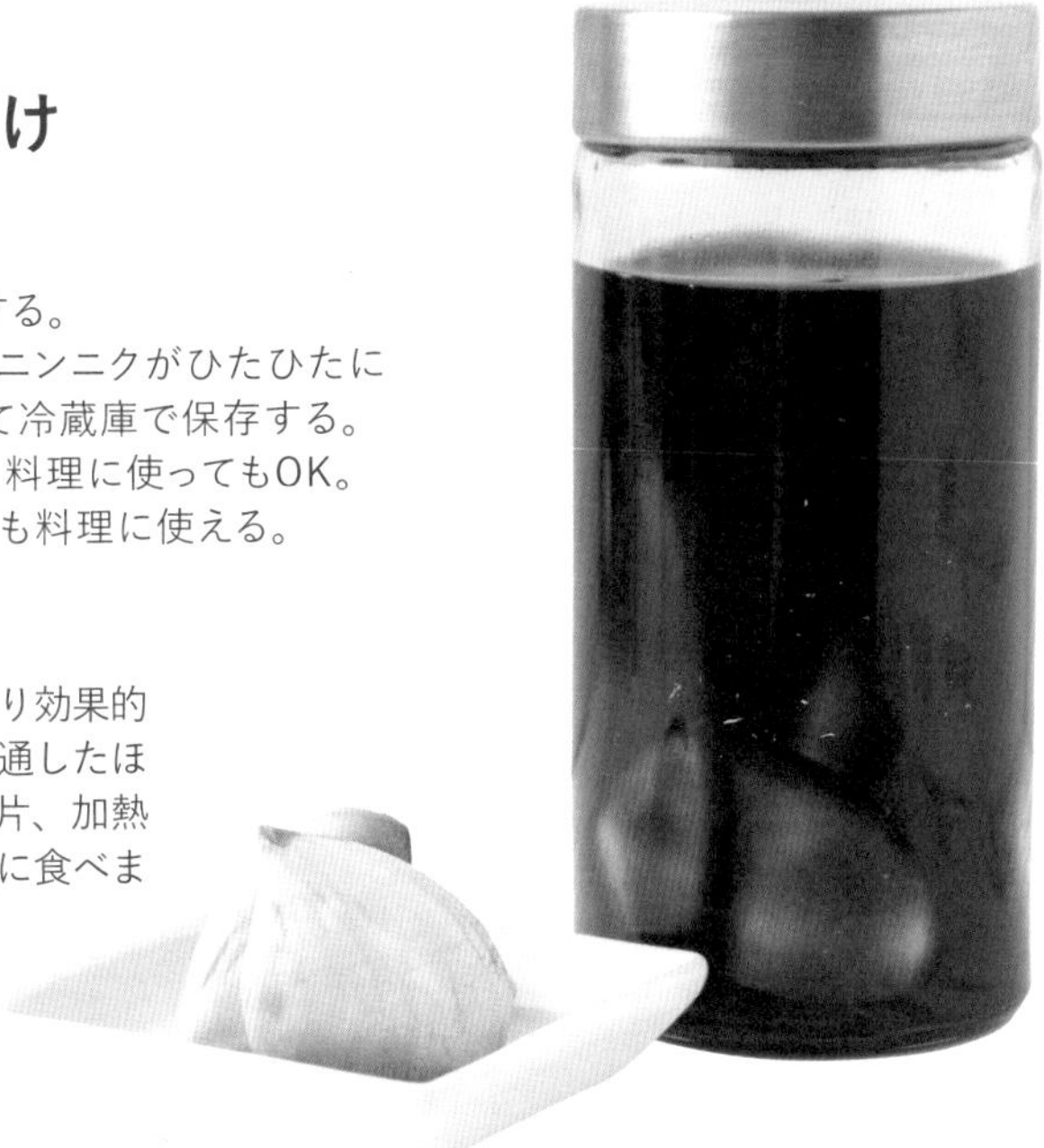

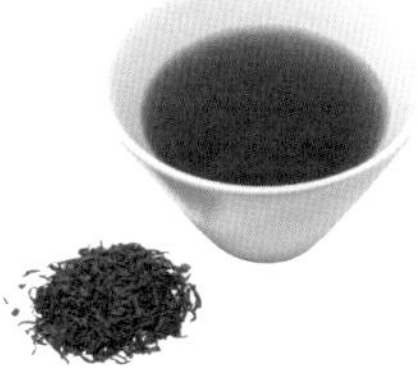

紅茶

体を温め、代謝を上げます。解毒作用も高く、体内の老廃物の排出を促します。

生活習慣、食習慣の乱れの改善を最優先に!

コレステロール値・血糖値改善

動画は
コチラ

内くるぶしの頂点から指幅4本分上、すねの骨の内側のくぼんでいるところを親指で押します。糖や脂質の代謝を高めます。

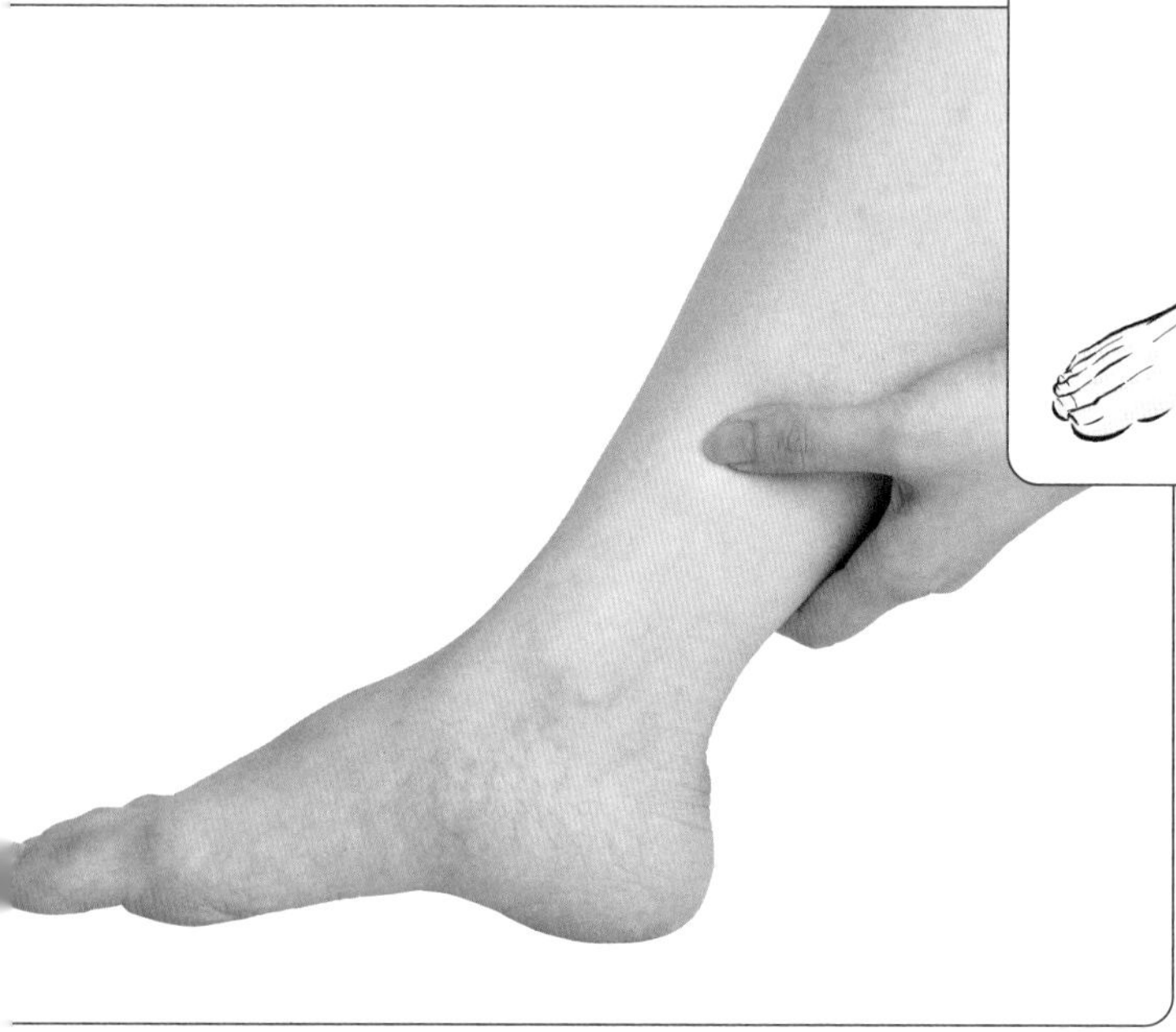

押すところはココ!

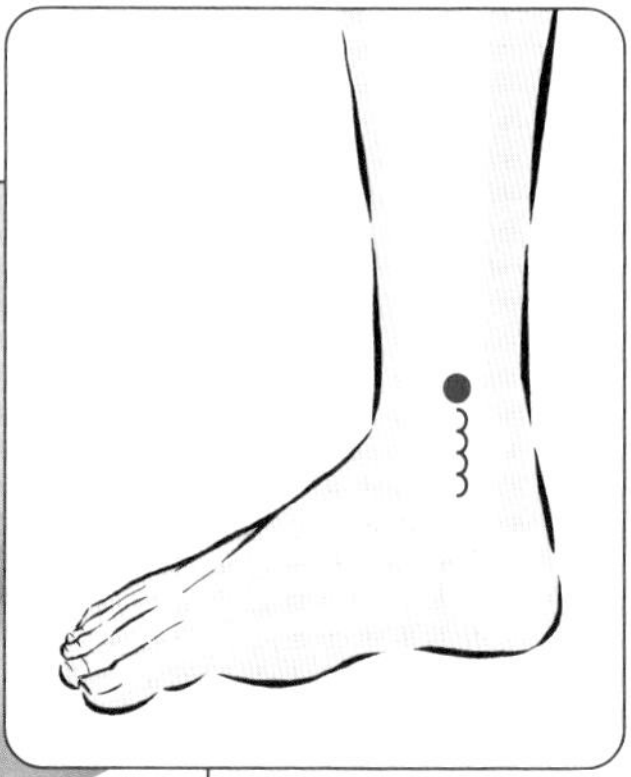

三陰交

さんいんこう

血糖値とコレステロール値の異常は生活習慣病を誘因し、高血糖が続くと糖尿病へと移行します。悪玉（ＬＤＬ）コレステロール値が高い（脂質異常）と心筋梗塞、脳卒中の罹患リスクが高まります。いずれも肥満、食生活・生活習慣の乱れ、ストレス、運動不足が原因です。

東洋医学では、気・血・水の巡りの滞りで血がドロドロの瘀血状態となっている人に多く見られる異常と考えられています。三陰交は気・血・水の巡りをスムーズにして高血糖や脂質異常の改善を促します。ただし、食生活・生活習慣を改善することも必要になります。

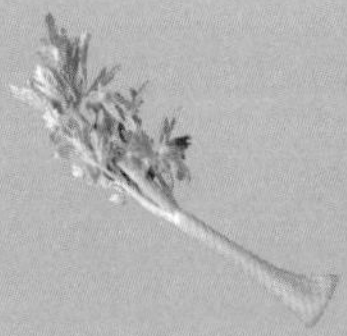

セロリ

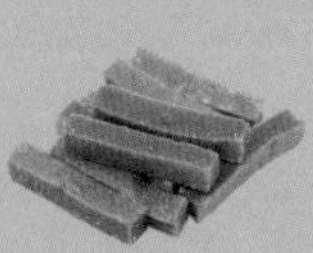

サンザシ

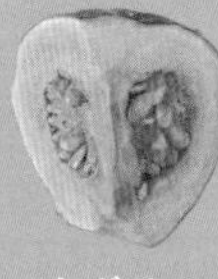

カボチャ

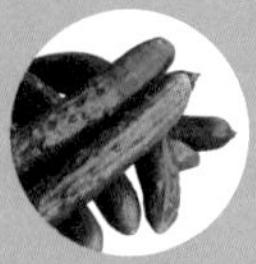

キュウリ

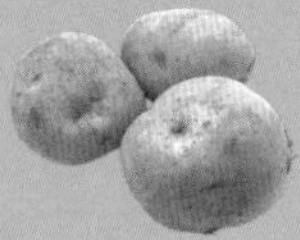

ジャガ芋

老廃物の排出を促す食材を食べる

血糖、コレステロールの数値が高いのは代謝が悪いことが原因のため、消化を助けて体の巡りをよくする食材を食べることが必須となります。あわせて、疲労を回復させ、老廃物を排出するためのエネルギーを補える食材も食べましょう。

おすすめレシピ

キュウリのゴマ和え

[作り方] 2人分

キュウリ2本は小口切りにする。
ボウルにキュウリ、塩小さじ1/2を入れて揉み込み、10分おいて水気を切る。
別のボウルに砂糖小さじ1/2、
醤油大さじ1/2、
白すりゴマ大さじ2を入れて混ぜ、
キュウリを加えて和える。

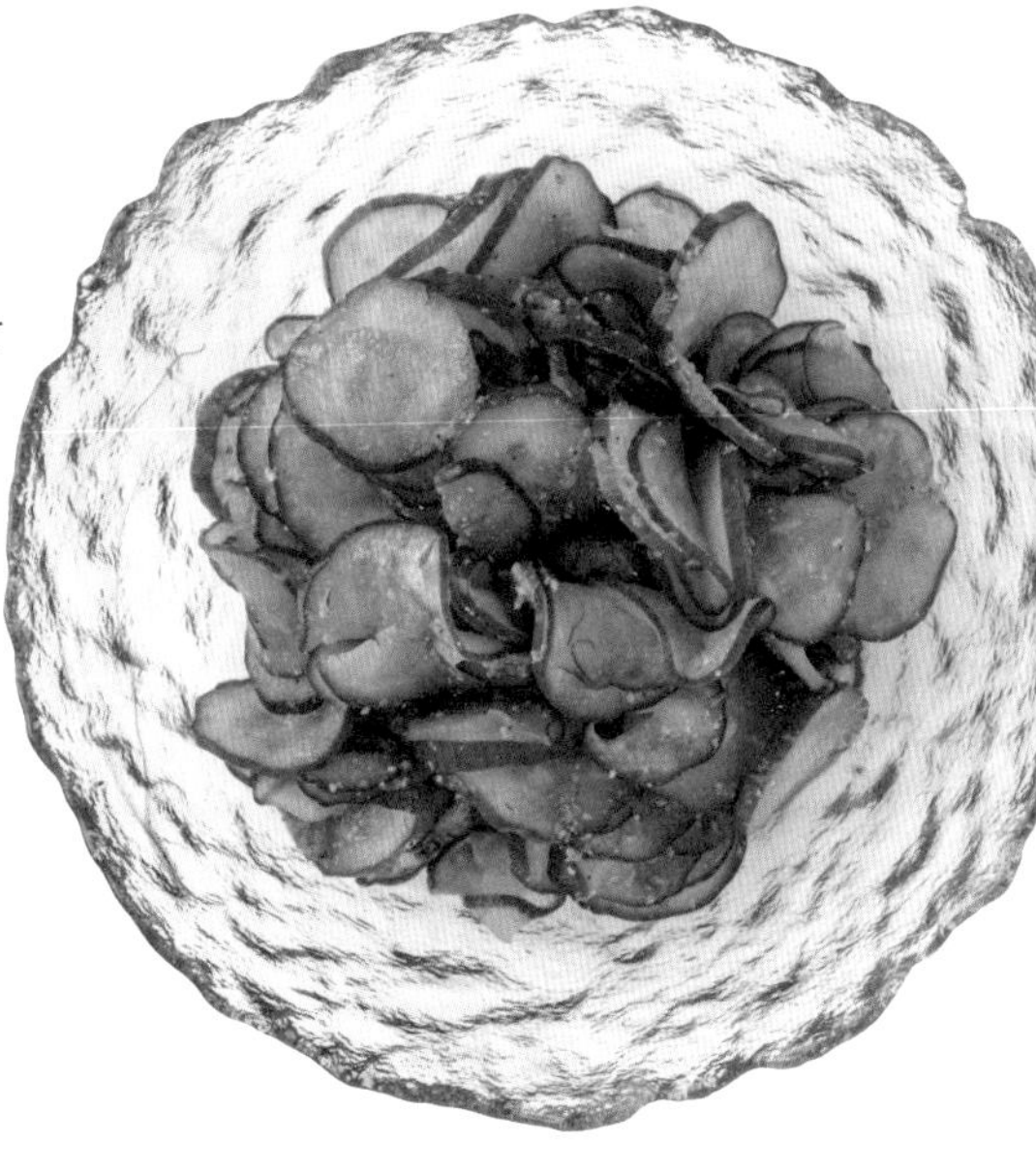

PONIT

代謝を促すキュウリをたっぷり摂れるレシピです。キュウリは糖質やカロリーが低いため、血糖値やコレステロール値に問題がある人にも安心な食材です。

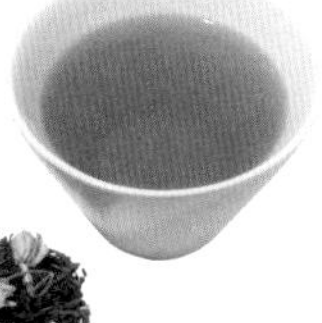

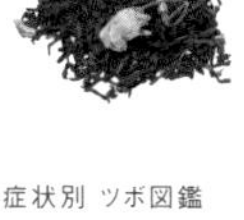

ジャスミンティー

香り成分が心身の安定を高めて巡りをよくすることで老廃物の排出を促します。

特効ツボを押して慢性的な高血圧を緩和

血圧を下げる

動画はコチラ

耳の上部の内側を親指と人差し指で挟んで、左右の耳を同時に、強めにもみます。血圧が高めの人は1日3回、1回につき20～30回ほど行いましょう。

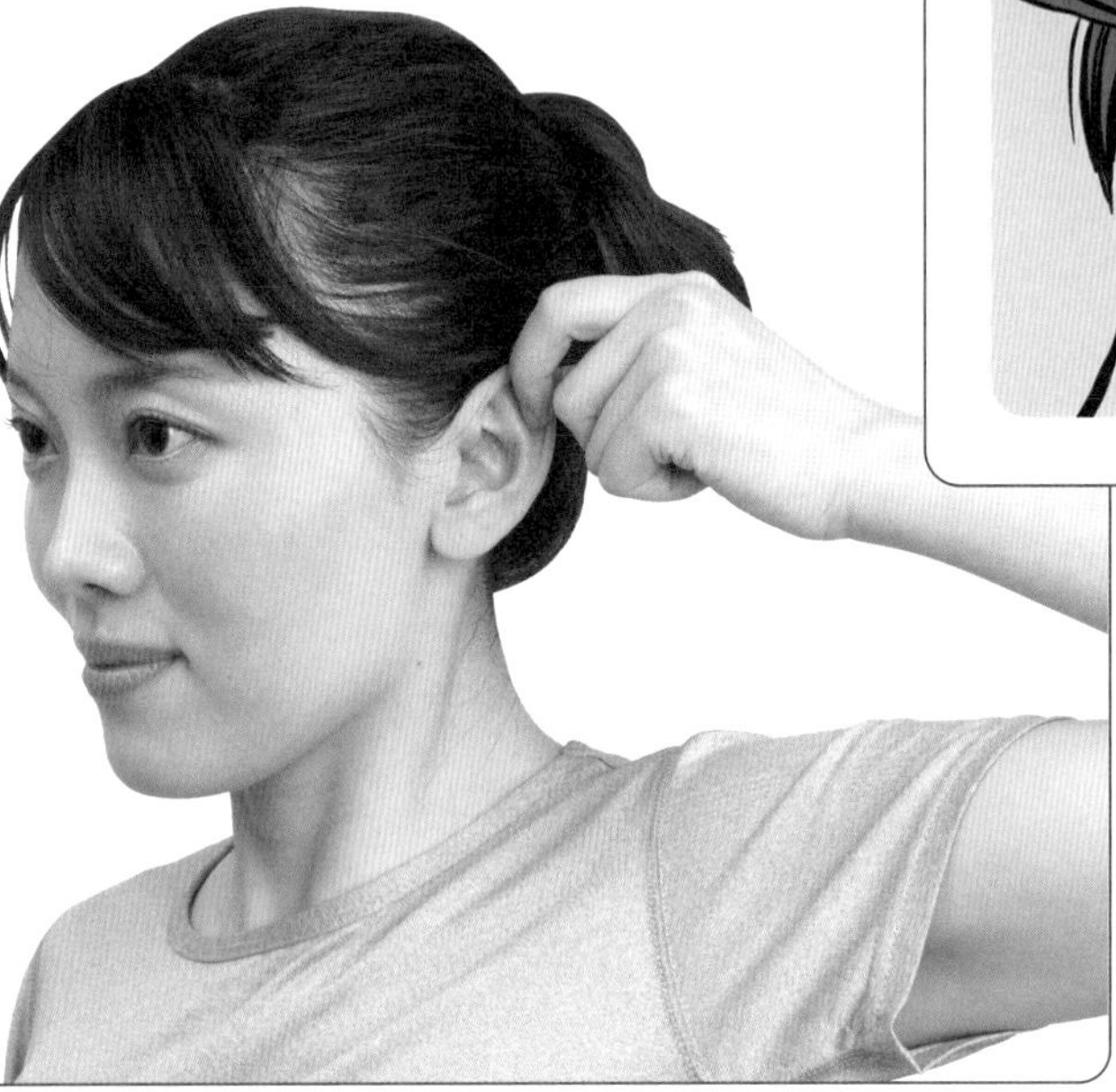

押すところはココ!

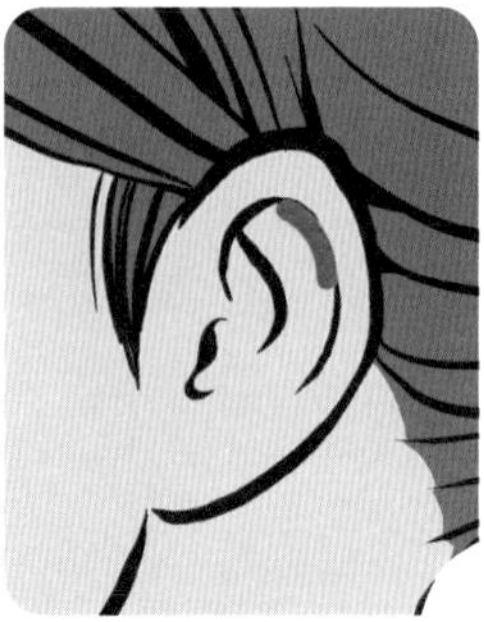

降圧帯

こうあつたい

血圧が高くなると脳卒中、心筋梗塞などの罹患リスクが高まります。原因は、塩分過多、ストレス、喫煙、肥満、加齢などさまざまです。

東洋医学では、肝・心・腎の働きが悪くなることや瘀《お》血（ドロドロ血液）が原因といわれています。瘀血に関しては西洋医学でも同じで、ドロドロ血液は動脈硬化を引き起こして高血圧を招くことがわかっています。

ここで紹介するツボは、刺激すると血圧を正常値に戻す効果が期待できる即効性があるツボです。ただし、高血圧は生活習慣、食習慣の乱れを改善することも必要となります。

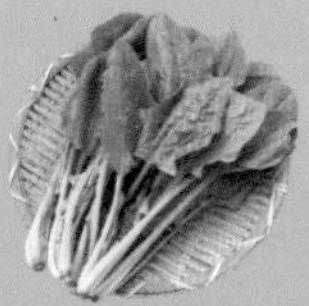

ホウレン草

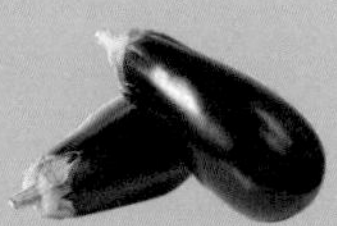

ナス

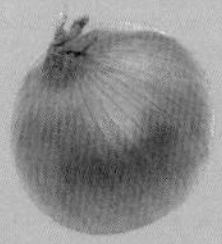

玉ネギ

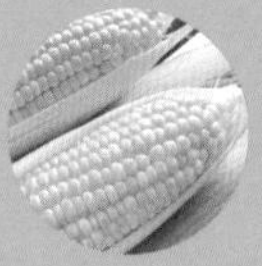

トウモロコシ

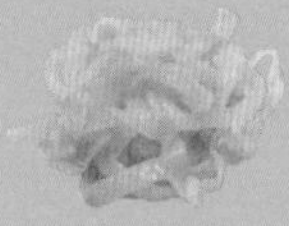

クラゲ

血圧を上げる
老廃物の排出を促す

体のバランスを整え、五臓六腑を整える食べ物を中心に食べましょう。ここで紹介する食材は余分な水分を排出すると同時に、血圧を上げてしまう余分な塩分の排出を促す作用もあります。また、瘀血の改善効果も期待できます。

おすすめレシピ

ホウレン草のナムル

[作り方] 2人分

ホウレン草1束は茹で、
水気を切って食べやすい大きさに切る。
鶏がらスープの素大さじ1、
醤油小さじ1/2、ゴマ油大さじ1、
白ゴマ適量と和える。

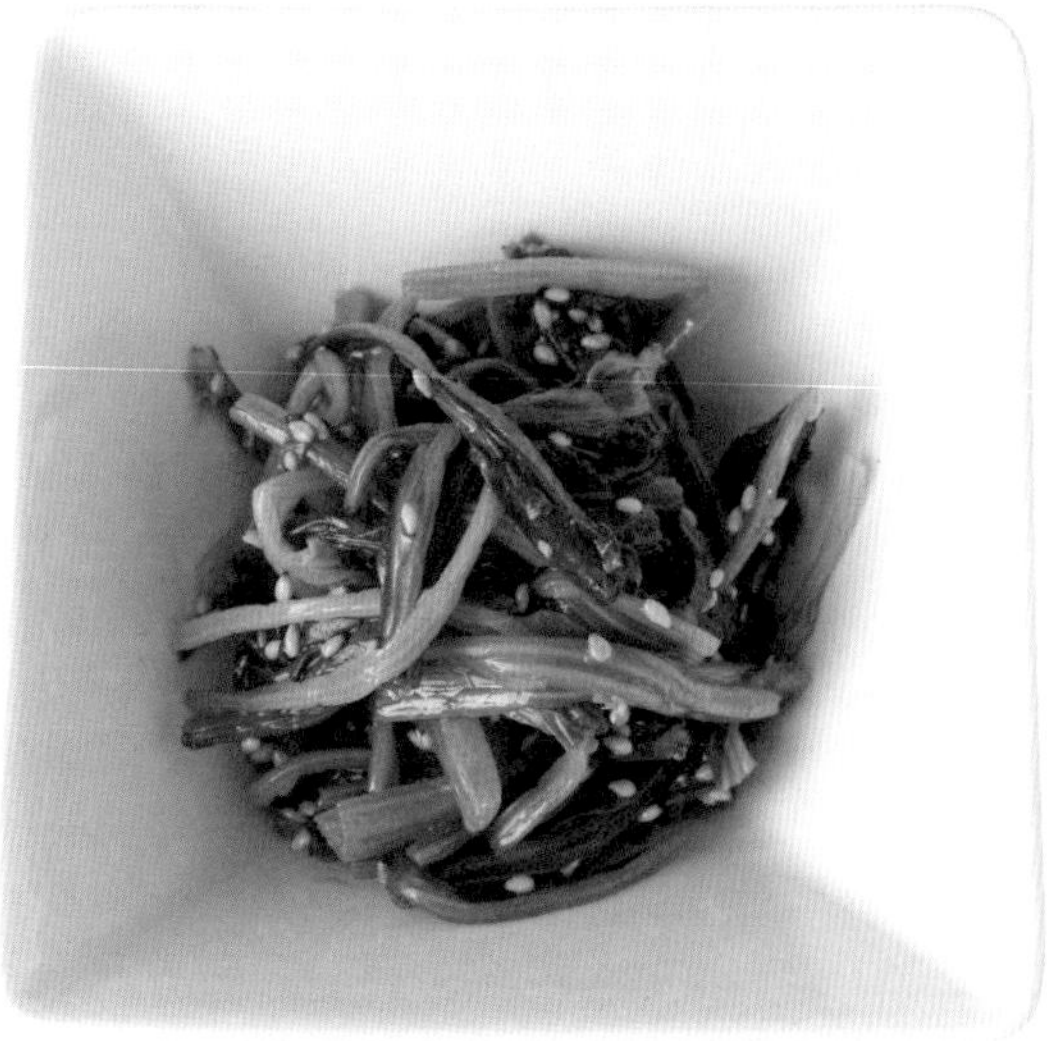

PONIT

ホウレン草は水分のバランスを調整し、塩分を排出する作用があります。降圧作用のある白ゴマとともに食べることでより高い効果が期待できるレシピです。

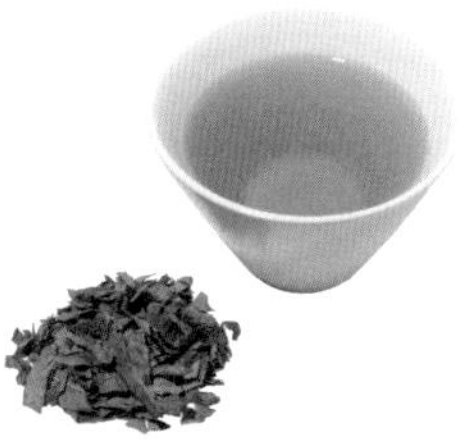

柿の葉茶

柿の葉に含まれるケンフェロールやケルセチンにより血圧を下げる作用があります。

食事内容も見直して尿酸の発生を抑える

尿酸の排出を促す

動画は
コチラ

おへその真裏、両腕を伸ばしたときに肘と同じ高さの背骨の上を親指で押します。押しづらいときは拳などで軽く押してもOKです。

押すところはココ!

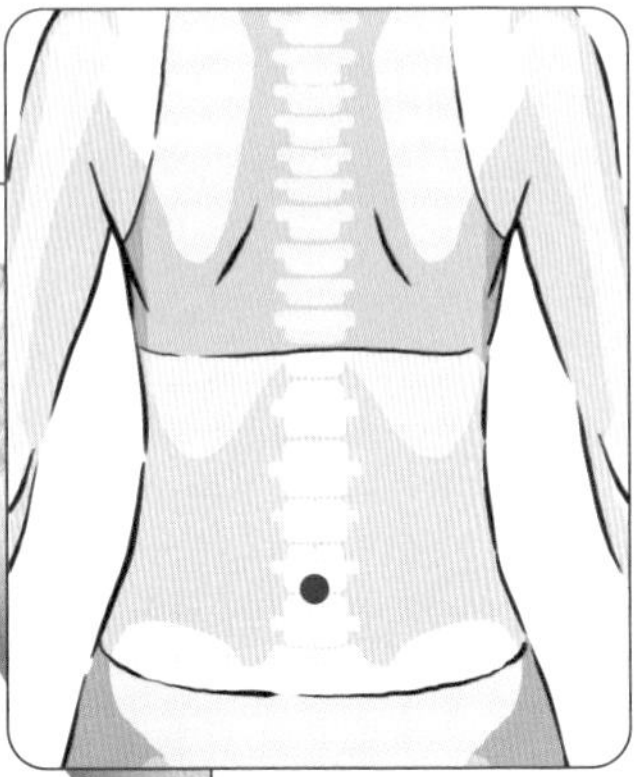

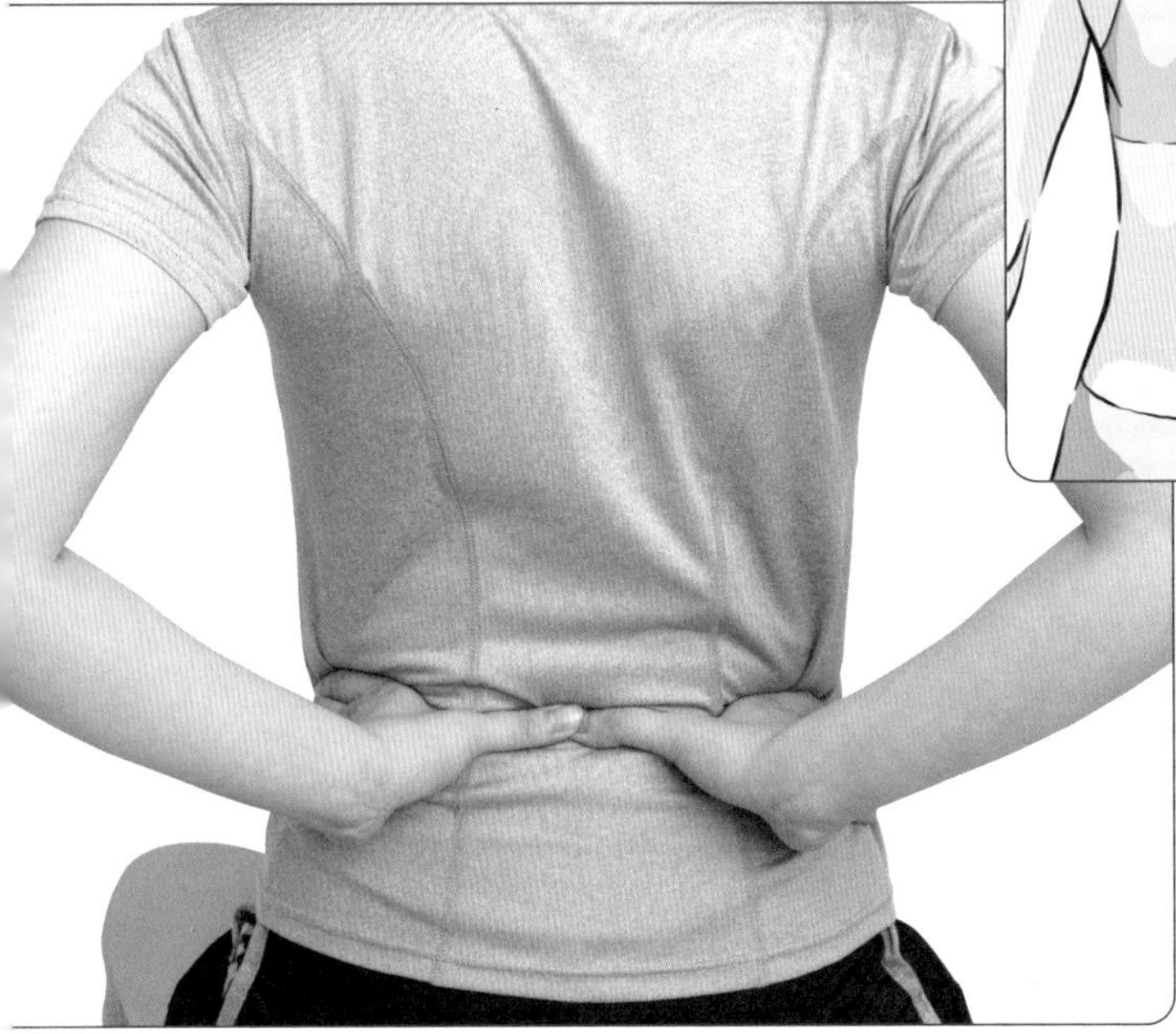

命門

めいもん

尿酸とは、プリン体が肝臓で分解されたときに発生する代謝物で、体内に蓄積して高尿酸状態になると痛風、心疾患、腎臓病などを引き起こします。

肉や魚の内臓類、魚介類などの高プリン体食、アルコールの摂りすぎ、肥満、運動不足が高尿酸の原因といわれています。

東洋医学では、血が滞り、体内に余分な水がたまることが原因とされています。命門は肝と腎の働きを高め、尿酸の排出を促すツボです。しかし、尿酸値は血糖値・脂質異常と同様、ツボ押しで下げることは難しく、食生活の改善を並行して行うことが必須となります。

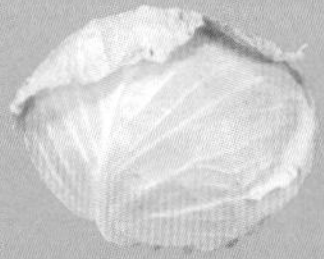

キャベツ

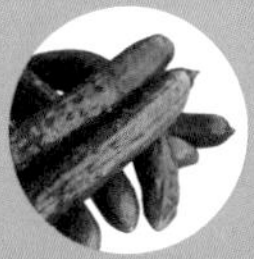

キュウリ

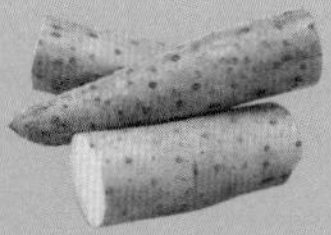

長芋

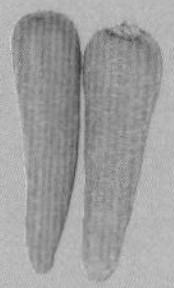

ニンジン

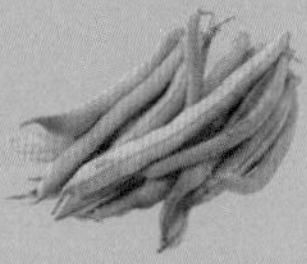

インゲン豆

水・血を巡らせ 尿酸をためない

尿酸の蓄積を防ぐためには、水や血の滞りを促す食材を食べることが基本となります。ここで紹介する食材は、尿酸をはじめとした老廃物を排出する効果が期待できます。あわせて、老廃物を排出するエネルギーを補うこともできます。

おすすめレシピ

豆乳とろろスープ

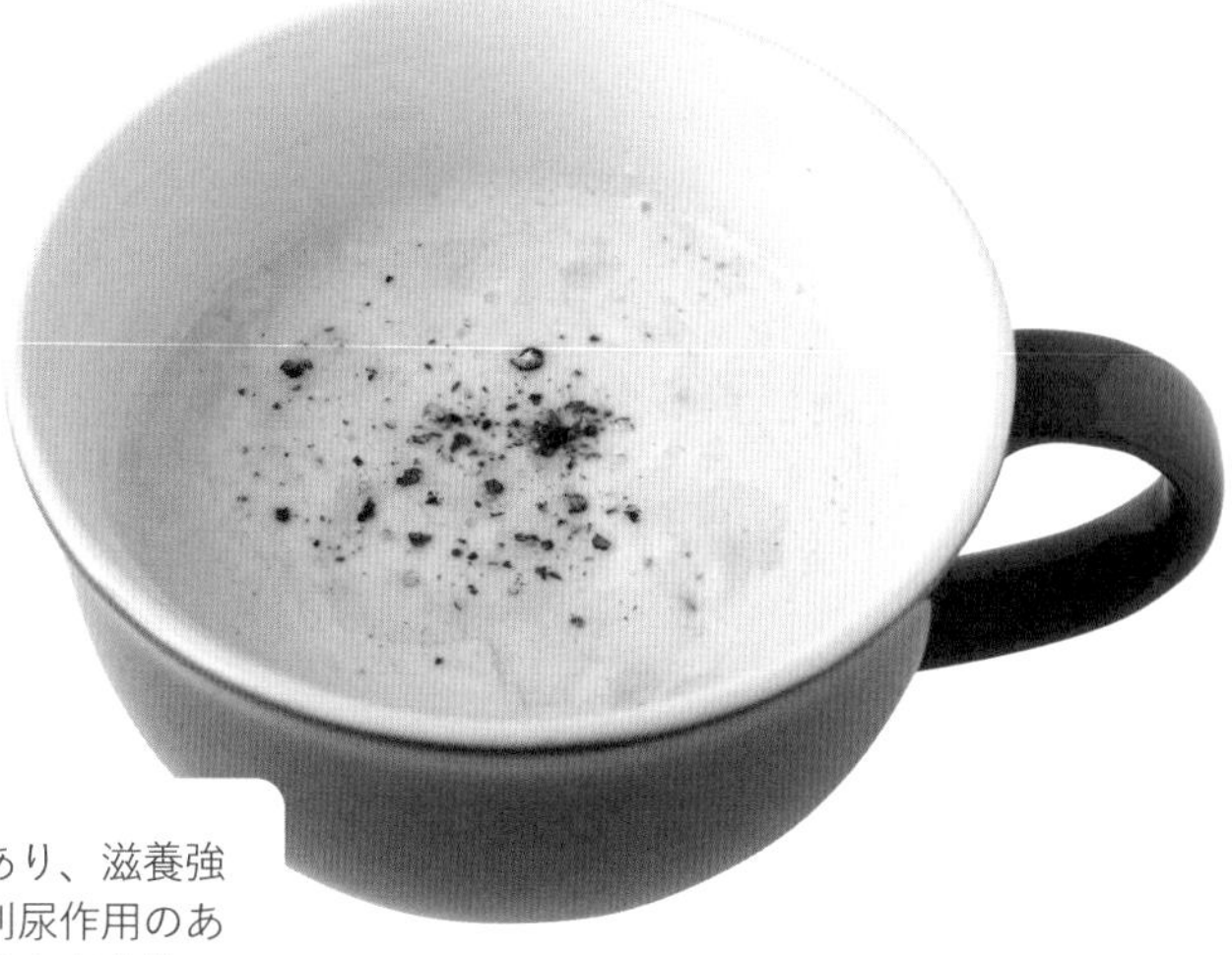

[作り方] 2人分

豆乳200㎖を入れた小鍋に長芋100gをおろし入れてよく混ぜ、中火にかける。沸騰直前に火を止め、塩小さじ1/4で味を整える。器に注ぎ、粗挽き黒コショウ・オリーブオイル各少々をかける。

PONIT

尿酸のろ過を促す利尿作用があり、滋養強壮効果が高い長芋に、同じく利尿作用のある豆乳をプラスすることで尿酸や老廃物の排出をよりスムーズにします。

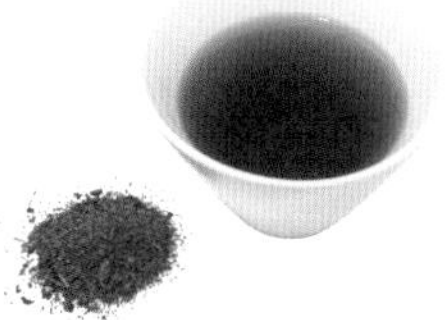

杜仲茶

利尿作用があるカリウムなど、老廃物や毒素の排出に有効な成分を豊富に含むお茶です。

COLUMN

自分に合った漢方薬の選び方

漢方薬は医薬品として承認された生薬を使用した薬です。西洋医学で処方される薬剤よりも即効性が低い反面、副作用が少なく、症状を改善できるだけではなく、発症予防、不調の原因となっている体質改善効果も期待できることが大きなメリットです。

自分に合った漢方薬を選ぶためには、体質などを調べて、体質に合った生薬を調合してくれる漢方医にかかることが好ましいのですが、あまり症状が重くない人にとってはハードルが高くなってしまうことも事実です。そのため、ちょっとした不調なら、症状に合わせて調合してある市販の漢方薬を服用してもかまいません。

ただし、持病があって定期的に薬剤を服用しているという人は、漢方薬と併用しても問題ないかを服用前に必ずかかりつけ医に相談してください。

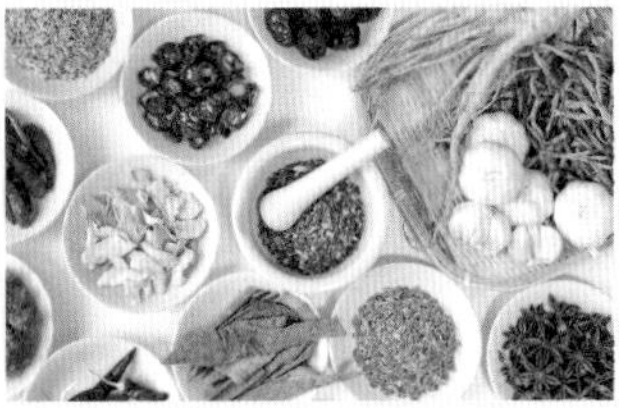

症状の改善・予防だけではなく体質改善にも！

PART 4

体質別 ケア図鑑

ここではあなたの体質を探り出す方法と
体質に合わせた日々の対処法を紹介します。
体質は変わることもあるので、
体に変化を感じたら
改めてチェックしてみましょう。

平和

陽虚　痰湿

湿熱　気滞　於血

陰虚　気虚

特異

※ここに記載した「お風呂に入れる生薬」は、すべて市販されていますが、入浴剤として生薬を使う場合はガーゼや木綿の袋に入れて湯船に入れましょう。大きいものは細かくして使用します。

体質チェックテスト

以下にあげた42項目の中で、あてはまるものに✓マークをつけてください。
一番多くチェックがついたところがあなたの体質です。
もっとも多かったものが複数あった場合は混合タイプとなります。

A

- □ 疲れやすい、またはだるくなりやすい
- □ むくみやすい
- □ カゼをひきやすい
- □ 息切れがしやすい
- □ 胃がもたれやすい、または食が細い
- □ 舌の色が淡く、むくみまたは縁に歯形がつくことがある

B

- □ 手足・体の冷えと痛みがある
- □ 息切れがしやすい
- □ たびたび動悸がする
- □ 顔色が白っぽい
- □ 下痢をしやすい
- □ 舌が分厚く膨らんで見える

C

- □ 肌が脂っぽい、または吹き出ものができやすい
- □ むくみやすい太っている、水太りだ
- □ 痰がよく出る
- □ 軟便気味、下痢をしやすい
- □ 血中コレステロール値、中性脂肪値、体脂肪率が高い
- □ 舌の苔が厚く、白くベトベトした苔が多い

D

- □ 鼻や額が脂っぽく、てかっている
- □ ニキビや吹き出ものが赤く化膿しやすい
- □ 脂っこいものや辛いもの、お酒が好き
- □ 口臭がきつく口の中が苦い感じがする
- □ 暑がりでじっとりと汗をかく
- □ 舌苔が黄色くべったり付いている

E

- □ 不安や憂うつがある イライラしたり怒りっぽい
- □ ため息をよくつく のどに異物感がある
- □ 胃やお腹が張り、げっぷやガスがよく出る 緊張すると下痢をしやすい
- □ 月経周期が乱れ、月経前に下腹部や乳房が張る（女性のみ）
- □ 寝つきが悪い 夢をよく見る
- □ 舌の色が暗く、両端が赤く白い苔がある

F

- □ できものなど、体にしこりができやすい
- □ よく肩こりや頭痛になる
- □ 顔や唇の色が暗い
- □ しみ・そばかすが多い
- □ 体がこわばりやすい 女性は月経痛がある
- □ 舌に黒いシミのような斑点があるか暗紫色で、舌下静脈が太い、膨らんで見える

G

- □ 口やのどが渇き、冷たいものをよく飲む
- □ のぼせ、ほてりがある
- □ 便がコロコロしている 便が出にくい
- □ 乾燥肌や、ドライアイ、ドライマウスだ
- □ 寝汗をよくかく
- □ 舌が赤い、表面に裂け目があり、苔が少ない

H

A～Gそれぞれの右上の項目に
✓がまったくつかなかった人

一番多かったブロックを確認して、毎日の健康に役立ててください。

A	気虚体質	→ P.136	F	瘀血体質	→ P.141
B	陽虚体質	→ P.137	G	陰虚体質	→ P.142
C	痰湿体質	→ P.138	H	平和体質	→ P.143
D	湿熱体質	→ P.139	★	特異体質	→ P.143
E	気滞体質	→ P.140			

アレルギーがある人は
「特異体質」も参考にしてください。

「ほどほど」を心がけてエネルギー不足を解消

A 気《き》虚《きょ》体質

動画は
コチラ

おすすめ漢方

内服薬

- **黄耆**（おうぎ）
- **高麗人参**（こうらいにんじん）

エネルギーを補う生薬で、倦怠感、食欲不振、カゼの予防に効果的です。

お風呂に入れる生薬

- **黄耆**（おうぎ）

心身の緊張をほぐし、気の巡りをよくしてくれます。

薬膳茶

- **高麗人参茶**

滋養強壮効果が高く、足りないエネルギーを補う作用があります。

おへそから指幅4本分下のところを人差し指と中指を押し込むようにして圧をかけていきます。

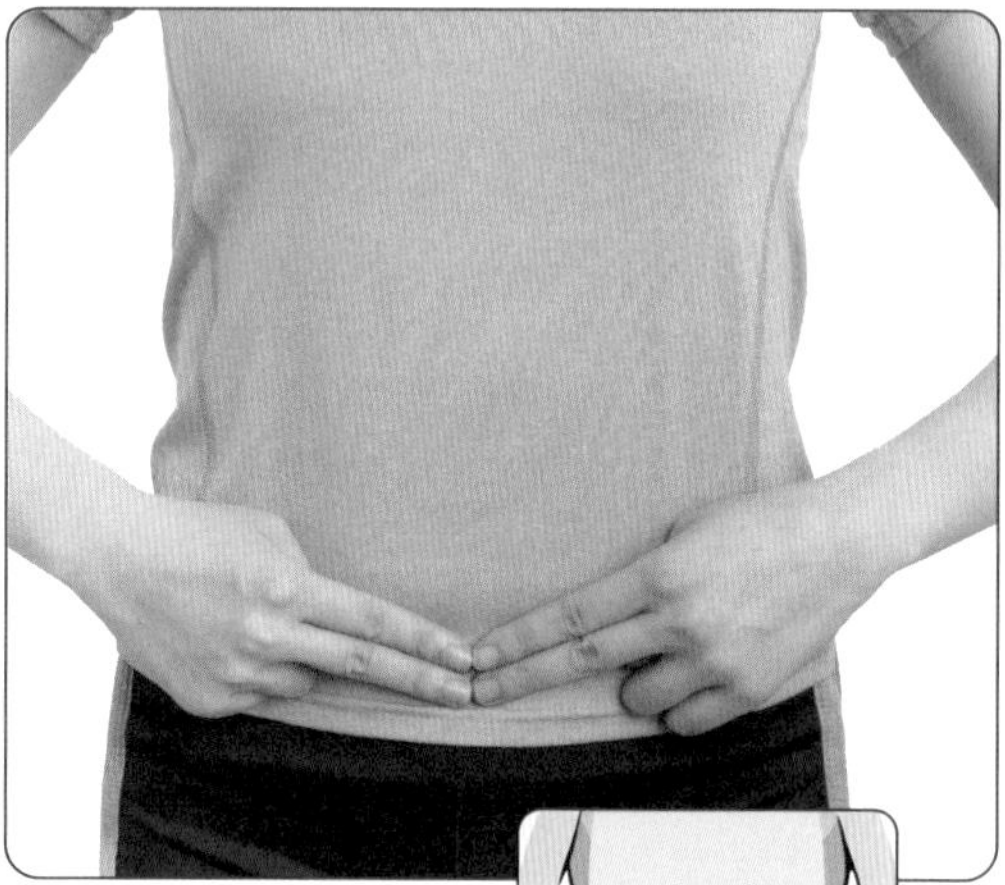

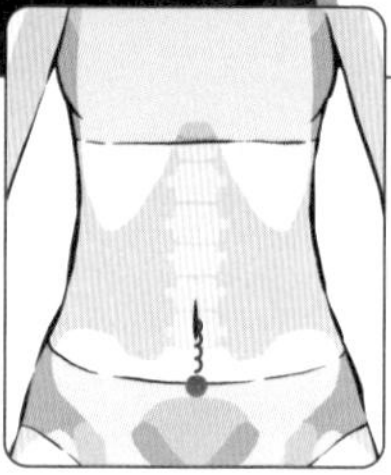

押すところはココ!

関元

かんげん

気虚とはエネルギーが足りていない状態です。心身を動かす原動力が不足しているため、慢性的な倦怠感、免疫力の低下、冷えなどに悩まされます。とくに、胃腸が弱く、下痢を繰り返しやすくなります。

食べすぎ、運動のしすぎ、極端な睡眠不足など、すべての行動が極端になりやすい人が気虚に陥りやすいといわれています。そのため、腹八分目を心がけるなど、何ごとも「すべてをほどほどにする」ことが大切です。

関元は気の不足を補う補気の効果があるツボです。また、ウォーキングなどの有酸素運動を定期的に行うことも有効です。

体を冷やさず、保温機能を高める

B 陽《よう》虚《きょ》体質

動画はコチラ

おすすめ漢方

内服薬

- **桂皮**（けいひ）
- **山茱萸**（さんしゅゆ）

気と血の滞りを改善して体を内側から温め、冷えをとる生薬です。

お風呂に入れる生薬

- **乾姜**（かんきょう）

生姜を蒸して乾燥させた生薬。乾生姜湯は冷えの改善効果が抜群です。

薬膳茶

- **紅茶**

発酵させた茶葉が体を温めます。ホットで飲みましょう。

ウエストのくびれのラインで、背骨から指幅2本外側のところを刺激します。体を温める力を高めるツボです。

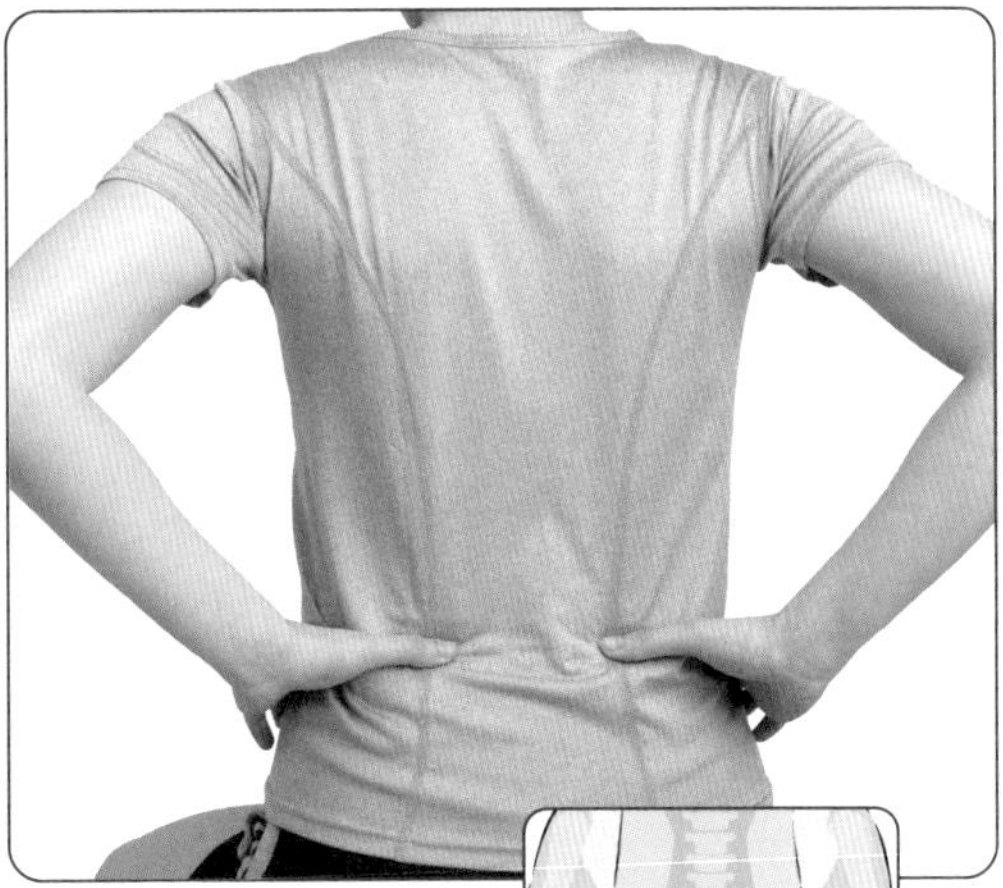

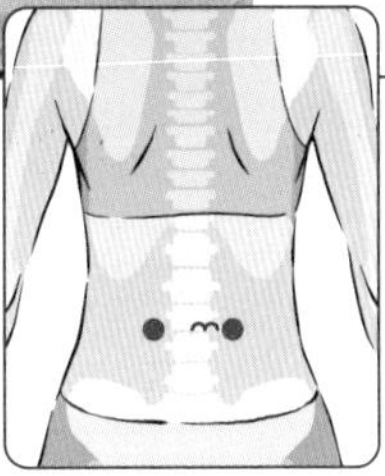

押すところはココ！

腎兪

じんゆ

エネルギーが足りていないことで体を温める機能が低下している状態です。背中、お腹、腰まわり、手足の冷えが顕著となります。とくに、夏でも寒さを感じたり、冬にしもやけができやすいことも特徴です。舌が白っぽい、青白いのは陽虚体質のサインといわれています。この状態が続くと、婦人科系の疾患も発生しやすくなります。

体質改善の第一歩は、冷たい食べ物は避け、温かいものを食べて体を冷やさないことです。冷えによる血の巡りの滞りを改善する腎兪への刺激が効果的です。また、カイロやお灸で温めてもOKです。

体を動かし、水を排出できる体を作る

動画は
コチラ

C 痰《たん》湿《しつ》体質

エネルギーが不足して余分な水を排出する力が衰えている状態です。体全体がむくみやすい、だるさを感じやすい、痰が出やすい、唾液がねばっこいような人は痰湿体質の可能性大。また、耳に水がたまりやすいため気圧の変化に敏感で、天気痛やめまいが起こりやすくなります。

　水分を摂りすぎたり、体を冷やすことを避けましょう。利尿作用のある食品を摂り、体を動かして汗をかく習慣をつけることも有効です。

　三陰交は冷えをとり、水分代謝を整える作用があるツボです。継続的に刺激すると体質改善が期待できます。

おすすめ漢方

内服薬

- **茯苓**（ぶくりょう）
- **車前子**（しゃぜんし）

利尿作用がある生薬です。水の巡りを整え余分な水の排出を促します。

お風呂に入れる生薬

- **艾葉**（よもぎ）

水の滞りのほか、老廃物の排出を促して疲労回復を早めます。

薬膳茶

- **はと麦茶**

水分や血液の循環を改善して、余分な水や老廃物の排出を促します。

内くるぶしの頂点から指幅4本分上、すねの骨の内側のくぼんでいるところを親指で押します。

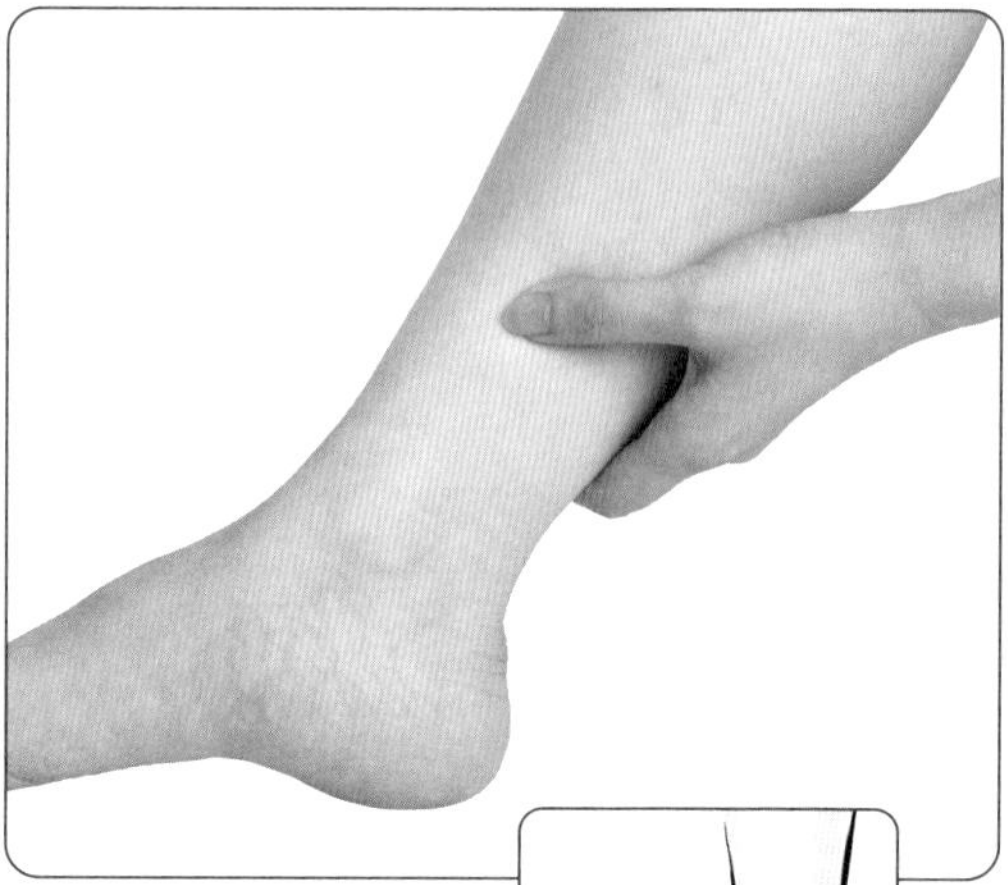

押すところはココ!

三陰交

さんいんこう

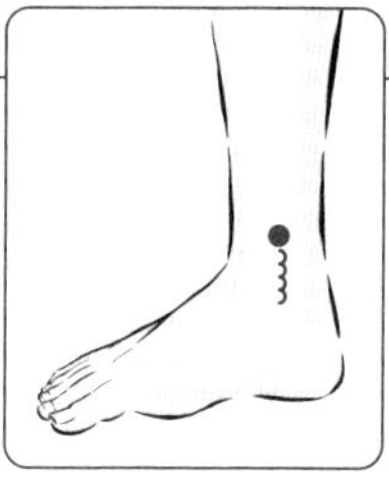

暴飲暴食を避けて体の熱ごもりを改善

D 湿《しつ》熱《ねつ》体質

動画は
コチラ

おすすめ漢方

内服薬

・**黄芩**（おうごん）
・**苦参**（くじん）

余分な熱をとるほか、化膿の改善などにも効果的です。

お風呂に入れる生薬

・**薄荷**（はっか）

体の熱を冷まします。また、皮膚の炎症の緩和にも効果的です。

薬膳茶

・**緑茶**

体を冷やす作用があり、体内にたまった余分な熱をとってくれます。

肘を曲げたときにできるしわの外側の端を強めに押し、5秒キープしてゆるめます。これを数回繰り返します。

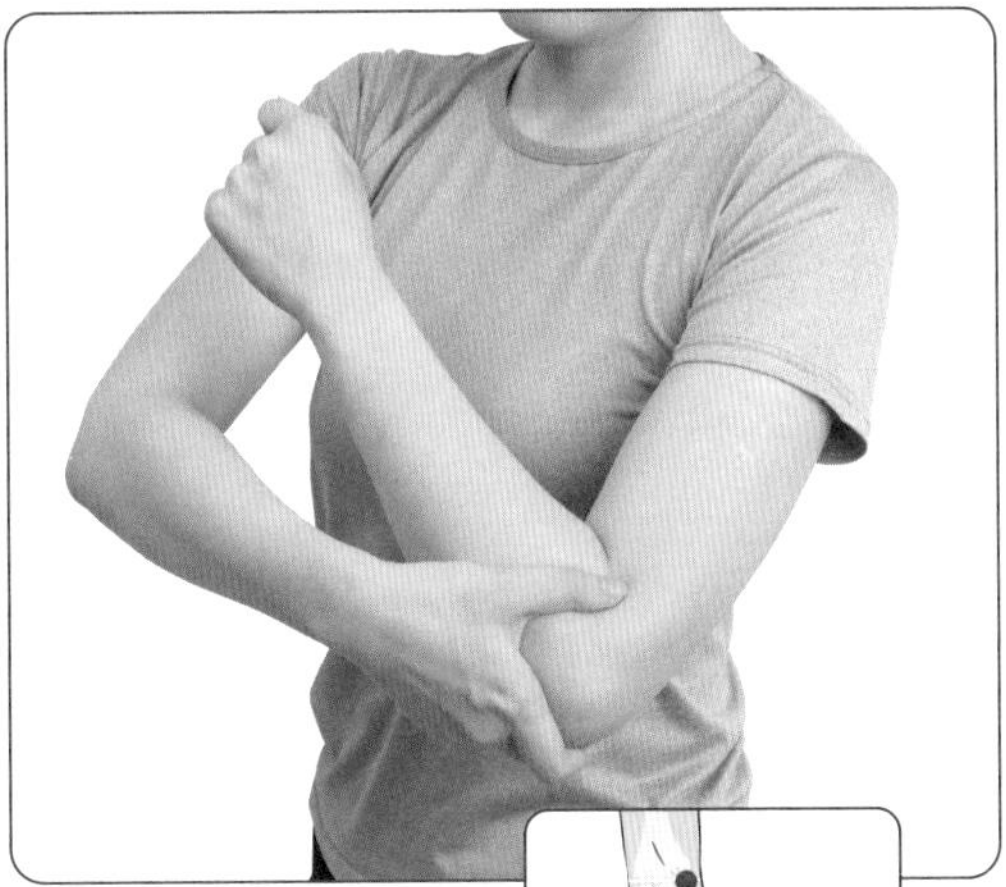

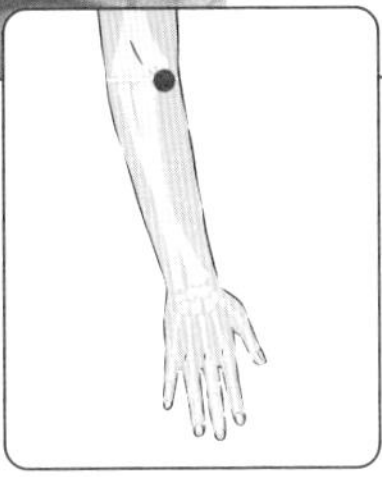

押すところはココ!

曲池《きょくち》

体の中に余分な水（湿）と熱がたまった状態です。肥満気味の人が多く、放置すると生活習慣病の罹患リスクが高まります。傷口が化膿しやすい、Tゾーンがてかりやすい、口臭が強い人も要注意です。

湿熱体質の人は脂っこい高カロリーの食事をしがちなので、日頃から体を動かし、カロリーに気を遣うことが必要です。

曲池は湿熱を取り払う効果があるツボです。ツボ押しとともに適度な汗をかくことも必要です。ただし、激しい運動やサウナなど、体に熱をためて水を排出しすぎてしまうような行為は逆効果となります。

リラックスタイムを作り、心身の緊張をとる

動画はコチラ

E 気滞《きたい》体質

おすすめ漢方

内服薬

- **欝金**（うこん）
- **厚朴**（こうぼく）

気の滞りを改善し、下痢や膨満感の症状を緩和します。

お風呂に入れる生薬

- **紫蘇の葉**（しそのは）

リラックス効果が高く、花粉症などの緩和にも有効です。

薬膳茶

- **ルイボスティー**

心身を落ち着かせる作用があります。イライラしたときにおすすめです。

足の甲側、親指の付け根の関節と人差し指の骨の間を、人差し指または親指でやさしく押します。

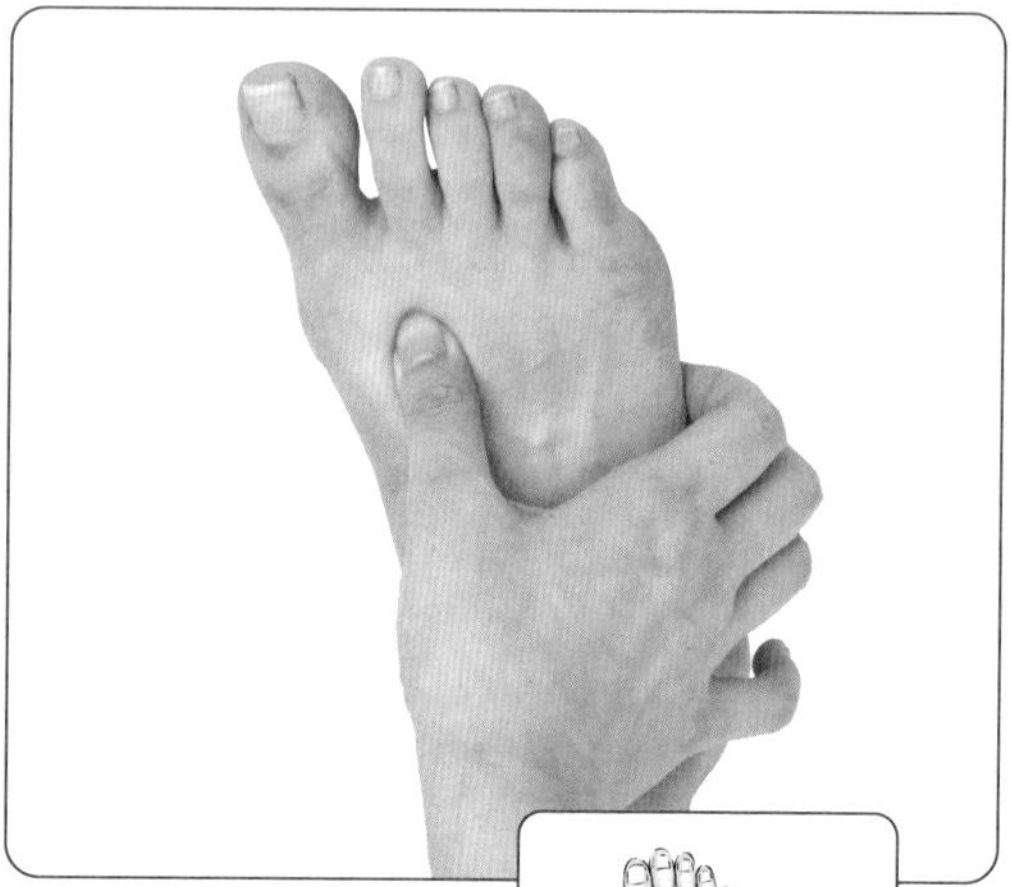

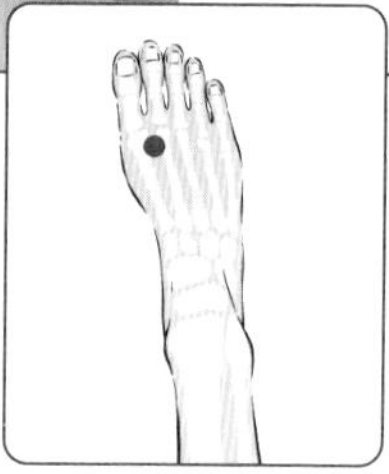

押すところはココ！

太衝

たいしょう

気の巡りが悪い状態です。心身がつねに緊張した状態にあり、心の安定が失われやすくなります。ストレスに弱く、イライラしやすく、不安感や憂鬱感が強いのが特徴です。不安定な心の状態が続くことから自律神経のバランスが崩れやすく、原因不明の不調に悩まされることが多くなります。

改善するには、心身をリラックスさせて緊張をとることが第一。ゆっくりと湯舟につかる、深い呼吸を心がける、軽い運動をするなど、自分なりのリラックス法を見つけましょう。

太衝は、気の巡りをスムーズにする働きのあるツボです。

動画は
コチラ

F 瘀《お》血《けつ》体質

おすすめ漢方

内服薬

- **香附子**（こうぶし）
- **丹参**（たんじん）

血を浄化し、鎮痛作用があり婦人科系の症状の改善にも効果的です。

お風呂に入れる生薬

- **川芎**（せんきゅう）

血行促進をして瘀血を改善する生薬です。鎮静作用や冷え性改善にも。

薬膳茶

- **黒豆茶**

血行促進、血小板凝集抑制作用があり瘀血改善に効果的です。

すねの外側の筋肉のラインで、膝下のくぼみから指幅4本分下がったところをやや強めに押します。

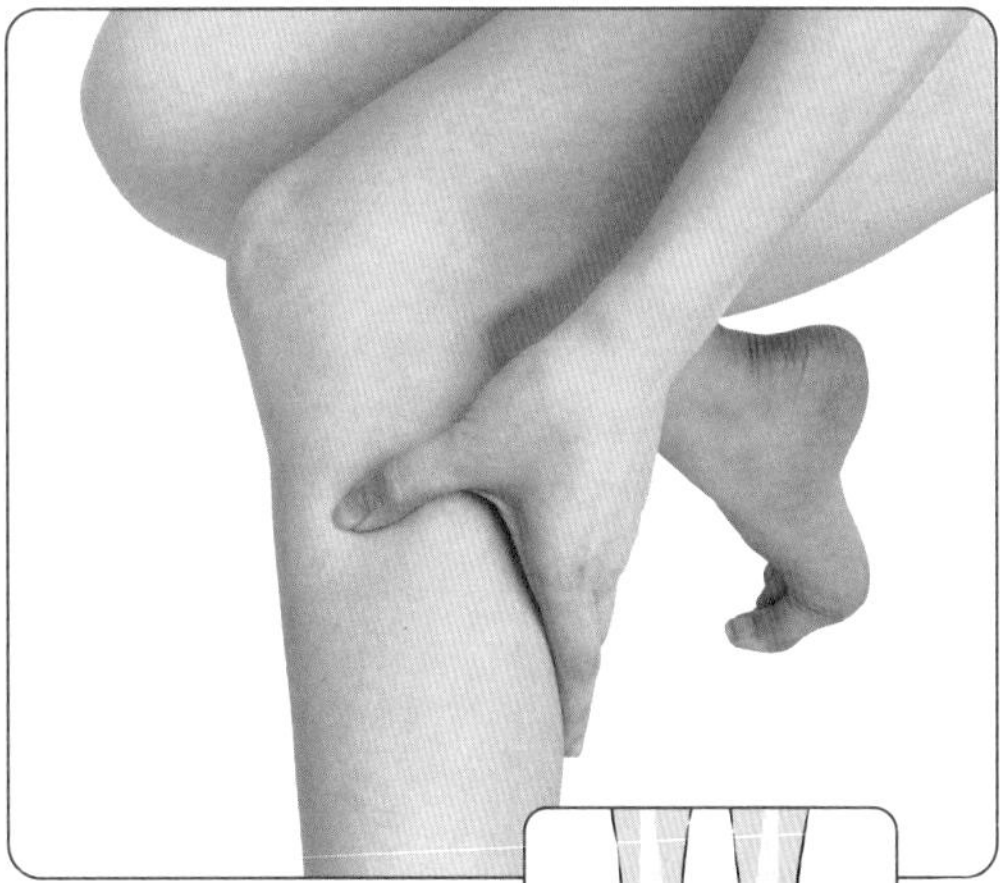

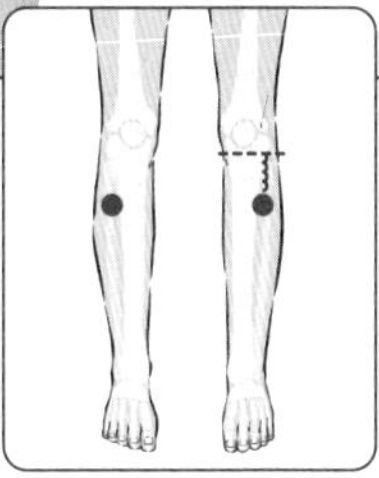

押すところはココ！

足三里

あしさんり

血の巡りが悪い状態です。血を体全体に巡らせるだけのエネルギーが不足していたり、血液がドロドロになっていることが原因となります。顔色が悪い、目の下にクマができやすい、舌の裏が紫色っぽい人は瘀血体質の可能性があります。

頭痛や肩こりに悩まされやすくなるほか、婦人科系の疾患も発生しやすくなります。

足三里は気を補う血の巡りをよくするツボです。1日3回を目安に刺激することをおすすめします。

ウォーキングなどの有酸素運動をすること、血行を促す食事をすることも心がけましょう。

水の吸収力を高め、全身の渇きを癒す

動画は
コチラ

G 陰《いん》虚《きょ》体質

おすすめ漢方

内服薬

- **生地黄**（しょうじおう）
- **麦門冬**（ばくもんとう）

粘膜や気道をうるおし、空咳やのどの渇きを緩和します。

お風呂に入れる生薬

- **旱蓮草**（かんれんそう）

肌にうるおいを与えます。保温効果が高く、冷えの改善にも。

薬膳茶

- **クコの実茶**

水の保持力を高めます。口の渇きや乾燥肌の改善に。

足を丸めたときにできるくぼみの中央を少し強めに押します。朝晩2回、1回5分程度を目安に。

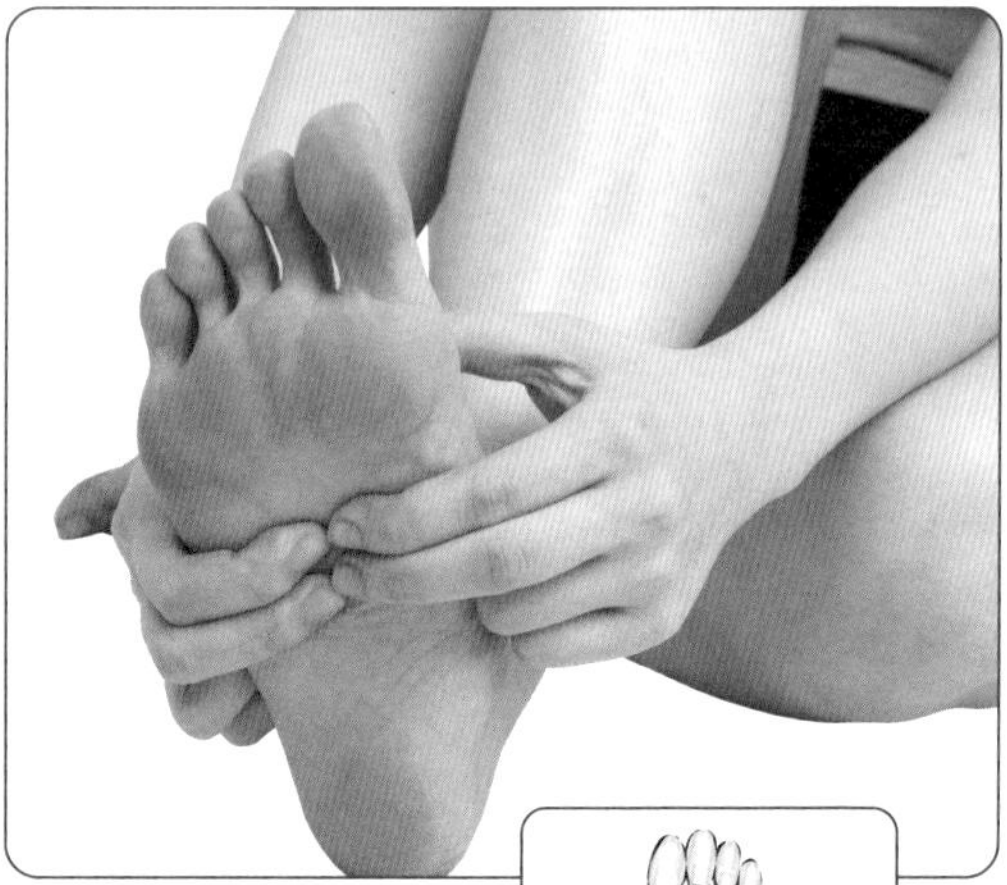

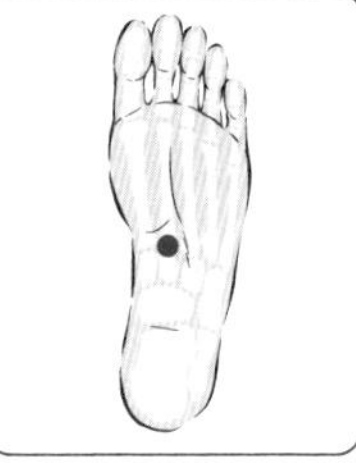

押すところはココ！

湧泉

ゆうせん

　水が足りていない状態です。水分を吸収する力が弱いため、いくら水分を補給しても水分不足が解消されなくなってしまいます。体の乾燥が進み、乾燥肌、ドライアイ、ドライマウスが悪化します。口の渇き、便秘、空咳も典型的な症状です。

　原因は過労や睡眠不足、ストレスです。とくにメンタルの問題が大きいため、心を落ち着ける効果のある深呼吸を定期的に行うなど、心身の緊張をほぐす工夫をすることが大切です。

　湧泉はエネルギーを生み出す力を高めて体内のうるおいを増やす作用があるツボです。1日2回を目安に刺激しましょう。